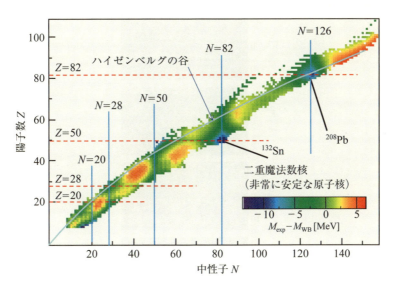

図1.16　魔法数と核図表
核図表上に原子核質量の実験値と質量公式（Weiszäcker-Betheの式）の計算値の差を表示すると、魔法数のところで大きな負の値となる．（22ページ参照）

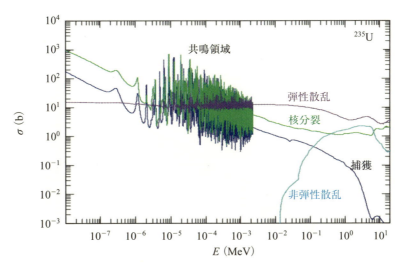

図1.22　中性子反応断面積の一般的な性質
（26ページ参照）

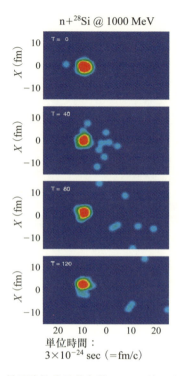

図1.29 量子論的分子動力学(QMD)法による計算例
(32ページ参照)

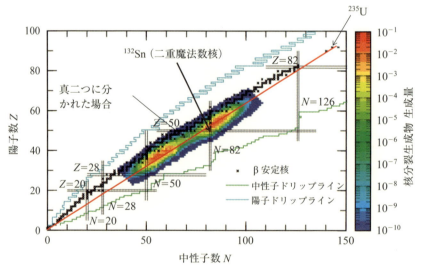

図1.33 ^{235}U+n反応の核分裂片分布
(36ページ参照)

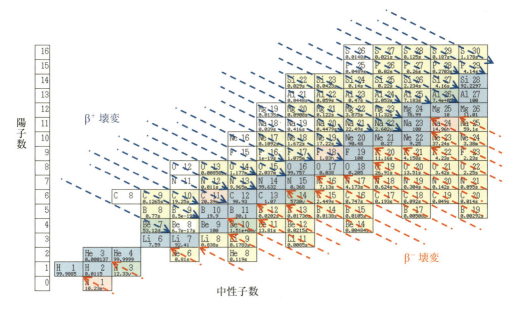

図1.39 β壊変
青い四角で書かれた原子核は安定同位体
(43ページ参照)

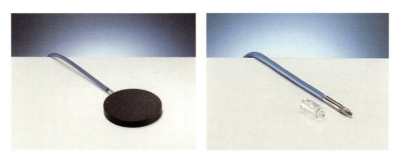

図5.14 ブラッグカーブの測定に適したブラッグピーク電離箱（左，PTW 34070，有感領域直径 81.6 mm）と，照射野内の微小領域の線量測定に適したピンポイント電離箱（右，PTW 31014，有感領域直径 2 mm）

（PTW社ホームページより）（161ページ参照）

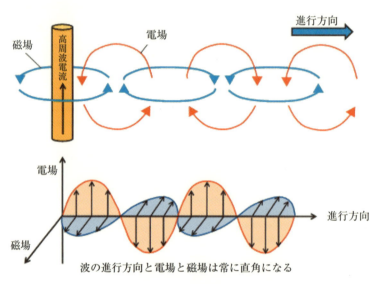

図8.9 電磁波の発生
（234ページ参照）

医学物理学教科書
Medical Physics Textbooks

放射線物理学

榮 武二・遠藤真広 編著
日本医学物理学会 監修

Radiation Physics

国際文献社

医学物理学教科書シリーズの刊行にあたって

　医学物理学を体系的に記述した日本語の教科書は，いままで出版されておりませんでした．したがって，医学物理学を学ぶ際には，英語の教科書や20年以上前に当学会から出版された「医学物理データブック」を使用していました．このような方法は，非常に大きな労力を要し，それにもかかわらず，体系的な知識を得ることは困難でした．一方，X線CT，MRI，PETの高度化やIMRTなど高精度放射線治療の発展に伴い，その基盤を形成する医学物理学への関心が高まっており，この分野に参入する人の数も著しく増加しております．

　当学会は，医学物理学への関心の高まりに応えるため，おおよそ8年前の2011年春に医学物理学の体系的な教科書シリーズの刊行を決定しました．予想していたこととはいえ，いままで出版されていない分野の教科書を出版することは，大変な難事でした．しかし，編者，執筆者のたゆまぬ努力により，2015年春にようやく，『放射線計測学』と『核医学物理学』を刊行いたしました．また，2016年，2017年，2018年のいずれも春に，それぞれ『放射線治療物理学』『放射線診断物理学』『画像・情報処理』を刊行しました．そして，それらに引き続きこのたび『放射線物理学』を刊行する運びとなりました．医学物理学教科書シリーズは全7巻のうち6巻が刊行され，残る1巻も近日中の刊行を予定しています．

　企画にあたり，この教科書シリーズは，大学院レベルの内容とすることをねらいました．すなわち，確立した内容を医学物理学の観点から体系化して記載するだけではなく，その基礎の上に行われている最近の重要な研究の入口までをカバーすることを目指しました．したがって，本シリーズの第一の対象は，医学物理学を学ぶ大学院生であり，その人たちの行う「研究の導入口」となることを期待しています．『放射線物理学』は，その最も基礎となるものです．同じ題名の教科書が多数ある中，あえて本書を刊行する狙いは，編者の「まえがき」に述べられています．

　本シリーズは大学院生だけではなく，日本で初めての体系的な教科書として多くの方のお役にたつことをめざしています．医学物理学およびその関連分野で働く研究者や医療技術者にとっては，いままでに修得された知識や経験を整理し，体系化するガイドとしてご使用いただけるのではないかと考えています．特に，本書『放射線物理学』については，医学物理の関係者だけではなく，医学物理学に興味を持つ診療放射線技師やエンジニアの方，また理工系の研究者，大学院生などにもぜひ，お読みいただき，ご意見，ご批判いただきたいと考えています．

　いままで出版されていない分野の教科書の刊行にご尽力いただいた執筆者，編者，編集顧問の皆様に深く感謝いたします．また，本シリーズの執筆者は延べ100名を超え，当学会としてはかつてない大きさの出版プロジェクトでした．このようなプロジェクトは，未経験の私たちには手に余るものでした．出版事務局として，プロジェクトを進めていただいた㈱国際文献社の若月千尋氏の献身的な努力なしには刊行できなかったのではないかと思います．この場を借りて感謝の意を表します．

　2019年3月

日本医学物理学会
会長　赤羽惠一
同　医学物理学教科書編集 ad hoc 委員会
委員長　遠藤真広

まえがき

　医学物理学の習得は，異分野である医学と物理・工学を包括的につなげ，新しい応用，高度な応用を医学領域で継続・発展させることを目指しています．この分野の進歩は絶え間なく継続されており，特に使用される機器は著しい発展を遂げています．この発展を支える基礎的学問のひとつとして，原子核・原子，放射線・波動に関係する放射線物理学があります．

　この教科書は，放射線物理学のさまざまな原理を解説するために書かれました．この分野で扱われる式，原理，現象は一見難解ですが，電磁気学，量子力学を基にしており，物理の基本的な法則を根幹として持ちます．何が基本法則であるかを理解できれば，関連する現象の意味を直観的に認識することは，複雑に表現された式の意味を理解するよりは容易と考えます．分野全体に含まれる法則を俯瞰することができれば，現象の理解，新しい発想，課題解決，応用分野の拡張などにつながることが期待できます．残念ながら紙面に制限のある多くの教科書で，原理的な理解を得られる情報を載せることはできていないのが現状です．

　この教科書では，説明の中にできるだけ基本原理に関する記述を入れるため，公式を天下りに与えるだけでなく，いくつかについては，できるだけ基礎方程式から導くように努めています．また，物理的な意味についても，各所で言及しています．多くの式が出てきますが，それぞれの式の導出が重要であるわけではありません．そこに含まれる根幹となる原理を読み解いていただきたいと考えます．

　この教科書は，医学物理学分野での重要性から，類書ではほとんど紙面を割いていない，加速器と波動に関する章を設けました．これにより放射線物理学を勉強する方々がこの教科書1冊で，多くの分野の基礎を勉強できることを目指しています．

　第1章は，原子核の構造と原子核反応について記述しています．この中で原子核反応については，できるだけ式を使わずに，物理的モデルが有効な範囲がわかるような解説を試みました．これは類書にない試みの一つです．第2章は，原子の構造について記述しています．科学史的な説明から入り，関連する現象を原理的に解説しています．第3章は，放射線の発生について記述しています．他章との重複も含みますが，必要な基礎事項を解説しています．第4章は，荷電粒子の加速原理について記述しています．装置の種類だけではなく，原理的な部分の解説を目指しています．第5章は，荷電粒子と物質の相互作用について記述しています．単位の統一を試みました．類書で見られる式と異なる場合があります．第6章は，光子と物質の相互作用について記述しています．原理的な式が丁寧に解説されています．第7章は，中性子と物質の相互作用について記述しています．第1章と関連する項目がありますが，基礎的現象を解説しています．第8章は，波動について記述しています．音波と電磁波を分けて解説しています．付録は，本書で扱った基礎物理学の公式などの基本事項を簡単にまとめています．

　本書の説明には，類書にないさまざまな試みが含まれています．これまでにない新しいタ

イプの教科書を目指していますが，十分でない部分が残されていると思いますので，読者の方々からご指摘をいただければ幸いです．

最後になりますが，お忙しい中，各章を執筆頂いた先生方に感謝いたします．

2019年3月

編集責任者　榮　武二
（筑波大学　陽子線医学利用研究センター）
遠藤　真広
（医用原子力技術研究振興財団）

医学物理学教科書シリーズ（構成と編著者）

日本医学物理学会編集
  編集代表者：遠藤真広（公益財団法人医用原子力技術研究振興財団）
  編集顧問：稲邑清也（大阪大学名誉教授）
      鬼塚昌彦（元純真学園大学）
      西臺武弘（京都医療科学大学名誉教授）
      丸橋　晃（京都大学原子炉実験所）
・放射線物理学
  編著者：榮　武二（筑波大学　陽子線医学利用研究センター）
・放射線計測学
  編著者：納冨昭弘（九州大学医学部）
・画像・情報処理
  編著者：尾川浩一（法政大学理工学部）
・放射線治療物理学
  編著者：荒木不次男（熊本大学医学部）
・放射線診断物理学
  編著者：松本政雄（元大阪大学大学院医学系研究科）
・核医学物理学
  編著者：村山秀雄（茨城県立医療大学　客員教授）
・医療放射線防護学
  編著者：赤羽惠一（国立研究開発法人　量子科学技術研究開発機構　放射線医学総合研究所）

放射線物理学　執筆者（掲載順）

深堀智生（第1章, 第2節第5項を除く）
　　国立研究開発法人日本原子力研究開発機構　福島研究開発部門
神澤　聡（第1章第2節第5項）
　　筑波大学　陽子線医学利用研究センター
西尾禎治（第2章）
　　東京女子医科大学大学院医学研究科医学物理学分野
福田茂一（第3章）
　　国立研究開発法人　量子科学技術研究開発機構　量子医学・医療部門
高田健太（第3章）
　　群馬県立県民健康科学大学　診療放射線学部
河内清光（第4章）
　　国立研究開発法人　量子科学技術研究開発機構　量子医学・医療部門
米内俊祐（第5章第1節〜第3節）
　　国立研究開発法人　量子科学技術研究開発機構　量子医学・医療部門　放射線医学総合研究所
松藤成弘（第5章第4節〜第8節）
　　国立研究開発法人　量子科学技術研究開発機構　量子医学・医療部門　放射線医学総合研究所
豊福不可依（第6章第1節〜第5節）
　　九州大学名誉教授
遠藤真広（第6章第1節〜第5節,（第8章, 付録）
　　医用原子力技術研究振興財団
松本政雄（第6章第6節）
　　元大阪大学大学院医学系研究科
櫻井良憲（第7章）
　　京都大学　複合原子力科学研究所　粒子線腫瘍学研究センター
田中浩基（第7章）
　　京都大学　複合原子力科学研究所　粒子線腫瘍学研究センター
磯辺智範（第8章）
　　筑波大学医学医療系
榮　武二（第8章, 付録）
　　筑波大学　陽子線医学利用研究センター

目　次

医学物理学教科書
放射線物理学

口絵
「医学物理学教科書シリーズ」の刊行にあたって　iii
まえがき　iv

第1章　原子核の構造と原子核反応
第1節　自然の階層構造と原子核 …………………………………………………… 2
第2節　原子核の性質 ………………………………………………………………… 4
　2.1　原子核の大きさと形 ………………………………………………………… 4
　2.2　原子核の質量 ………………………………………………………………… 5
　2.3　原子核の安定性と結合エネルギー ………………………………………… 5
　2.4　半経験的質量公式 …………………………………………………………… 7
　2.5　原子核の角運動量とパリティ，および磁気モーメント ………………… 9
　　2.5.1　角運動量（angular momentum）……………………………………… 9
　　2.5.2　パリティ ………………………………………………………………… 11
　　2.5.3　磁気モーメント ………………………………………………………… 12
第3節　核力と原子核モデル ………………………………………………………… 14
　3.1　強い力と弱い力 ……………………………………………………………… 14
　3.2　原子核とは …………………………………………………………………… 15
　3.3　原子核モデル ………………………………………………………………… 17
　　3.3.1　気体モデル ……………………………………………………………… 17
　　3.3.2　液滴モデル ……………………………………………………………… 19
　　3.3.3　固体モデル ……………………………………………………………… 19
　　3.3.4　殻モデルと魔法数 ……………………………………………………… 19
第4節　原子核反応 …………………………………………………………………… 22
　4.1　原子核反応の概要 …………………………………………………………… 22
　4.2　原子核反応の計算モデル …………………………………………………… 26
　4.3　共鳴領域 ……………………………………………………………………… 29
　4.4　光学模型 ……………………………………………………………………… 29
　4.5　直接反応過程モデル ………………………………………………………… 30
　4.6　前平衡過程モデル …………………………………………………………… 31
　4.7　統計模型 ……………………………………………………………………… 33

第5節　核分裂と核融合································33
　5.1　核分裂反応（fission reaction）の概要···············33
　5.2　核分裂障壁·····································34
　5.3　核分裂収率·····································36
　5.4　核融合反応·····································37
　5.5　核融合炉······································37
第6節　原子核の壊変··································39
　6.1　放射性同位元素·································39
　6.2　α壊変··40
　6.3　β壊変··43

第2章　原子の構造
第1節　原子の構造を探る科学史··························48
第2節　エネルギーの固有状態····························51
　2.1　量子数とエネルギー準位··························51
　2.2　原子の微細構造·································53
　2.3　パウリの排他原理，電子配置，元素周期律············56
　　2.3.1　パウリの排他原理と電子配置···················56
　　2.3.2　周期表···································58
第3節　ゼーマン効果・ラーモア歳差運動···················60
　3.1　ゼーマン効果···································60
　3.2　ラーモア歳差運動································62
第4節　原子の励起と電離······························63
第5節　単原子分子・多原子分子··························64

第3章　放射線の発生
第1節　放射線の発見の歴史······························68
第2節　放射線の分類··································68
　2.1　電離放射線と非電離放射線·························69
　2.2　直接電離放射線と間接電離放射線····················69
　2.3　電磁放射線と粒子放射線··························69
第3節　放射線場······································69
　3.1　フルエンス····································70
　3.2　エネルギーフルエンス····························70
　3.3　放射輝度·····································70
　3.4　粒子数と放射エネルギー··························71
　3.5　フラックス····································71
第4節　放射能······································71
　4.1　放射能の定義··································71

4.2	半減期	···	72
4.3	比放射能	···	72
4.4	放射平衡	···	73
第5節	放射性壊変	···	75
5.1	α壊変	···	76
5.2	β壊変	···	78
5.2.1	陽子数が1増加する壊変（β⁻壊変）	·································	79
5.2.2	陽子数が1減少する壊変	···································	79
5.3	γ線放射	···	82
第6節	X線の発生	···	82
6.1	制動X線	···	82
6.2	特性X線	···	83
6.3	制動X線の強度分布	···	86
6.3.1	エネルギースペクトル	···································	86
6.3.2	角度分布	··	87
6.4	放射光	···	88
6.5	逆コンプトン散乱	···	91
第7節	中性子の発生	···	92
7.1	自発核分裂	···	92
7.2	（α,n）反応	···	93
7.3	加速器中性子源	···	93
7.4	光核反応による光中性子	···	94

第4章　荷電粒子の加速原理

第1節	加速器発明の歴史	···	98
第2節	荷電粒子の加速とエネルギー	···	99
2.1	電場による電子の加速	···	99
2.2	相対論的質量変化	···	100
2.3	古典論と相対論	···	101
2.4	運動量とエネルギーの関係	···	102
2.5	粒子アンペア	···	102
第3節	ローレンツ力	···	102
第4節	荷電粒子の加速	···	103
4.1	静電加速	···	103
4.2	高周波加速	···	104
4.3	リニアックの位相安定性	···	105
4.3.1	陽子リニアック（proton linac）のバンチ形成	···················	105
4.3.2	電子リニアック（electron linac）のバンチ形成	················	106
4.4	電磁誘導（electromagnetic induction）加速	······················	107

xi

第5節　荷電粒子の平衡軌道 111
　5.1　一様電場中の平衡軌道 111
　5.2　一様磁場中の平衡軌道 112
第6節　荷電粒子の軌道偏向 113
　6.1　偏向電磁石の中のビーム軌道 113
　6.2　偏向電磁石端面のエッジ効果 113
第7節　荷電粒子ビームの集束 115
　7.1　電場による集束 115
　7.2　偏向電磁石による集束 116
　7.3　4極電磁石による集束と発散 118
　7.4　ベータトロン振動 119
第8節　がん治療用加速器 123
　8.1　電子リニアック 123
　8.2　サイクロトロン 124
　　8.2.1　サイクロトロンの原理 124
　　8.2.2　サイクロトロンの動作原理 124
　　8.2.3　クラシックサイクロトロンの限界 126
　　8.2.4　シンクロサイクロトロン 126
　　8.2.5　AVFサイクロトロン 126
　　8.2.6　リングサイクロトロン 128
　8.3　シンクロトロン 128
　　8.3.1　シンクロトロンの構成 129
　　8.3.2　シンクロトロンの動作 130
　　8.3.3　シンクロトロンの位相安定性原理 131
　　8.3.4　弱集束シンクロトロンと強集束シンクロトロン 134

第5章　荷電粒子と物質との相互作用
第1節　相互作用の種類 138
　1.1　弾性衝突 139
　1.2　非弾性衝突 142
　1.3　制動放射 143
　1.4　電子対消滅（陽電子） 144
　1.5　チェレンコフ放射 144
第2節　エネルギー損失 145
　2.1　衝突損失（電離損失） 146
　2.2　放射損失 150
第3節　阻止能と飛程 151
　3.1　阻止能 151
　3.2　飛程 152

第4節	多重散乱	154
第5節	ストラグリング	158
第6節	線量分布	159
6.1	陽子	160
6.2	重イオン	162
6.3	電子	163

第6章 光子と物質の相互作用

第1節	弾性散乱	168
1.1	トムソン散乱	168
第2節	光電効果	172
2.1	光電効果	172
2.2	光電効果の断面積	173
2.3	吸収端	180
第3節	コンプトン散乱	180
第4節	電子対生成	184
第5節	光核反応	187
第6節	減衰（減弱）(attenuation)	
6.1	減衰（減弱）係数（attenuation coefficient）とエネルギー吸収係数（energy absorption coefficient）	189
6.2	線質（quality）とフィルタリング（filtering）	192
6.3	半価層（half value layer: HVL）	195
6.4	ビルドアップ（bildup）	196

第7章 中性子と物質との相互作用

第1節	反応断面積と中性子束	200
1.1	微視的断面積	200
1.2	巨視的断面積	201
1.3	中性子束	201
第2節	中性子の散乱	203
2.1	弾性散乱	203
2.2	非弾性散乱	204
第3節	中性子の吸収	205
3.1	捕獲	205
3.2	荷電粒子放出	206
3.3	核分裂	207
第4節	核変換，放射化	208
4.1	核変換	208
4.2	放射化	208

第 5 節　中性子の拡散･･ 210
　　5.1　輸送理論と拡散近似･･ 210
　　5.2　中性子の流れ･･ 210
　　5.3　フィックの法則･･ 212
　　5.4　拡散方程式･･ 212
第 6 節　中性子の減速･･･ 214
　　6.1　中性子のエネルギー損失･･ 214
　　6.2　レサジー･･ 215
第 7 節　熱中性子･･ 217
　　7.1　マクスウェル分布･･ 217
　　7.2　吸収断面積の $1/v$ 則･･ 218
第 8 節　生体内での相互作用･･･ 219
　　8.1　重要な核反応･･･ 219
　　8.2　中性子カーマと線量付与･･･ 221

第 8 章　波動
第 1 節　波動とその性質･･ 224
　　1.1　縦波と横波･･･ 224
　　1.2　パルス波と連続波･･･ 225
　　1.3　波の基本要素と波の式･･･ 226
　　1.4　波の性質･･･ 227
　　1.5　超音波による加熱･･･ 232
第 2 節　電磁波の医療応用の基礎･･･ 234
　　2.1　電磁波の種類と医療応用･･･ 234
　　2.2　RF波生体応用の基礎的事項･･ 237
　　2.3　RF波による加熱･･･ 244
　　2.4　RF波の不均一分布･･･ 249
　　2.5　近赤外線の生体応用･･ 250
　　　　2.5.1　生体内光伝播･･ 251
　　　　2.5.2　光トポグラフィー･･ 254

付録　基礎物理学の法則
第 1 節　異なる慣性系における不変物理量････････････････････････････････････ 260
第 2 節　真空中の電磁波（x 方向のみの場合）･･･････････････････････････････ 260
第 3 節　スカラーポテンシャルとベクトルポテンシャル････････････････････････ 263
　　3.1　ベクトルポテンシャルを用いた電磁波の式の導出･････････････････････ 263
　　3.2　ベクトルポテンシャルの規格化定数 A_0 の導出････････････････････････ 264
第 4 節　演算子とシュレディンガー方程式････････････････････････････････････ 266
　　4.1　観測量と固有値の関係･･ 266

- 4.2 シュレディンガー方程式 …………………………………………………………… 266
- 4.3 自由粒子の波としての取扱い …………………………………………………… 267
- 第5節 軌道角運動量の固有値 ………………………………………………………… 267
  - 5.1 シュレディンガー方程式の変数分離 …………………………………………… 267
  - 5.2 軌道角運動量 ……………………………………………………………………… 268
  - 5.3 角運動量のz成分 ………………………………………………………………… 269
- 第6節 量子力学の行列表示 …………………………………………………………… 269
  - 6.1 Diracのブラケット ………………………………………………………………… 269
  - 6.2 期待値 ……………………………………………………………………………… 270
  - 6.3 固有値と固有ベクトル …………………………………………………………… 270
- 第7節 ベクトル解析 …………………………………………………………………… 271
  - 7.1 ベクトルの内積と外積 …………………………………………………………… 271
  - 7.2 微分演算子 ………………………………………………………………………… 272
  - 7.3 2階微分 …………………………………………………………………………… 272

索引　　275

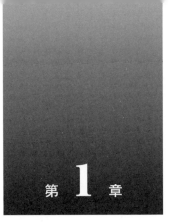

原子核の構造と原子核反応

第 1 節　自然の階層構造と原子核

　自然界を地下4階地上8階のビルに置き換えてみる．図1.1において，各階（縦のスケール）は長さの単位を4桁ごとに区切った対数表示で示す．

　われわれ人間が日常生活を送るのが1〜2階に相当する．人間の自然認識はここから出発して上と下へ広がってきた．この階層では生活エネルギーとして化学（反応）エネルギーおよび電気エネルギーが利用されている．物が燃えるということも，「酸化」という化学反応が支配的なものであり，ガソリン車などの内燃機関もこの範疇である．電気エネルギーも初期には，物を燃やして，水蒸気を作り，化学エネルギーを運動エネルギーに変換して，さらにこれを用いてタービンを回すことで発生させた．

　遠い昔から人間は空を見上げて，星の世界に思いを馳せてきた．高層階は天文・宇宙の世界である．3階は地球スケールで，ここはまだ天文というよりは，気象の世界である．4階は直接認識することはないかもしれないが，恒星の大きさの世界である．5階は太陽系のスケールで，この大きさになると光でも1時間程度かかる．ここまでは，惑星探査などで，最近，よく耳にするようになってきたが，この外側には人間のスケールで考えると，大いなる深淵が広がっている．6階は銀河のスケール，7階は銀河団のスケール，8階に至ると全宇宙を飲み込むスケールとなる．ここは，自然界の4つの基本的な力のうち，重力が主役を演じ

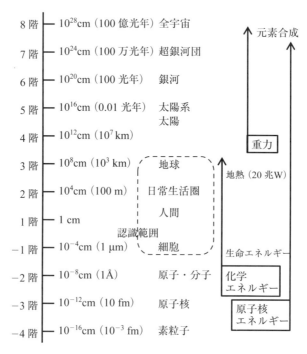

図1.1　自然の階層構造とエネルギー

第1章 原子核の構造と原子核反応

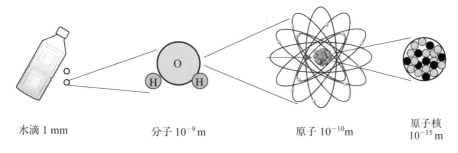

図1.2　原子核の大きさ

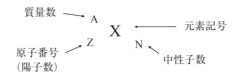

図1.3　原子核の表し方

る一般相対論で扱われる世界である．一方，この大宇宙のサイクルの中で，われわれの身近にある大半の元素が生成され，輸送され，われわれの生活にかかわることになる．

　B1階は，細胞の世界で，名前を生命エネルギーと変えるが，やはり基本は化学エネルギーである．B2階は，原子・分子の世界であり，この世界で主役を演じるのは電磁気力である．すなわち，電磁気力は化学反応の源であり，20世紀に発展した量子力学と電磁気学が融合することによって，かなりの部分を原理的に説明できるようになってきた．人間は，この電磁気力を，B2階から化学エネルギーの形で汲み上げて，利用しているといえる．さらに，下層のB3-4階は，原子核・素粒子の世界である．B2以下の階で，古典物理学から，量子力学が支配する世界に変わる．原子核・素粒子の世界では，強い相互作用（核力）と弱い相互作用が主役を演じる．原子力エネルギーは，上記の化学エネルギーと同じ言い方で，B3階から汲み上げた強い相互作用による原子核反応の別形態であるといえる．

　これで，自然界を支配する4つの相互作用，すなわち，重力相互作用（gravitational interaction），電磁相互作用（electromagnetic interaction），強い相互作用（strong interaction）および弱い相互作用（weak interaction）が登場した．元素合成は宇宙で行われると上述したが，元素合成は恒星中でのゆっくりとした原子核反応と超新星爆発のような急激な反応で起こる．ウランのような重い元素もこのような過程の中で生成される．恒星中の反応の源は重力であるので，ウランのような重い元素は，重力を強い相互作用に変換して閉じ込めたエネルギーの缶詰であるといえる．4つの基本相互作用それぞれに関して，すべてを述べるわけではないが，この章の主役は重力を除く，残り3つの相互作用である．これらを駆使して原子核物理学は形成されている．

第 2 節　原子核の性質

2.1　原子核の大きさと形

　ギリシャ・ローマ時代に哲学者たちは，究極の存在，すなわち，これ以上分割できないアトムを求めた思索を始めていた．アトムは日本語で最初「原子」と訳されたが，本来の意味では「素粒子」のほうが近い．物質を分解していくと，分子，原子，原子核（nucleus），……とその姿がみえてくる．水を例に考えてみる（図1.2）．水滴はおよそ10^{-3} m（mm：ミリメートル），水分子は10^{-9} m（nm：ナノメートル），酸素原子は10^{-10} m（1万分の1 μm：ミクロン＝Å：オングストローム），酸素原子核は10^{-15} m（fm：フェムトメートル）の世界となる．

　後述するが，酸素原子核は陽子（proton）および中性子（neutron）が8個ずつからなる16単位の重さを持つものが多く存在する．重いウランの原子核はやや大きく，陽子92個，中性子146個からなる238単位の重さを持つものが主であるので，その大きさは10 fmの桁となる．原子は，電気的に中性であるために，陽子（＋（プラス）の電荷）の数と同じ数の電子（－（マイナス）の電荷）が原子核外を周回しているイメージであり，その最大半径は原子核の大きさから比べると約1万から10万倍と圧倒的に大きい．身近な例で例えると，原子核の大きさを1円玉とすると，原子は野球場かそれ以上の大きさとなる．原子の中では，原子核の領域と確率的に存在する電子の軌道以外の場所は，いわゆる「真空」であることになる．

　原子核の形は，水滴が球形のとき一番安定なように，基本的にほぼ球形である．しかし，特殊な原子核では，安定性の違いからある方向に伸びたラグビーボール型や縮んだパンケーキ型となる場合がある．また，原子核の形はその内部構造およびエネルギー構造によって変形を促進される場合があり，より複雑な形をとることもある．これは後述する核分裂の起こり方にも関連する．

　原子核の表記は，図1.3にある方法が一般的である．ここでXには一般的な元素記号（水素ならH，酸素ならOなど）である．この元素記号（symbol of element）と原子番号（atomic number）Zは同じ情報である．すなわち，元素記号が決まれば原子番号（陽子数）Zも同時に決まる．右下にあるのは中性子の数Nであり，左上の質量数（mass number）Aは陽子数Zと中性子数Nの和（$A=Z+N$）である．したがって，最低限，元素記号と質量数がわかれば，その原子核は特定できるので，通常ZとNは省略して，^{1}H，^{16}O，^{238}Uのように記述する．自然界には，化学的性質はほぼ同じ（電子数が同じ＝陽子数が同じ）で，質量が異なる原子核が存在する．これを，同位体（アイソトープ（isotope））と呼び，陽子数Zが同じで，中性子数Nが異なる原子核同士をいう．この同位体のうち，放射線を放出する能力（放射能）を持つものを放射性同位体（radioisotope：RI）と呼ぶ．同様に，質量数が等しく陽子数Zと中性子数Nが異なる核種同士を同重体（アイソバー（isobar））と呼ぶ．また，陽子と中性

子をまとめて，原子核を構成する粒子として「核子（nucleon）」と呼ぶ．

2.2 原子核の質量

　原子質量の単位として，現在国際的には「統一原子質量単位（unified atomic mass unit: u）」が採用されている．これは，「電気的に中性な炭素原子（^{12}C）1個の質量を12u」と定義（電子も含む）し，1 molの重さは12 gなので，アボガドロ数（$6.02×10^{23}$個/mol）を用いると，1uは約$1.66×10^{-24}$gとなる．これをアインシュタインの質量・エネルギー等価の式$E=mc^2$（E：エネルギー，m：質量，c：真空中の光速）に従ってエネルギーの単位で表すと1u＝931.4940 MeVとなる．かつては，^{16}Oの1 molの重さを16 gと定義した原子質量単位（atomic mass unit: amu）が使われていたので，1962年以前の文献を読むときは注意が必要である．また，質量mをMeV単位で表す場合，この値は$M=mc^2$と書いたときのMを意味する．慣用的に，Mのことを「静止質量（エネルギー）」といわずに「粒子の質量」ということが多いので注意を要する．

　質量数Aの原子の質量は，おおよそA[u]であるが，uの定義に用いた^{12}Cを除いて実際の原子質量とわずかに異なる．この差を質量偏差（mass deviation）という．すなわち，原子質量＝$A・$u＋質量偏差である．表1.1にAudiらの質量表の一部を示すが，質量偏差がkeV単位で与えられている[1]．質量偏差はuとAで表記される質量を基準としており，後述の質量欠損とは定義が異なる．

2.3 原子核の安定性と結合エネルギー

　原子核は，核子の集まりとして表されるが，原子核として集まるとバラバラの核子で存在

表1.1 原子質量表（文献1）より引用）

	質量偏差（keV$_{90}$*）		原子質量（μu）	
^{1}n	8 071.317 10	0.000 53	1 008 664.915 74	0.000 56
^{1}H	7 288.970 50	0.000 11	1 007 825.032 07	0.000 10
^{2}H	13 135.721 58	0.000 35	2 014 101.777 85	0.000 36
^{3}H	14 949.806 00	0.002 31	3 016 049.277 67	0.002 47
^{3}He	14 931.214 75	0.002 42	3 016 029.319 14	0.002 60
^{4}He	2 424.915 65	0.000 06	4 002 603.254 15	0.000 06
^{13}C	3 125.011 29	0.000 91	13 003 354.837 78	0.000 98
^{14}C	3 019.893 05	0.003 80	14 003 241.988 70	0.004 08
^{14}N	2 863.417 04	0.000 58	14 003 074.004 78	0.000 62
^{15}N	101.438 05	0.000 70	15 000 108.898 23	0.000 75
^{16}O	$-$4 737.001 41	0.000 16	15 994 914.619 56	0.000 16
^{20}Ne	$-$7 041.931 31	0.001 79	19 992 440.175 42	0.001 92
^{23}Na	$-$9 529.853 58	0.002 73	22 989 769.280 87	0.002 93
^{28}Si	$-$21 492.796 78	0.001 81	27 976 926.532 46	0.001 94
^{40}Ar	$-$35 039.896 02	0.002 68	39 962 383.122 51	0.002 86

*V$_{90}$はジョセフソン接合を用いて定義された電圧の単位V（ボルト）であり，1990年から公式に使用されている．質量偏差，原子質量とも2列目の数字は誤差の標準偏差を示す．（引用者注）

するより，若干質量が軽くなる．これを「質量欠損（mass defect）」という．たとえば，炭素（^{12}C）の原子は，6個の陽子と6個の中性子と6個の電子により構成されている．これらの質量の和は正確には12.09892uであるが，^{12}C原子の質量は前述のように12uであり，その差0.09892uが質量欠損である．この質量欠損の分が，原子核を安定に存在させるための結合エネルギー（binding energy）に使われていて，$B = \Delta m c^2$で表される．ここで，Bは結合エネルギー，Δmは質量欠損である．

言い換えると，粒子が集まって束縛系を作っているとき，これらの粒子を引き離してばらばらにしてしまうために必要なエネルギーが結合エネルギーである．中性子と陽子は，別々でいるよりくっついて重陽子となった方が安定で，そのとき，結合エネルギー分が光や運動エネルギーとして解放される．なぜ，中性子と陽子はばらばらでいるよりくっついて重陽子となったほうが安定なのであろうか．核力（この場合，中性子と陽子の間の相互作用ポテンシャル）の性質から，中性子と陽子の間に働く力が引力だから，引きはがすのに力が必要となるからである．もっと重い核でも，基本的にはこのポテンシャルを重ね合わせて得られる力が粒子に働く．

陽子数Z，中性子数Nの原子の結合エネルギー$B(Z, N)$は，

$$B(Z, N) = \{Z \cdot m_p + N \cdot m_n - M(Z, N)\} c^2 \tag{1.1}$$

と書ける．ここで，m_pは陽子の質量，m_nは中性子の質量，$M(Z, N)$は原子番号Z，中性子数Nの原子核の質量である．{ }の中が質量欠損であり，Δmと書くと，すでに述べたように，

$$B = \Delta m \cdot c^2 \tag{1.2}$$

となる．ZとNが同じ場合，結合エネルギーBが大きいほど質量$M(Z, N)$が小さく，安定な原子核といえる．原子核が壊変する際や，反応前後に存在する原子核の種類が変化するとき，存在する原子核の質量の和が変化する．これを原子核反応のQ値（Q-value）という．原子核反応の前後で，陽子数Z，中性子数Nは変化しないので，$(Z \cdot m_p + N \cdot m_n) c^2$の部分は変化しない．したがって，反応のQ値は結合エネルギーの変化によって決まる．

$$Q = B(Z, N)_{反応後} - B(Z, N)_{反応前} \tag{1.3}$$

Q値が正の反応を発熱反応（exothermal reaction）（たとえば，核分裂や捕獲反応），Q値が負の反応を吸熱反応（endothermal reaction）と呼ぶ．弾性散乱は$Q = 0$である．

弱く結合した原子核から強く結合した原子核へ移行すると，質量の一部Δmが失われる．このとき，$E = \Delta m c^2$のエネルギーが発生する．後述するように核子1個当たりの結合エネルギー（結合エネルギーを原子量Aで割ったもの）は，鉄（Fe）あたりで，最も大きく（安定に）なる．実際，^{56}Feがすべての原子核の中で最も安定な原子核である．これから，^{56}Feより軽い原子核は，原子核同士がくっついて^{56}Feに近づこうとする．これを核融合（fusion）と呼び，これによりエネルギーが発生する．これが，太陽や核融合炉のエネルギー源である．^{56}Feより重い原子核は，より小さい原子核に分かれて^{56}Feに近づこうとする．これを核分裂（fission）といい，これによりエネルギーが発生する．これが，ウランなどの核分裂を利用

した原子炉のエネルギー源となっている．なお，星の中の鉄より重い元素の合成は核融合反応であるが，吸熱反応となる．すなわち，星の中で鉄以上の元素が合成され始めると星は冷えることになる．

2.4 半経験的質量公式

この項では結合エネルギーについて，さらに考察を進め，式（1.6）に示す半経験的質量公式（semi-empirical mass formula）（Weiszäcker-Betheの式[2]）を解説する．

核子を結びつける核力（nuclear force）は短距離力のため，すぐ隣にある核子としか相互作用しない．また，原子核の表面近くにある核子は，相互作用できる核子の数が少ないため，原子核の安定性は，その体積と表面積に関係する．核子の数から原子核の半径を導くために，原子核を半径 $R = r_0 A^{1/3}$（$r_0 = 1.2$ fm）の球と仮定すると次の関係が導かれる．

$$原子核の体積：V = 4\pi R^3/3 = 4\pi r_0^3/3 \cdot A \tag{1.4}$$

$$原子核の表面積：S = 4\pi R^2 = 4\pi r_0^2 A^{2/3} \tag{1.5}$$

したがって，原子核の体積に関係する効果は A に比例し，表面積に関係する効果は質量数 A の2/3乗に比例する．（質量公式（1.6）の第一項と第二項）

原子核の大きさ（数 fm）に比べて，核子間はずっと短距離（<1 fm）である．陽子の数が増えるとクーロン斥力によって原子核が不安定になる．その効果を取り入れるために原子核を半径 R の一様に帯電した球と考えると，クーロンエネルギーは Z^2/R に比例する（第三項）．

一方，実験事実から，$Z=N=1$ の原子核（^{2}H）は存在するが，陽子2個だけ（$Z=2/N=0$）や中性子2個だけ（$Z=0/N=2$）からなる原子核は存在しない．このことから，「陽子-中性子間に働く力は，陽子-陽子間および中性子-中性子間に働く力より強い引力である」ことがわかる．つまり，原子核では $N=Z$ の状態が好まれる．このことから，質量公式に $(N-Z)^2/A$ に比例する斥力項（非対称項）（第四項）を加える．すなわち，中性子と陽子の数が大きく違うとエネルギーが上がり（大きな結合エネルギーが必要となり），不安定となってβ壊変が起こる理由を説明できる．

自然界に存在する原子核数を核子の偶数と奇数の性質で分けると面白いことがわかる．原子核は，中性子数 N，陽子数 Z ともに偶数が一番安定で，280個ほどの安定同位体（stable isotope）の中で170個以上がこのカテゴリーに属する．ここから，「原子核の安定性は，原子核の偶奇性と関係する」ことがわかる．ちなみに，$Z=N=$ 奇数の安定同位体は，^{2}H, ^{6}Li, ^{10}B, ^{14}N の4つだけである．核子の数が偶数か奇数かで性質が大きく異なるため，それに対応するのが対エネルギー項（第五項）である．

以上より以下の半経験的質量公式が得られる．この式から原子核の形状，安定性について議論することができる．

$$B = \alpha_v A - \alpha_s A^{2/3} - \alpha_C \frac{Z^2}{A^{1/3}} - \alpha_a \frac{(N-Z)^2}{A} + \frac{\alpha_p}{A^{1/2}} \delta \tag{1.6}$$

表1.2　Weiszäcker-Bethe式の係数とδの値

係数	値（MeV）
α_v	15.56
α_s	17.23
α_C	0.697
α_a	23.29
α_p	12.0

中性子数	陽子数	δ
偶数	偶数	1
偶数	奇数	0
奇数	偶数	0
奇数	奇数	-1

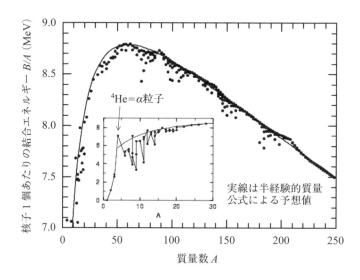

図1.4　半経験的質量公式の計算値と実測値の比較

ここで，改めて式（1.6）を説明すると右辺の第一項から順に体積項，表面項，クーロン項，非対称項，対エネルギー項となる．体積項は，核力による引力を示す項である．表面項は半径の二乗に比例するが，これは表面張力として原子核を安定させるために必要な項である．表面項により表面積が最小の原子核が安定であり，このため原子核の基本形は球形である．クーロン項は，原子核内の陽子の電気的な反発力による項である．陽子数が大きくなりすぎると，クーロン項のため原子核は不安定になる．これを中性子が緩和するが，これが重い原子核に中性子が多い理由である．また，重い原子核はクーロン項のため不安定になり，核分裂やα壊変を起こして，軽い核に変わろうとする．ZとNの数が大きく違うと，非対称項のため原子核は不安定になる．陽子過剰核，中性子過剰核は不安定になり，β壊変（プラスとマイナスがある）を起こして，それぞれの過剰分を解消しようとする．中性子数または陽子数が偶数の核が安定（偶奇性）であるため，最後の対エネルギー項が追加される．αはそれ

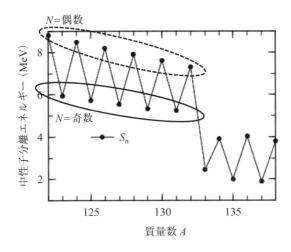

図1.5 スズ同位体の中性子分離エネルギー

それの比例定数であるが，これは実験データを再現するように選ぶことができ，表1.2のようになる．表の値から結合エネルギーが図1.4の実線のように計算できる．

(Z, N) 核の中性子分離エネルギー（neutron separation energy）S_n は，この核から中性子をはぎ取るのに必要なエネルギーである．逆にいうと，$(Z, N-1)$ 核に中性子が入って (Z, N) 核ができると，$S_n(Z, N)$ の分だけエネルギーが持ち込まれることになる．これを $(Z, N-1)$ 核の中性子結合エネルギー $B_n(Z, N-1)$ ともいう．すなわち，中性子が原子核に吸収されると原子核は中性子結合エネルギー（neutron binding energy）の分だけ励起される．

原子核の偶奇性を考えるために，図1.5に示すスズ同位体の中性子分離エネルギーを用いる．スズ同位体（$Z=50$）の中性子分離エネルギー S_n は明確な偶奇性を示す．すなわち，質量数が偶数の S_n は大きく，奇数の S_n は小さい．これは，S_n が大きい核（中性子数が偶数の核）は原子核が安定，すなわち，質量が小さいことを意味する．この効果を表すために，核子数が偶数か奇数かで異なる値を取る対エネルギー項が入れられている．対エネルギー項の質量数依存性は原子核の質量の実験値から求められている．これまでの説明では，質量＝「原子の質量」を意味していた．原子核の質量を求めたいときは，電子の質量を引き，電子の結合エネルギーを加えてやる必要がある．しかし，これは特殊な原子核を除き影響が小さいので，無視されることが多い．

(深堀智生)

2.5　原子核の角運動量とパリティ，および磁気モーメント [1)-5)]

2.5.1　角運動量（angular momentum）

第2章で学ぶが，電子は原子内で軌道運動することにより軌道角運動量（orbital angular momentum）を持ち，その大きさは $\hbar$ の整数倍に量子化されている．ここで，$\hbar = h/(2\pi)$ であり，h はプランク定数（6.626×10^{-34} J・s）である．原子核についても，同様に，核子つまり陽子および中性子が核内を軌道運動することにより軌道角運動量を持ち，その大きさ

はℏの整数倍に量子化されている．また，電子はスピン（spin）と呼ばれる自転に相当する大きさ$(1/2)\hbar$の角運動量を持つ．核子も同様に，$(1/2)\hbar$の大きさの固有角運動量，すなわちスピン角運動量（spin angular momentum）を持つ．そして，原子核全体の角運動量$\boldsymbol{I}$は，それぞれの核子の軌道角運動量$\boldsymbol{l}_i$とスピン角運動量$\boldsymbol{s}_i$のベクトル的な和で表される．

$$\boldsymbol{I} = \boldsymbol{L} + \boldsymbol{S} \tag{1.7}$$

ここで，

$$\boldsymbol{L} = \sum_{i=1}^{A} \boldsymbol{l}_i \qquad \boldsymbol{S} = \sum_{i=1}^{A} \boldsymbol{s}_i \tag{1.8}$$

である．$\boldsymbol{I}$は実際には軌道角運動量も含む合成量であるが，原子核自体の自転に伴う固有のスピン角運動量のようにとらえて，$\boldsymbol{I}$を核スピン（nuclear spin）と呼ぶ．

それぞれの核子のスピン角運動量の大きさが$(1/2)\hbar$であるので，スピン角運動量の和$\boldsymbol{S}$の大きさSは，核子の合計数である質量数Aの偶奇に従ってℏの整数倍，あるいは半整数倍（Aが偶数のときℏの0，1，2，……倍，Aが奇数のときℏの1/2，3/2，……倍）となる．一方，軌道角運動量の和$\boldsymbol{L}$の大きさLは，常にℏの整数倍となる．したがって，原子核の全角運動量である核スピン$\boldsymbol{I}$の大きさIは，Aの偶奇に従ってℏの整数倍あるいは半整数倍となる．なお，これらS，L，Iは，本来ℏを単位とした角運動量の大きさであるが，ℏを外して単なる量子数を表すことも多く，ここでは量子数を使用する．

核スピン$\boldsymbol{I}$は，原子と同様に，量子力学における角運動量の特徴として$\boldsymbol{I}^2$の固有値が$I(I+1)\hbar^2$となる．したがって，観測される$\boldsymbol{I}$の大きさは$\sqrt{I(I+1)}\hbar$となるが，量子力学では，この場合でもふつう，角運動量$\boldsymbol{I}$の大きさを$I\hbar$で表現する．

外部磁場の方向など，ある特定の方向をz軸に選ぶと，$\boldsymbol{I}$のz方向の成分I_zの固有値は量子化され，その値は$m\hbar$となる．ここで，mは磁気量子数（magnetic quantum number）と呼ばれ，その値は

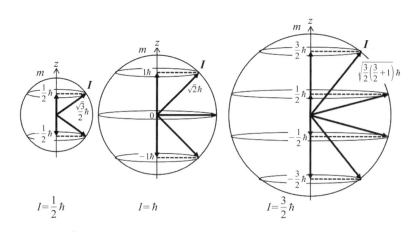

図1.6 核スピンIと磁気量子数m

$$m = I, I-1, I-2, \cdots, -I+1, -I \tag{1.9}$$

となる $(2I+1)$ 個のみが許される．古典論的な描像では，核スピン I は z 軸のまわりに歳差運動をしており，z 軸に垂直な成分は時間平均をとると 0 になり，測定されるのは z 成分 I_z であると考えることができる．I の空間的配位を，$I = 1/2$，1，3/2 の場合を例にとって図 1.6 に示す．

ここまで核子が一定の軌道角運動量を持つことを前提としたが，これは，原子核の密度が非常に大きく，核子が密に詰まった構造を持っているという描像と相容れない．しかし，第 3 節第 3 項で述べるように多くの実験データは，核子がそれぞれ独立して自由に一定の軌道運動を行っている抽像に基づく殻モデルがよい近似で成立することを示している．

なお，軌道角運動量 L とその z 成分についての量子力学的取りあつかいは付録第 5 節に示されているので参照されたい．

2.5.2 パリティ

原子核は，パリティ（parity）あるいは偶奇性と呼ばれる性質も持つ．空間反転，すなわち座標軸を反転させるという操作に対して，物理的状態を表す関数（量）が符号を変えない場合にこの状態のパリティは偶または＋（プラス）であるといい，符号を変える場合にこの状態のパリティは奇または－（マイナス）であるという．原子核を扱う場合に考えているのは量子力学的な系であり，その状態を表すのは，シュレディンガー方程式の解として得られる波動関数 $\psi(x, y, z, t)$ である．波動関数 $\psi(x, y, z, t)$ に対して空間反転を行った $\psi(-x, -y, -z, t)$ が符号を変えないとき，すなわち

$$\psi(-x, -y, -z, t) = \psi(x, y, z, t) \tag{1.10}$$

のときパリティは偶（＋）である．一方，符号を変えるとき，すなわち

$$\psi(-x, -y, -z, t) = -\psi(x, y, z, t) \tag{1.11}$$

のときパリティは奇（－）である．図 1.7 にパリティが偶の場合と奇の場合を模式的に示す．空間反転は，鏡映反転の操作，あるいは右手座標系を左手座標系に変換する操作ともいえる．(a) が偶の場合であり，(b) が奇の場合である．

さて，物理法則が空間反転に対して対称性（法則が不変）を持っていれば，パリティは時間的に不変な保存量となることが知られており，物理状態の性質を表す指標として意味がある．物理法則は，すべての場合において空間反転に対する対称性を持っていそうだが，実は β 壊変をつかさどる弱い相互作用ではこの対称性が成立しない．しかし，核子間に働く主要な力は強い相互作用とその 1/100 程度の電磁相互作用であり，これらに比べて弱い相互作用ははるかに弱く，弱い相互作用の関わらない多くの場合には，原子核のパリティはよい指標となる．パリティは波動関数の空間的対称性に関するものであり，一つの核子の状態を示すパリティは，軌道角運動量の量子数 l の偶奇により，l が偶数のとき＋，l が奇数のとき－となる．したがって，準位が移って l が変わればパリティも変化する．軌道角運動量を持たない単独の陽子および中性子のパリティは相対的なものであり，これらは＋と定義する．

偶偶核（陽子数Zも中性子数Nも偶数）の基底状態では，例外なくスピン$I=0$，パリティ＋である．これは，殻モデルにおいて，陽子と中性子がそれぞれ別々に2個ずつ，合成角運動量0，パリティ＋の対を作って，準位を詰めていく現象として理解できる．偶奇核あるいは奇偶核（Z, Nが偶，奇あるいは奇，偶）の場合は，対を作らなかった最後の1個の核子の性質がそのまま原子核の性質になっていると考える単純な一粒子殻モデルが，スピンやパリティをかなり正確に予言する．しかし，特に核子数が大きい領域で実験との不一致が目立つようになり，殻モデルの限界を示している．奇奇核（ZもNも奇数）では，対を作らなかった最後の陽子と中性子が核の性質を決定すると考えられる．また，角運動量は2個ずつで打ち消されていくので，多数の核子からなる核であっても核スピンの大きさは総じて小さい．原子核のスピンおよびパリティの例を表1.3に示す．

2.5.3 磁気モーメント

原子核が核スピンと呼ばれる角運動量を持つことをみてきた．角運動量は回転運動の大きさを表す物理量であり，巨視的な系では，回転運動する物体が電荷を帯びていれば，円電流のように，磁気モーメント（magnetic moment）つまり磁石としての性質を持つ．古典論において，質量m，電荷qの荷電粒子が角運動量Lで回転しているとき，磁気モーメントμは

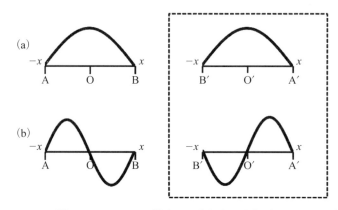

図1.7 パリティの模式図；(a) 偶，(b) 奇

表1.3 原子核のスピンおよびパリティの例（基底状態）

核種	スピンパリティ	核種	スピンパリティ	核種	スピンパリティ
$^{1}_{0}n_{1}$†	$1/2^+$	$^{16}_{8}O_{8}$	0^+	$^{32}_{16}S_{16}$	0^+
$^{1}_{1}H_{0}$	$1/2^+$	$^{17}_{8}O_{9}$	$5/2^+$	$^{35}_{17}Cl_{18}$	$3/2^+$
$^{2}_{1}H_{1}$ (D)	1^+	$^{18}_{8}O_{10}$	0^+	$^{37}_{17}Cl_{20}$	$3/2^+$
$^{3}_{1}H_{2}$ (T)†	$1/2^+$	$^{23}_{11}Na_{12}$	$3/2^+$	$^{39}_{19}K_{20}$	$3/2^+$
$^{12}_{6}C_{6}$	0^+	$^{24}_{12}Mg_{12}$	0^+	$^{40}_{19}K_{21}$†	4^-
$^{13}_{6}C_{7}$	$1/2^-$	$^{25}_{12}Mg_{13}$	$5/2^+$	$^{40}_{20}Ca_{20}$	0^+
$^{14}_{7}N_{7}$	1^+	$^{26}_{12}Mg_{14}$	0^+	$^{43}_{20}Ca_{23}$	$7/2^-$
$^{15}_{7}N_{8}$	$1/2^-$	$^{31}_{15}P_{16}$	$1/2^+$	$^{127}_{53}I_{74}$	$5/2^+$

†は不安定核種

$$\boldsymbol{\mu} = \frac{q}{2m}\boldsymbol{L} \tag{1.12}$$

である．原子核においても，陽子の軌道角運動量l_pによる磁気モーメント$\boldsymbol{\mu}_{l\mathrm{p}}$は

$$\boldsymbol{\mu}_{l\mathrm{p}} = \frac{e\hbar}{2m_\mathrm{p}}\boldsymbol{l}_\mathrm{p} \tag{1.13}$$

となり，古典論と一致する．ただし，本項の初めに定義したように，角運動量から$\hbar$を外に出した．また，eは電荷素量，m_pは陽子の質量である．ここで，

$$\mu_\mathrm{N} = \frac{e\hbar}{2m_\mathrm{p}} = 5.051\times 10^{-27}\,\mathrm{JT^{-1}} \tag{1.14}$$

を定義すると，

$$\boldsymbol{\mu}_{l\mathrm{p}} = \mu_\mathrm{N}\boldsymbol{l}_\mathrm{p} \tag{1.15}$$

と書ける．このμ_Nは核磁子（nuclear magneton）と呼ばれ，原子内電子におけるボーア磁子に対応し，原子核の磁気モーメントを測る際に単位となる普遍定数である．核磁子はボーア磁子の1/1836（電子と陽子の質量比）の大きさであり，このため核磁気モーメントは通常の物質の磁性にほとんど影響しない．

さて，核全体の角運動量である核スピン$\boldsymbol{I}$は，式（1.7）のように軌道角運動量$\boldsymbol{l}_i$とスピン角運動量$\boldsymbol{s}_i$から成っていた．したがって，核全体の磁気モーメント$\boldsymbol{\mu}$もまたそれぞれの角運動量を起源とする成分から合成される．ただし，その比例係数が，陽子と中性子の区分も含めてそれぞれの成分で異なる．

$$\boldsymbol{\mu} = \mu_\mathrm{N}\sum_{i=1}^{A}(g_l\boldsymbol{l}_i + g_s\boldsymbol{s}_i) \tag{1.16}$$

ここで，比例係数g_lとg_sは，軌道およびスピンg因子（g-factor）と呼ばれ，その実測値は

$$g_l = \begin{cases}1\\0\end{cases} \quad g_s = \begin{cases}5.586 & 陽子\\-3.826 & 中性子\end{cases} \tag{1.17}$$

である．このように4つの異なるg因子を掛けて和をとった$\boldsymbol{\mu}$は，一般に，核スピン$\boldsymbol{I}$の方向と一致しない．陽子に対する$g_l = 1$は，式（1.13）を意味し，中性子に対する$g_l = 0$は，電荷を持たない粒子が軌道運動を行っても磁気モーメントは生じないことを表している．

一方，スピン角運動量に伴う磁気モーメントについては，核子が構造を持たない素粒子だとすると，ディラック（Dirac）の相対論的量子論から，陽子に対して$g_s = 2$，中性子に対して$g_s = 0$が導かれ，実測値と大きく違っている．特に，中性子が電荷を持たないにもかかわらず，磁気モーメントを有することは注目に値する．この実測値とディラック理論とのずれは異常磁気モーメントと呼ばれ，陽子も中性子も構造を持つ粒子であることを示しており，さらに下層の基本粒子クォークから構成されるとするクォークモデルによって理解される．

偶偶核の基底状態では，すでにみたように，核子2個の対ごとに角運動量が相殺し合い，核全体のスピンは0である．核全体の磁気モーメントも同様に0になると予想され，実際，これは測定とよく一致している．偶奇核あるいは奇偶核の基底状態については，対を作らない最後の核子に核の性質を帰する一粒子殻モデルにより核全体の磁気モーメントが決まるとする近似で，測定値の基本的な傾向を再現できる．

最後に，単独の陽子，つまり水素原子核，および中性子の磁気モーメントをみておこう．粒子1個なので軌道角運動量は存在せず，式（1.17）において，陽子に関しても$g_l=0$となる．いま，$\boldsymbol{I}=\boldsymbol{s}$，$I=s=1/2$であるから，

$$\mu = \frac{1}{2} g_s \mu_N = \begin{cases} 2.793 \mu_N & \text{陽子} \\ -1.913 \mu_N & \text{中性子} \end{cases} \tag{1.18}$$

となる．中性子で符号がマイナスとなっているのは，磁気モーメントの向きがスピンの向きと逆向きになっていることを示している．磁気共鳴映像法（magnetic resonance imaging: MRI）の共鳴周波数fは，静磁場強度をB_0とすると，

$$f = \frac{\gamma}{2\pi} B_0 \tag{1.19}$$

で与えられる．ここでγは磁気回転比（gyromagnetic ratio）と呼ばれ，磁気モーメントと核スピンの比である（$\gamma \equiv \mu/\hbar I$）．陽子の磁気回転比は，式（1.14），式（1.17）を用いて

$$\frac{\gamma}{2\pi} = \frac{g_s \mu_N}{h} = \frac{5.586 \times 5.051 \times 10^{-27} [\text{JT}^{-1}]}{6.626 \times 10^{-34} [\text{Js}]} = 42.6 [\text{MHzT}^{-1}] \tag{1.20}$$

と計算できる．この陽子の値はすべての核種の中で最も大きい．このことと生体内で最も多く存在していることが，MRIで水素原子核が主に利用されている理由となっている．

（神澤　聡）

第3節　核力と原子核モデル

3.1　強い力と弱い力

前述のように自然界には，重力，電磁気力，弱い力と強い力の4つの力が存在する．原子核を結びつけている力，すなわち原子核の中の中性子と陽子を結びつけている力が，強い力（核力）である．

自然界には，素粒子（elementary particle）（フェルミ粒子（fermion））とその力を運ぶゲージ粒子（gauge particle）（ボース粒子（boson））があり，核子もこれらにより構成される．強い力を感じる素粒子としてクォーク（quark）が6種類ある．不思議なことに，このクォー

表1.4 素粒子
フェルミ粒子（スピン＝1/2）について示す。

	第1世代	第2世代	第3世代	電荷
クォーク	u（アップ） d（ダウン）	c（チャーム） s（ストレンジ）	t（トップ） b（ボトム）	＋2/3 －1/3
レプトン	ν_e e	ν_μ μ	ν_τ τ	0 －1

クは3分の1を単位とする電荷を持っている．弱い力を感じる素粒子として，レプトン（lepton）がある．（表1.4）電磁相互作用を運ぶ粒子が光子である．フェルミ粒子とボース粒子と書いたが，フェルミ粒子は1つの量子準位に1個しか入れないパウリ（Pauli）排他原理に従う粒子である．ボース粒子は反対にパウリ排他原理に従わないので，1つの量子準位に複数個入ることができる．

3.2 原子核とは

原子核を，核力の形で考えてみる．原子核は，フェムトメーター（femto-meter: 1 fm＝10^{-15} m）の非常に小さな空間に，閉じ込められた多数の粒子が作る量子力学系である．陽子と中性子は，前述のようにフェルミ粒子であり，強い相互作用に支配されている．それぞれ，スピンが2分の1であり，パウリの排他原理に従う．

原子核の性質を決めるのは核力であると述べたが，この概念は「小さな原子核の中に，なぜ正電荷を持った粒子である陽子が多数集まることができるのか．クーロン力の強力な反発力でばらばらにならないのはなぜか．さらに，電荷を持たない中性子が，なぜ一緒に存在できるのか」という疑問から導き出された．

この問題を解決するために，湯川が，「パイ中間子（pion）（クォーク2個からなる素粒子）により，陽子と中性子が結びつけられている」と予言した．そこでは，陽子-陽子，陽子-中性子，中性子-中性子の間に，核力と呼ばれる強い力が働いていて，その正体は交換力，パイ中間子のキャッチボールの原理で説明されている．パイ中間子は，電子の約200倍の重さ

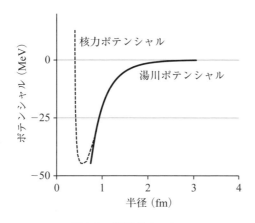

図1.8 湯川ポテンシャル

であると予測され，エネルギー100 MeVに相当するとされたが，実際は測定により140 MeV程度であった．

　湯川が考えた相互作用は，核力のポテンシャルといい，原子核の中の核子に作用する力である．図1.8では，原子核の中心からの距離を横軸に示し，ポテンシャルの深さを縦軸に示した．この図では，中心から外側にポテンシャルが急峻に下がり，特定の距離にポテンシャルの谷ができて，外に向かい漸近的に0に近づく形状を示す．この引力を示す部分，つまり外部から谷に向かい緩やかにポテンシャルが低くなる部分を湯川ポテンシャルという．湯川は中間子理論を確立し，1949年に日本人初のノーベル賞（物理学賞）を受賞している．

　原子核の半径は，どういう値を持っているか，図1.9に示す．横軸は質量Aの3分の1乗，縦軸は，測定された半径を示す．原子核の半径は，質量数の3分の1乗に比例することがわ

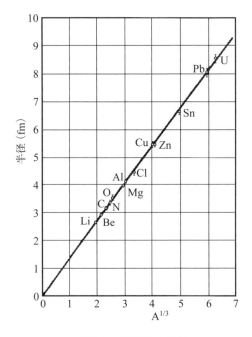

図1.9 原子核の半径

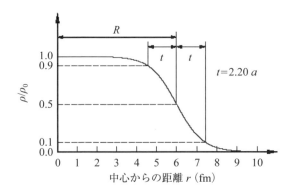

図1.10 原子核の密度分布

かる．原子核の密度分布の模式図を図1.10に示す．横軸が原子核半径，縦軸が規格化された密度分布である．原子核は基本的に球形に非常に近く，質量数の小さい原子核を除いて，密度分布は，フェルミ分布関数でよく表される．図中Rが原子核の半径を示し，$t = 2.2a$であり，このaが原子核の表面のぼやけを表すパラメータ（diffuseness）である．

3.3　原子核モデル[3)]

原子核は，いくつもの顔を持つ存在である．時には液体のように，時には気体のように，時には固体のようにふるまう．これに従ってそれぞれ，液滴モデル，フェルミ気体モデル（気体モデル），回転・振動モデル，超電導モデル（固体モデル）などを考える場合がある．原子核内の核子相互の結合の強さを考えると，弱い結合が気体，強い結合が固体，中間的な結合が液体のモデルを支配すると考えられる．また，気体は独立粒子モデル，液体は中間結合モデル，固体は強結合モデルといわれることがある．

3.3.1　気体モデル

フェルミ気体モデル（Fermi gas model）では，4種類の粒子（陽子，中性子，それぞれのスピンが上向き（up）か下向き（down）か）で状態を記述する．核子は，気体のように，原子核内部でほぼ自由に運動しており，表面付近以外でほぼ一様に分布していると考える．原子核の半径は，前に述べたように質量数の3分の1乗に比例し，$R = 1.2A^{1/3}$ [fm] と書ける．

このイメージで記述する核力は核内でのクーロン反発エネルギーに打ち克つことができるのであろうか．原子核の体積は，$V = (4/3)\pi R^3 = (4/3)\pi (1.2)^3 A = 7.23A$ であるので，核子1個が占める体積は 7.23 [fm^3] となる．核子間の平均距離は $2[(3/4\pi)7.23]^{1/3} = 2.4$ [fm] であり，核子間に働くクーロン力はε_0を真空中での誘電率とすると $(1/4\pi\varepsilon_0)\, e^2/2.4 = 0.60$ [MeV] となり，核子当たりの結合エネルギー$B_n (\approx 8\,\mathrm{MeV})$よりかなり小さくなる．したがって，核力は陽子間の電気的反発力より強力であり，これにより原子核は安定に存在できることが説明できる．しかし，核力は短距離（にしか及ばない）力であるのに対し，電磁気力は長距離力であるので，多数の陽子の間のクーロン力が積み重なる $Z \geq 94$ の原子核は天然には存在

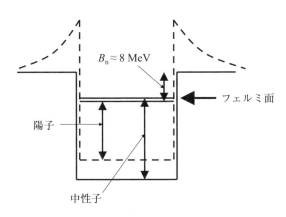

図1.11　陽子ポテンシャルと中性子ポテンシャル

しない．
　フェルミ気体をエネルギー空間で考える．量子力学における古典的気体との違いは，「束縛状態では離散的なエネルギーしかとれない」ということである．すなわち，エネルギーは坂道のように連続的に変わるのではなく，階段のように飛び飛びに変化する．この階段のことを（エネルギー）準位という．準位の幅（間隔）は一定とは限らないが，基底状態では「粒子がほぼ等間隔の準位に順に配置される」と仮定する．この際，1つの準位には，スピンがupとdownの核子がペアを組もうとする対相互作用（pairing interaction）という性質により，2つまでの核子（陽子と中性子が別々に）が座ることができる．
　フェルミ気体がとりうる状態（エネルギー準位）数は，スピン因子と位相空間（状態を考える空間）の体積によって決定される．古典力学では，初期状態がわかれば，運動量pは位置xの関数として1点で表される．これに対し，量子力学では不確定性原理のため幅を持った$\Delta p \cdot \Delta x = h$（$h$はプランク定数）がひとつの状態を表す．図1.11に陽子ポテンシャルと中性子ポテンシャルの模式図を示す．陽子と中性子の最高準位（「フェルミ面」という）は一致しないとβ壊変が起こる．陽子数は通常中性子数より少ない（$Z \leq N$）ので，陽子ポテンシャルは中性子より浅くなる．一方，ポテンシャルの上部は，原子核の内側の陽子が感じる外側の陽子による反発力により，障壁（クーロン障壁）が観察される．$Z \neq N$だと，より高いエネルギー準位が使われるため，$Z = N$の場合に比べ結合が弱くなる．この効果を表したものが，質量公式（式（1.6））第四項の対称項である．
　原子核内の核子を気体とみなすことにより，原子核の温度（核温度）を定義できる．励起エネルギーEと核温度Tの関係は比例定数をaとすると$E = aT^2$と表される．aを準位密度パラメータと呼ぶ．

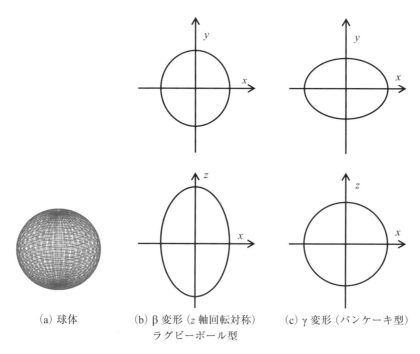

(a) 球体　　(b) β変形（z軸回転対称）　　(c) γ変形（パンケーキ型）
　　　　　　　　ラグビーボール型

図1.12　原子核の変形モード

3.3.2 液滴モデル

　原子核を電荷を持った液滴と考えるのが液滴モデル（liquid drop model）である．これは，非圧縮性流体（質量公式の体積項）として，核力を分子間力で表し，内部構造は考えない集団的運動の記述に適するものであるといえる．この際，核力（表面張力）は安定化に働き，クーロン反発力は不安定化効果となる．原子核の質量は，第2節第4項で述べた結合エネルギーと同等の式で表すことができるが，これを導く元となったのが液滴模型であり，第4節で述べる核分裂反応を説明するために大きく貢献した．

　原子核の変形モードを図1.12に示す．このように，原子核が変形できることが核分裂反応の説明に重要であるが，それ以外の変形に関しても集団運動効果として非弾性散乱断面積の記述や，励起準位の性質を説明するうえで重要となる．原子核の変形を球面調和関数のべき乗で記載すると変形モードを説明することができる．図では，変形パラメータ β，γ によりラグビーボール型，円盤（パンケーキ）型の場合が示されている．

3.3.3 固体モデル

　固体モデルは，核反応の強結合モデルとも呼ばれ，ボーア（Bohr）が提唱した複合核モデル（compound nucleus model）もその一つである[4]．ここでは，複合核モデルについて図1.13を用いて説明する．

　左図の入射段階では，粒子が外部から入射し，入射粒子は核内に入るとすぐにエネルギーを分配する．この際，比較的すぐに別の粒子がエネルギーをもらって核外へ放出されると前平衡過程放出となる．粒子が放出されないまま，核内のエネルギー分配が進む過程が複合核段階であり，直接反応（10^{-19} s）に比べて長い時間（寿命～10^{-14} s）をかけてエネルギーが核内核子に分配され，平衡状態（ほとんどの粒子が同じエネルギーの状態）になる．この後，何らかの揺らぎによってある粒子にエネルギーが集中すると核外へ放出される（壊変段階）．これら一連の過程の状態間の遷移確率を計算することによって，原子核反応を説明することができる．

3.3.4 殻モデルと魔法数[5], [6]

　以上のように，原子核モデルは，強結合モデル（固体モデル），弱結合モデル（気体モデル）

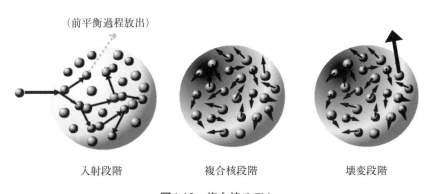

図1.13　複合核モデル

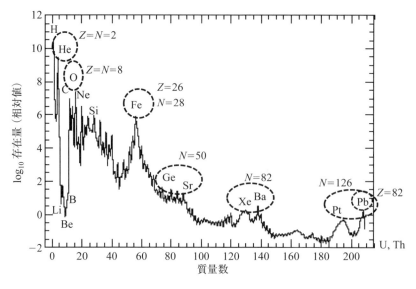

図1.14　太陽系における元素（核種）存在量

および液滴モデルで説明できることがわかった．これらの共通点は，内部は均一（固体，気体，液体）と仮定したことである．しかし，これだけでは説明のできない現象があり，内部構造を考えることにより「軌道」の概念を導入しなければ理解できないものがある．これを殻モデル（shell model）と呼ぶ．

宇宙における元素の存在量（図1.14）は，N or $Z = 2, 8, 28, 50, 82, 126$ の核種の存在量が周辺の核に比べて多い．これは，その原子核がより安定であることの証拠となる．中性子の結合エネルギーについて，中性子吸収断面積の中性子数に対する変化にも急峻な構造が特定の中性子数でみられる．ほかにも，原子核に関わる様々なデータに同じ殻構造がみられる．

原子核の準位を計算するために，ポテンシャルの一部として，核子のスピンベクトルと軌道角運動量ベクトルの内積に比例する以下の項を考える．

$$s \cdot l = 1/2\,[j^2 - l^2 - s^2] \tag{1.21}$$

式（1.21）の右辺を固有値（量子数）で表すと

$$\begin{aligned} &1/2[j(j+1) - l(l+1) - s(s+1)] \\ &= 1/2[-(l+1)] \quad &&\text{if} \quad j = l - 1/2,\, s = 1/2,\, l \neq 0 \\ &= 1/2 \cdot l \quad &&\text{if} \quad j = l + 1/2,\, s = 1/2 \end{aligned} \tag{1.22}$$

ここで，j, l, s はそれぞれ原子核の全角運動量（核スピン），軌道角運動量，スピン角運動量の量子数であり，j と s は正のみである．これによりエネルギー準位が核スピンに依存して変化する．準位間にみられる大きなギャップに相当する部分の核子数を魔法数（magic number）と呼ぶ．

第2章で詳述する電子の準位を決める中心力ポテンシャルはクーロンポテンシャルであるが，核子の集合である原子核の場合，近似的に多体系が作るポテンシャルの中で各粒子が中

第1章 原子核の構造と原子核反応

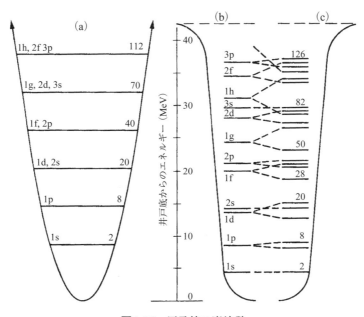

図1.15 原子核の魔法数
(a)調和振動子ポテンシャル、(b)Woods-Saxonポテンシャル、(c)スピン-軌道項を含む。

心力を受けると考える．簡便な中心力ポテンシャルとして，調和振動子（harmonic oscillator）ポテンシャルが使われる．また，より近似精度の高いWoods-Saxonポテンシャルが使われる．

調和振動子ポテンシャルでの準位構造とスピン・軌道項の影響を図1.15に示す．記号s, p, d, f, g, hは角運動量$l = 0,1,2,3,4,5$を意味する．各状態に入る粒子数は$2(2l+1)$である．ここで，図中，原子核のエネルギー準位が示され，図(a)の(1d, 2s)，(1f, 2p)などは縮退（磁気モーメントは異なるが，エネルギーが同じであるため区別できない状態）している．エネルギー準位を囲んでいる曲線はポテンシャルの形状の概略を示している．それぞれの準位に記載されている数字はエネルギーの低い方から粒子を詰めていった場合，その順位までに入る粒子数である．(b)はWoods-Saxonポテンシャル（後述の図1.25参照）を使った場合のエネルギー準位であり，(a)の縮退が解け，核子数が2(1s), 8(1p), 20(2s), 34(1f), 40(2p)等でギャップが存在する．2, 8, 20が魔法数に対応しているが，それ以上は実験事実と合わない．(c)は，(b)の準位に対してスピン・軌道項の影響を入れた結果である．s準位以外は各準位が2つに分かれ，$j = l + 1/2$は低く，$j = l - 1/2$は高くなる．分裂の大きさはlとともに増加し，図に示すように2, 8, 20, 28, 50, 82, 126の魔法数が得られる．たとえば，28は1fの準位が2つに分裂し，下の準位に8，上の準位に6個の核子が入る．下の準位が安定なため$20 + 8 = 28$が魔法数となる．50, 82, 126についても同様である．このように原子核の中で陽子や中性子はいくつかの決まった軌道を運動していることを原子の殻構造との類似で，原子核の殻構造という．陽子数や中性子数が魔法数，すなわち

陽子数　　：2, 8, 20, 28, 50, 82
中性子数　：2, 8, 20, 28, 50, 82, 126

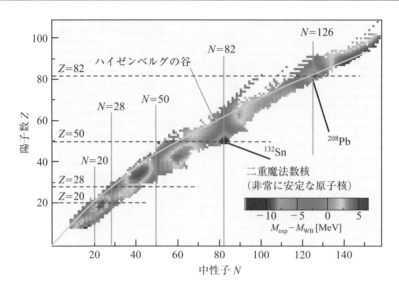

図1.16 魔法数と核図表 (口絵参照)
核図表上に原子核質量の実験値と質量公式 (Weiszäcker-Betheの式) の計算値の差を表示すると、魔法数のところで大きな負の値となる。

のとき,陽子または中性子の軌道(殻)が閉じて,原子核が安定になる

図1.16は,原子核の質量の実験値と質量公式の計算値の差を核図表上に表示したものである.図では対エネルギー項を考慮しても魔法数のところで両者に大きな差ができている.これは魔法数のところで原子核が安定となることを示す一つの証拠である.また,陽子,中性子ともにこれらの数を持つ原子核は二重魔法数核と呼ばれ,特に安定である.

第4節 原子核反応[7]

4.1 原子核反応の概要

標的核 (target nucleus) Aに入射粒子 (incident particle) aが入り,原子核反応 (nuclear reaction) を起こし,残留核 (residual nucleus) Bができ,粒子bが放出されたとする.(図1.17) この原子核反応を化学反応式と同様な形で,

$$A + a \rightarrow B + b + Q \tag{1.23}$$

と表す.Qは,反応のエネルギーであり,Q値という.さらに原子核反応の表記では,入射粒子aと放出粒子bを両側から標的核と残留核で挟んだ形で,

$$A(a, b)B \tag{1.24}$$

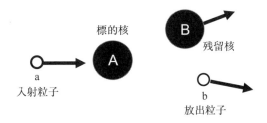

図1.17 原子核反応の表し方

とも書く．例として，トリチウム（tritium）に重水素（deuterium）が入射し，中性子を放出してヘリウム4に変わる核融合反応の場合，

$$\mathrm{T}(d, n)^4\mathrm{He} \tag{1.25}$$

と書き，ホウ素10に中性子が入って，α粒子を出して，リチウム7になる反応を

$$^{10}\mathrm{B}(n, \alpha)^7\mathrm{Li} \tag{1.26}$$

と書く．ただし，特殊な例として，核分裂のように残留核が特定できない場合，標記を省略するときもある．^{238}Uの中性子入射核分裂反応では，

$$^{238}\mathrm{U}(n, f) \tag{1.27}$$

と表記される．反応の前後で，エネルギー（質量を含む）と運動量の保存則が成り立つ．このことから，Qが正の発熱反応に関しては，反応によって新たな運動エネルギーが発生する．一方，Qが負の吸熱反応によって，運動エネルギーの減少が起こる．外からエネルギーを与えなければ，この反応は進まない．

原子核反応の主なものを図1.18に示す．中央に，原子核に粒子aが入射することを示す．(a)では，この粒子がビリヤードの玉のように，入ったときと同じエネルギーではじき出されている．これを弾性散乱（elastic scattering）という．(f)では，原子核に，あるエネルギーを付与し，粒子自身のエネルギーが下がって飛び出している．これを非弾性散乱（inelastic scattering）という．(e)では，粒子が完全に原子核に捕獲され，その分のエネルギーをγ線で放出する捕獲反応（capture reaction）を示した．(b)で示したのは，粒子aが入って，原子核の中から粒子bが飛び出す，(a, b)反応である．(c)では，粒子が入り，大きな原子核2つと，いくつかの軽い粒子が飛び出す，核分裂反応を示す．非常に高いエネルギーでは，原子核がばらばらになる核破砕反応（spallation reaction）が起こる（d）．

中性子による原子核反応をエネルギーの立場からみてみる（図1.19）．左上に，質量数Aを持つ，標的核Xが示されている．ここにエネルギーE_nを持った中性子が入ってくるとする．まずは，中性子が捕獲されて$A+1$の質量数を持つ核$^{A+1}$Xに変わる．この一時的な状態を複合核という．このときの標的核と複合核のエネルギーの差を中性子結合エネルギーといい，S_nで表す．図は，γ線を出して複合核が遷移する場合を示す．複合核のエネルギー準位間隔は，エネルギーが下のレベル（ローライングレベル，一番下ゼロエネルギーの所は基底準位（ground state）という）では100 keV程度であるが，エネルギーが上のレベルでは，

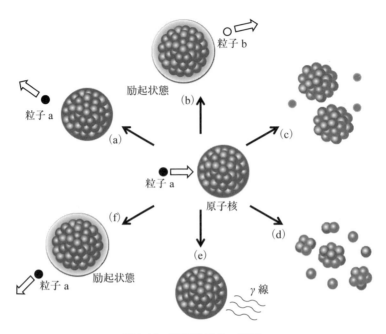

図1.18 原子核反応の種類

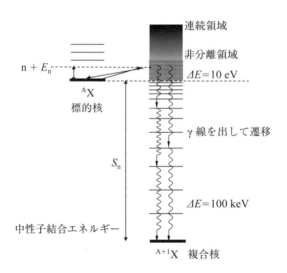

図1.19 原子核反応のエネルギー

間隔が10 eVと，非常に狭くなっている．ちなみに，準位はそれ自体幅を持っており，この準位間隔と幅が重なる領域は非分離領域といい，さらに励起エネルギー（excitation energy）が上がると，全く区別がつかない連続領域となる．中性子が入ったとき，共鳴現象が起こると，その条件で断面積が大きくなる．複合核はこのような準位から基底状態に遷移し，その際，γ線を放出するが，そのエネルギーは$E_n + S_n$である．例えば，水素に中性子が入って，重水素になる反応では，S_nは2.225 MeVでありγ線のエネルギーはこれより大きい．

　原子核反応の起こりやすさの目安としての反応確率のことを面積の次元を持つことから断

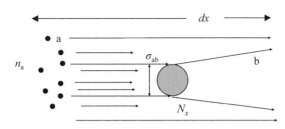

図1.20 原子核反応の微視的断面積

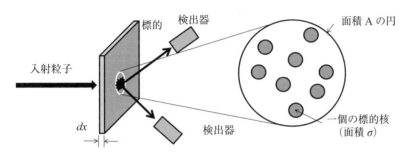

図1.21 原子核反応の巨視的断面積

面積（cross section）と言う．ここで原子核反応の収量を考える．図1.20では，左から粒子aが，一定の数n_aだけ入射してくる．標的核を含むある領域dxの間で，入射粒子aが反応を起こす確率をσ_{ab}とする．これを式で表すと，

$$Y_{ab}dx = N_x dx \cdot n_a \cdot \sigma_{ab} \quad [\mathrm{s^{-1}\,cm^{-2}}] \tag{1.28}$$

となる．Y_{ab}は反応の収量でありN_xは単位体積あたりの標的原子核数である．このときのσ_{ab}を毎秒1 cm^{2}当たりに入射する粒子の数分の，毎秒標的核当たりに起こる反応の数で定義すると，面積の次元を持つことが分かる．

$$(微視的)断面積 = \frac{毎秒標的核1個当たりに起こる反応の数}{毎秒1\mathrm{cm}^2当たりに入射する粒子の数}[\mathrm{cm}^2] \tag{1.29}$$

したがって，この量の名称として断面積が使われ，個々の原子核に対する量であるため，微視的断面積（microscopic cross section）と呼ばれる．通常この断面積は，非常に小さく，10^{-24} cm^{2}程度の大きさのため，これを単位とし，バーン（b）と呼ぶ．図1.21は，原子核反応の断面積について別の見方を示す．入射粒子が，左から入ってきて，標的で反応が起こり，放出粒子を検出器で検出するとき，面積Aの中に，面積σを持つ標的核が分布していると考える．このときに，反応確率Pは，全体の面積分の標的核に当たる確率で表される．

$$p = \frac{N_x A dx \sigma}{A dx} = N_x \sigma \equiv \Sigma \tag{1.30}$$

反応確率の$N_x \sigma = \Sigma$のことを，巨視的断面積（macroscopic cross section）と呼ぶ．

中性子反応断面積の一般的な性質について^{235}Uの断面積（図1.22）を例に述べる．ここ

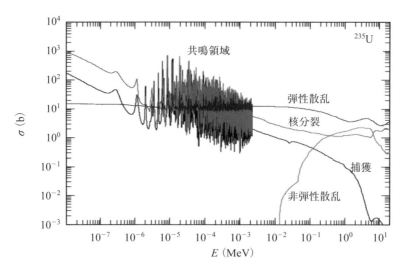

図1.22 中性子反応断面積の一般的な性質（口絵参照）

では，弾性散乱，核分裂反応，捕獲反応，非弾性散乱を取り上げる．横軸は，入射中性子のエネルギー，単位はMeVである．縦軸は，反応断面積であり，単位はbである．図の入射エネルギーが小さい領域では，発熱反応が支配的であり，その断面積は低エネルギーほど大きくなる．この断面積の変化の形をエネルギーの1/2乗，すなわち，速度に比例するので，v分の1則と言う．ただし，弾性散乱断面積は，Q値が0であり，低エネルギーでも一定となる．その上のエネルギー領域で，断面積は激しく変化する．これは前述のように，ある準位と中性子が共鳴を起こして断面積が激しく変化するためであり，この領域を共鳴領域と言う[8]．さらにエネルギーが高い領域は，断面積が滑らかに変化する．この領域のことを連続領域という．

4.2 原子核反応の計算モデル

原子核反応の計算をするための基本方程式は，シュレディンガー方程式であり，エネルギーに対応する物理量としてハミルトニアンが使用される．以下に示すさまざまなモデルは，ハミルトニアンを構成するための物理的な仮定を表現したものといってよい．

原子核反応は，その反応が完了する時間で，直接過程（direct process），前平衡過程（pre-equilibrium process），複合核（蒸発）過程（compound nucleus (evaporation) process）に大別できる．^{54}Fe(p,p') 反応のスペクトルを図1.23に示す．図中横軸下は放出陽子のエネルギー，横軸上は残留核の励起エネルギーである．放出粒子のスペクトルの形に顕著に表れているように，重心系で入射粒子と同じエネルギーで放出される弾性散乱に続く，非弾性散乱にみられる共鳴のような構造部分は直接過程の寄与が大きい．直接過程は，弾性散乱と同様に比較的短時間に反応が終了する早い過程で，入射粒子の記憶を色濃く持つので，その運動量ベクトルの影響で前方性の強い角度分布を持つ（図1.23右下）．複合核過程においては，入射粒子が入って十分な時間がたった後で放出が起こるため，入射粒子の運動ベクトルの記憶が失われ，角度分布は等方となる．粒子は蒸発するように放出されるので，蒸発過程の名

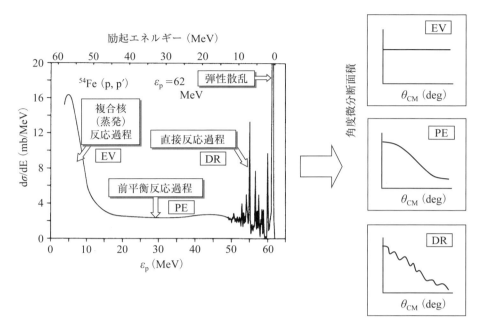

図1.23 原子核反応の反応過程
θ_{CM}は重心系の放出角

称が使われる．直接過程と蒸発過程の中間の平らな部分は前平衡過程と呼ばれ平衡（蒸発過程）に至る前の中間的な状態から粒子放出が起こる．このため，やや入射粒子の運動ベクトルの記憶が残っているので，角度分布は緩やかな前方性を示す．直接過程および蒸発過程部分のエネルギー領域は入射エネルギーにあまり依存しないので，入射エネルギーが増すと前平衡過程の領域が次第に伸びていくため，高エネルギーの反応程重要になってくる部分である．

歴史的に，原子核に粒子が入射して起こる原子核反応を記述するための多くのモデルが提案され使われてきた．それぞれのモデルは，原子核反応の種類や，エネルギー範囲によって有効に機能するが，1つのモデルで，すべてを記述するには，原子核内で起こる現象は複雑すぎる．また，原子核反応の断面積の絶対値を誤差範囲内で説明するために，多くの場合，調整用のパラメータが使われている．図1.24に原子核反応の種類と関連する主なモデルを示す．

特に入射粒子のエネルギーが低い場合，エネルギーの分散が起こり，複合核過程が顕著になる．複合核には，原子核のスピンとパリティで決まる固有準位があり，原子核反応のチャンネル（起こりうる状態のこと）の全角運動量とパリティが，その固有値と等しい条件で，共鳴的な反応確率の増加が起こる．つまり，粒子の入射により与えられたエネルギーがちょうどこの共鳴状態となるとき，反応の断面積は非常に大きくなる．このような反応を共鳴反応（resonance reaction）といい，このエネルギー領域を共鳴領域（resonance region）という．さまざまな反応チャンネル（reaction channel）が複合核過程を経由する場合があり，この過程で共鳴反応が関係してくる．

さまざまな原子核に低エネルギーの中性子を入射させ全断面積を測定すると，小さなエネ

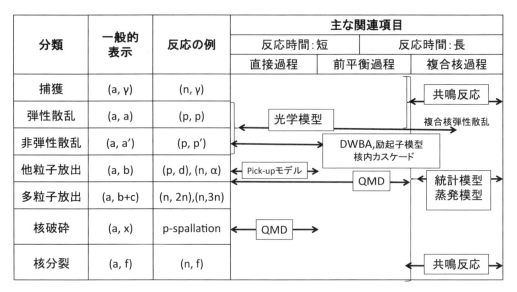

図1.24　原子核反応と主なモデル

ルギー変化で急峻な断面積変化が表れる共鳴のほかに，同様のエネルギー領域に緩やかな構造が表れる．この現象は複合核過程では説明できず，複合核過程に移行せずにシンプルなチャンネルから放出される確率と，より複雑な過程に吸収される確率を共存させる反応モデルとして，光学模型が作られた．この名称は，光の屈折と吸収を複素ポテンシャルで表す手法との類似からきており，使用する反応ポテンシャルを光学ポテンシャルという．

　直接過程のうち最も簡単なものはa粒子入射とb粒子放出を1回の遷移として取り扱う一段階過程である．

$$\text{チャンネル}\alpha : a + A \rightarrow \text{チャンネル}\beta : b + B \tag{1.31}$$

　入射粒子と標的核Aが作る相互作用のポテンシャルU_αと，放出粒子bと残留核が作る相互作用のポテンシャルU_βが，入射の波動関数，出射の波動関数をゆがめているとして，そのひずみを1次の摂動（べき乗級数展開の初項のみを使う，いわゆるボルン近似）で解く手法が，歪曲波ボルン近似（distorted wave Born approximation: DWBA）[9]である．この過程で高エネルギー核反応を説明するモデルが，核内カスケードである．

　前平衡過程の説明に，複合核と励起子を使う励起子モデルがある．古典力学を使う原子物理学のシミュレーション法として発達した分子動力学を，量子力学で拡張した方法が，量子論的分子動力学模型（quantum molecular dynamics: QMD）であり，前平衡過程の計算において使われる．

　入射粒子のエネルギーが高くなり，複合核過程において多数の準位が重なり合う領域では，統計的な取り扱いが有利となる．この領域では，統計模型が使われる．

4.3 共鳴領域

図1.22で示したように，^{235}Uと中性子の反応の場合，低エネルギーの反応については，核分裂が支配的となる．共鳴領域のエネルギーが非常に下がってきており，1eVのあたりから共鳴が始まることがわかる．この共鳴の領域を分離共鳴領域と呼ぶ．エネルギーがさらに高い領域では，共鳴エネルギーが分離できなくなり，若干スムーズな変化が現れる．これを，非分離共鳴領域と呼ぶ．さらにエネルギーが高い領域では，連続領域がある．以下，それぞれの原子核反応の特徴について述べる．

まず，分離共鳴領域では，複合核のエネルギー準位が粗いことから，中性子の共鳴反応がよくみえる領域である．この共鳴領域の反応断面積を計算するときに使われるのが，R行列理論である．これは，精密に断面積を決めることができるが，扱える共鳴の数が限られているため，共鳴の数が少ない軽い核，たとえば，原子量が20以下の核種に主に適応できる．重い原子核になると，共鳴の幅と比較して，共鳴間隔が大きいという仮定が成り立つ場合，Breit-Wignerの公式が使える[8]．

$$\sigma_{\beta\alpha} = \frac{\pi}{k_\alpha^2} \frac{\Gamma_{\lambda\beta}\Gamma_{\lambda\alpha}}{(E-E_\lambda)^2 + \Gamma_\lambda^2/4} \tag{1.32}$$

ここで，$\sigma_{\beta\alpha}$はαからβへの反応の全断面積，k_αは波数，Eはチャンネルαの内部エネルギーを含む全エネルギー，E_λは共鳴エネルギー，Γ_λは全幅，$\Gamma_{\lambda\alpha}$, $\Gamma_{\lambda\beta}$は部分幅と呼ぶ．

入射中性子のエネルギーが上がると，図1.22で示したように準位間隔と準位幅が重なり合い，分離が見えなくなる．共鳴がなくなっているわけではないが，実験的に分離できないのである（非分離共鳴領域）．この領域では，上記のBreit-Wignerの共鳴公式を平均化した公式が使用される．これについては統計模型で説明する．

4.4 光学模型

量子力学的に粒子は波の性質も併せ持つ．光も波であるので，屈折率と吸収率をもった媒質中での光の伝播とのアナロジーで，原子核反応を記述するのが光学模型（optical model）である．主に散乱について記述できる．光が媒質の中を通過する際に感じるポテンシャルを光学模型ポテンシャル（optical model potential）と呼び，図1.25で示すWoods-Saxon型ポテンシャルを用いる．横軸は核半径，縦軸はポテンシャルの大きさ（深さ）を表す．

光学ポテンシャル$U(r)$が与えられれば，出発点をシュレディンガー方程式として量子力学の手法で散乱を解くことが可能となる．散乱波は近似的に球面波と散乱振幅$f(\theta)$の積で表され，$f(\theta)$のルジャンドル球関数の展開係数（S_L-1）のS_Lは，散乱係数あるいは散乱行列と呼ばれる．S_Lを複素指数関数で表し，

$$S_L = e^{2i\delta_L} \tag{1.33}$$

と置くと，δ_Lが散乱波の位相のずれ（phase shift）を表す量（実数）となる[2]．散乱振幅の絶対値の二乗は微分断面積となる．入射エネルギーが高く，複合核を経由する弾性散乱（複

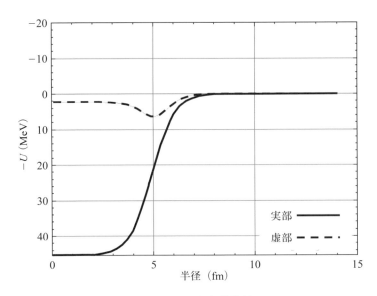

図1.25 Woods-Saxon型光学模型ポテンシャル

合核弾性散乱）の影響がない場合は，弾性散乱断面積と全反応断面積を散乱係数を使った簡単な式で表現できる．

入射エネルギーが低く，複合核弾性散乱の影響がある場合は，弾性散乱は，複数のエネルギー準位の平均の項と複合核弾性散乱の項により表される．高エネルギーになり，粒子の速度が光速に近づいてくると相対論的光学ポテンシャルを使用する必要がある．

4.5 直接反応過程モデル

直接反応過程の主なモデルとして，(n,d) や (p,d) 反応など核子を1つ拾い上げる pick-up モデル，主に離散準位への非弾性散乱をよく記述する歪曲波ボルン近似（distorted wave Born approximation: DWBA）[9] および結合チャンネル（coupled-channel）モデルがある[10]．

直接非弾性散乱による集団状態（回転，振動）の励起を記述する場合，集団状態の結合が強いときは結合チャンネルモデル，弱い結合のときは歪曲波ボルン近似（DWBA）を用いる．DWBAでは，反応の始状態（initial condition）をiとすると，光の屈折のアナロジーで，相互作用を以下のポテンシャルで表わす．

$$V_i(r) = U_i(r) + \hat{V}_i(r), \qquad U_i(r) \gg \hat{V}_i(r) \tag{1.34}$$

ここで，U_i は入射チャンネルのポテンシャル，$\hat{V}_i$ は原子核遷移を記述する残留相互作用（residual interaction）である．近似的に，残留相互作用が小さいとして，相互作用の始状態と終状態で，残留相互作用を除いたポテンシャルで波が歪むと考える．入射および放出粒子の運動は，シュレディンガー方程式と歪曲波 χ_c で説明でき，これにより求めた各チャンネルの波動関数が，残留相互作用ポテンシャルで遷移を起こすと考え，断面積が求められる．

高エネルギー領域で核子を質点で記述する核内カスケード (intranuclear cascade: INC) モデルも直接過程のモデルとして考えてよい[11].

4.6 前平衡過程モデル

前述のとおり，直接反応過程と蒸発反応過程の中間の平らな部分は前平衡過程と呼ばれ平衡（蒸発過程）に至る前の中間的な状態から粒子放出が起こり，やや入射粒子の運動ベクトルの記憶が残っているので，角度分布は緩やかな前方性を示す（図1.23の右図中段）．励起子状態の占有確率の時間発展を表すmaster equationを用いた励起子モデル（exciton model）と後述する統計模型を融合したハイブリッドモデルおよびハイブリッドモデルに角度分布を記述できるようにした形状依存ハイブリッドモデル（geometry dependent hybrid model: GDH）がある[5].

エネルギー空間での励起子状態の占有確率の時間発展を図1.26に示す．図は井戸型のポテンシャルの穴の中に核子が詰まった原子核に入射粒子が飛び込んできたところから，右に時間が発展して，だんだん全体にエネルギーが浸透していく様子を表している．particle（粒子）とhole（空孔，占有していた場所から粒子がエネルギーをもらって上に上がり，空いた場所）を合わせて励起子と呼ぶ．励起子モデルは前平衡過程からの放出粒子の角度積分スペクトルを精度よく再現する．

第4節第5項のINCモデルでは，フェルミ気体中の連続した2体核子-核子散乱をモンテカルロ法で解く（図1.27）．すなわち，入射および標的粒子の軌跡を幾何空間中で追うのであ

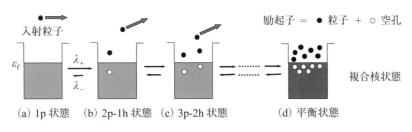

図1.26 励起子モデル

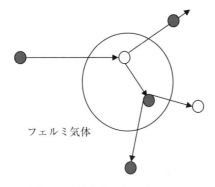

図1.27 核内カスケードモデル

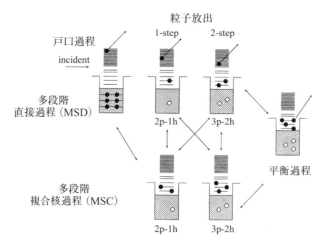

図1.28 統計的多段階過程（文献12)より引用）

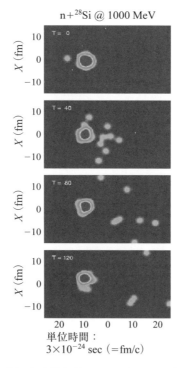

図1.29 量子論的分子動力学(QMD)法による計算例（口絵参照）

るが，この描像は入射粒子の波長が核子間距離に比べて十分に小さいときに有効（$E_{in} >$ 100 MeV）となる．

以上は半古典的な枠組みにおけるモデルであったが，量子論的に取り扱うためには，原子核反応（直接，前平衡および複合核過程）の統一的な記述が必要である．ここで，前平衡反応過程に統計的多段階過程を導入する．

図1.28に統計的多段階過程の模式図を示す．図中，上側はP-space（粒子放出が起こる）と呼ばれ，多段階直接過程（multi-step direct: MSD）として前方性の強い角度分布を示す．下側は，Q-space（粒子放出が起こらず，内部エネルギーの変化のみが起こる）と呼ばれ，多段階複合核過程（multi-step compound, MSC）として90°対称の角度分布を示す．入射エネルギーが増加するに従ってMSDが主反応となっていく．量子論的アプローチについては，Feshbach-Kerman-Koonin（FKK）モデル[13]，Tumura-Udagawa-Lenske（TUL）モデル[14]，Nishioka-Weidenmueller-Yoshida（NWY）モデル[15]，semi-classical distorted wave（SCDW）モデルなどが挙げられる[16,17]．INCの発展形として，量子論的分子動力学（quantum molecular dynamics: QMD）法がある．QMDには，直接過程および前平衡過程が自動的に内包されているが，ミクロスコピックな核子多体系の時間発展を，個々の核子状態をガウス波束によって記述する半古典的な方法でもある．

　図1.29にQMDによる計算例として，1000 MeVの中性子が^{28}Siに入射した際の原子核の時系列の振る舞いを示す．前方方向（図の右側）に多くの粒子（この図では粒子までは特定できない）が放出されていくことがわかる[18]．

4.7　統計模型[19,20]

　蒸発過程では，入射粒子が入って十分な時間がたった後で放出が起こるため，入射粒子の運動ベクトルの記憶が失われ，角度分布は等方となる（図1.23の右図上）．この過程では，統計模型（statistical model）が利用される．基本形は，ある反応へ遷移する割合と光学模型等で計算された全反応断面積の積で表される[8]．

　図1.23で示したように，さらに入射エネルギーが上がり，もはや準位を認識できなくなる領域を連続領域と呼ぶ．共鳴領域から連続領域へ複合核経由の共鳴反応として，反応$\alpha \rightarrow \alpha'$（$\alpha \neq \alpha'$）をとらえると，s波（$l=0$）で標的核スピン0のBreit-Wignerの一準位公式（1.32）から，断面積$\sigma_{\alpha'\alpha}$が得られ，その統計的平均値として平均断面積が計算される．

　蒸発模型[9]はその名のとおり，原子核（複合核）から粒子が蒸発するように放出されるとして，反応を記述したモデルである．ここで，ボーアの仮定「複合核形成と壊変は独立」を用いている．

第5節　核分裂と核融合

5.1　核分裂反応（fission reaction）の概要

　ウランには，低エネルギー中性子で核分裂しやすい^{235}Uとそうでない^{238}Uという同位体がある．天然ウランには^{235}Uは0.7％しか含まれていない．この^{235}Uが中性子を吸い込むことで核分裂が発生し，平均で2.5個の中性子と共に200 MeVのエネルギーを生じる．核分裂でエネルギーが発生するのは，図1.4で説明した原子核の結合エネルギーで説明できる．弱

く結合した原子核から強く結合した原子核へ移行する際に質量の一部が失われ，その質量に相当するエネルギーが発生する．ウランの領域では，核子当たりの結合エネルギーは，およそ7.6 MeV程度，核分裂生成物（fission product）（Aが120程度）の核子当たりの結合エネルギーは8.5 MeV程度であるので，その差に核子数を乗じて，^{235}Uが中性子を吸収して分裂した時のエネルギーを計算することが可能である．生じるエネルギーは，およそ210 MeV程度であり，その内訳はほとんどが核分裂片（fission fragment）の運動エネルギーである．

5.2 核分裂障壁

同じウランであるにもかかわらず，^{238}Uの熱中性子核分裂断面積は，^{235}Uに比べて小さい．図1.30に^{235}Uと^{238}Uの中性子核分裂断面積を示す．^{235}Uは熱中性子核分裂断面積が大きいことから"fissile"，^{238}Uはそのままでは核燃料になり得ないことから，"fissionable"と呼ぶ．図中に^{235}Uの幾何学的断面積を示しているが，これは原子核を球体とみなしたとき，2次元に射影したときの円の面積である．これに，中性子が波の性質を持つという量子効果が加わって低エネルギーの中性子では断面積が大きくなっている．^{235}Uと^{238}Uの核分裂断面積の違いは，中性子数の偶奇性による性質の大きな違いからくるが，それだけではない．詳細を下記で説明する．

^{235}Uと^{238}Uの中性子核分裂のQ値を比較してみると，共におよそ200 MeV程度の発熱反応になる．それにもかかわらず，^{235}Uの中性子核分裂断面積が大きく異なるのはなぜなのだろうか？　ここに，核分裂障壁（fission barrier）の存在のカギが隠されている．^{235}Uと^{238}Uの中性子結合エネルギーについて考える（図1.31）．いま，これらのウランに中性子が反応して，複合核を作る場合を考える．^{235}Uに中性子が衝突して^{236}Uという複合核を作る際中

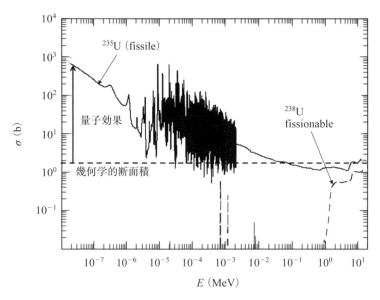

図1.30　^{235}Uと^{238}Uの中性子核分裂断面積の比較

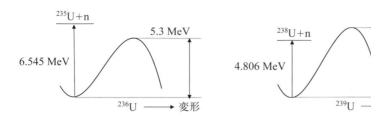

図1.31 ^{235}U と ^{238}U の中性子結合エネルギーと核分裂障壁

表1.5 原子核の核分裂障壁と中性子結合エネルギー

核分裂を起こす核	核分裂障壁（E_f）	A-1核の中性子結合エネルギー（B_n）
^{233}Th（^{232}Th + n）	6.5	5.1
^{234}U（^{233}U + n）	4.6	6.6
^{236}U（^{235}U + n）	5.3	6.5
^{239}U（^{238}U + n）	5.5	4.8
^{240}Pu（^{239}Pu + n）	4.0	6.4

性子が持ち込むエネルギーは6.545 MeVである．これは，のちに議論する核分裂障壁（5.3 MeV）より高い．このため，核分裂は壁を越えているので起こりやすい．一方，^{238}Uが中性子を吸収して^{239}Uという複合核を作る際の中性子が持ち込むエネルギーは4.8061 MeVであり，核分裂障壁（5.5 MeV）より低いので，核分裂するためにはさらに山を登らないといけない．他の原子核についての核分裂障壁と中性子結合エネルギーを表1.5に示す．核分裂障壁は，重い原子核ほど下がる傾向がある．

「^{235}U + n → ^{236}U* → 二つの核分裂片」の系をみてみよう．球形からわずかに歪んだ状態（回転楕円体）を考えると原子核の表面積が増加する．これは，結合する核子が少ない核子数の増加をもたらし，原子核の結合エネルギーを小さくする効果，すなわち，原子核の質量エネルギーを増加させる効果をもたらす．このため，核分裂に向けて変形していくと，最初は内部エネルギーが増加（励起）する．一方，クーロン斥力のため，プラスの原子核同士は遠くにいるほど安定である．クーロン力しかなければ，原子核は勝手に二つの核分裂片に分裂し，ウラン領域の原子核は存在できないことになる．核力からクーロン力への乗り替えで考えてみると，核内では核力の方がクーロン力より大きいので，最初のうちは表面積の増加によるエネルギーの増加が主要となる．一方，分裂してしまえば核分裂片間のクーロン斥力しか働かないので，最後はそのポテンシャルに乗り移る（Zが大きいほど強い斥力）．したがって，原子核が核分裂に向けて変形していくときに感じるポテンシャルは途中に山ができる．これが，核分裂障壁である．実際には回転楕円体から二つの原子核に分かれる途中でヒョウタンのような中間的な形状もとるので，核分裂障壁は滑らかになる．核分裂障壁のお陰で，核分裂のQ値が正の原子核も存在できるのである．図1.32に核分裂障壁と原子核の典型的な変形を示す．

アクチノイド核種の例外を除き，核分裂障壁の高さは，液滴モデルを使って予測できる．後に発見された自発核分裂する核異性体（spontaneously fisionning isomer: SFI）は普通の自発核分裂（spontaneous fission）より半減期がずっと短いことがわかった．これらを説明

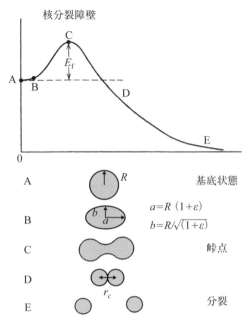

図1.32 核分裂障壁と原子核の変形

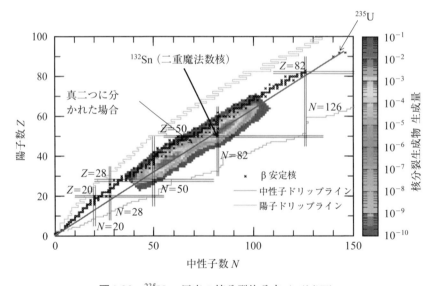

図1.33 ^{235}U+n反応の核分裂片分布（口絵参照）

するためには，いままで考えてきたような山ひとつの核分裂障壁ではなく，山が2つ以上の二山障壁モデルが必要となる．

5.3 核分裂収率

^{235}Uの中性子核分裂反応による核分裂片の分布を核図表状に表すと図1.33のようになる．

第1章　原子核の構造と原子核反応

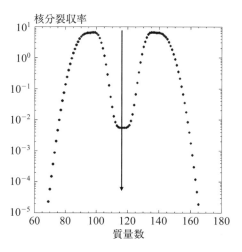

図1.34 核分裂収率

これを横軸に質量数，縦軸にその質量数を持つ核分裂片の分布を200%に規格化（2対核分裂と仮定した場合，1核分裂当たり2個の核分裂片が生成する）したものを示す（図1.34）．これを核分裂収率と呼ぶ．図の矢印はきれいに2つに割れた場合（対称核分裂）の質量数の位置（$A=118$近傍）を示す．これからわかるように核分裂収率は，非対称性が強い．もともとの^{235}Uが中性子の数が相対的に多い核種なので，核分裂生成物（fission product: FP）も図1.33のβ安定線（小さい×）より下側の中性子過剰となり，主にβ$^-$壊変する放射性核種になる場合が多い．代表的なFP核種とその半減期は，^{90}Sr(28.78 y)，^{137}Cs(30.07 y)，^{87}Kr(1.27 h)，^{88}Kr(2.84 h)，^{133}Xe(5.25 d)，^{135}Xe(9.14 h)，^{129}I(1.57×10^7 y) などである．

5.4　核融合反応

核融合反応（fusion reaction）とは，軽い原子の原子核同士がぶつかりあって，より重い原子核になることである．最も実用化に近いと思われている核融合反応であるD-T核融合を用いて説明する．水素に1つ中性子が付加された重水素（deutorium: D）と中性子が2つ付加された三重水素（tritium: T）が核融合反応を起こし，^{4}He（α粒子）と中性子が生成される．このときのQ値は17.589 MeVであり，発熱反応である．このエネルギーは生成物の質量数に反比例して，運動エネルギーとして分配される．^{4}Heは荷電粒子であるので，プラズマ中に閉じ込められて加熱に用いられる．一方，中性子は壁を透過してブランケットで，発電（運動エネルギーが熱に変換）と燃料増殖（別の核反応に利用）に用いられる．

5.5　核融合炉

核融合で生じたエネルギーの一部は，プラズマ粒子の拡散やα線，β線などの放射線として外部に逃げ出してしまう．プラズマ状態を持続させるためには，この損失分を外部から注入しなくてはならない．核融合反応を連続して維持できる条件を臨界プラズマ条件（critical

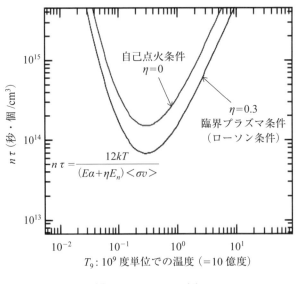

図1.35 ローソン図

plasma condition)（ローソン条件），外部からの注入エネルギーがなくても核融合反応を持続できる条件を自己点火条件（self-ignition condition）という．縦軸にプラズマの閉じ込め度合い，横軸にプラズマ温度を取ったローソン図（Lawson diagram）は，これらの条件を達成できる領域を表すのに便利である（図1.35）．図中，最適温度は数億℃くらいになっているが，実際にはT^4に比例する輻射のエネルギー損失があるので1億℃程度が最適となる．

　核融合炉（nuclear fusion reactor）の方式は，プラズマの閉じ込め方法でいくつかの種類がある．現在の主力方式である磁場の力で高温のプラズマを閉じ込める磁場閉じ込め核融合には，磁場の形からトカマク型やヘリカル型などがある．レーザーやイオンビームをペレットやガスに打ち込んで，その圧力で高温・高圧状態を作り出す慣性核融合（inertial confinement fusion）は，パルス運転しかできない．重水素と三重水素のガスにミュー中間子（ミューオンμ^-）を打ち込んで原子間距離が小さな分子を生成し，核融合を起こすミューオン核融合も検討されている．この方式でミューオンは核融合反応に直接関係せずに繰り返し利用されることから，触媒と考えることができるので，ミューオン触媒核融合（muonic catalyzed fusion）とも呼ばれる．

　核融合炉の燃料は，重水素^{2}H＝dと三重水素^{3}H＝tである．^{2}Hは海水中にほとんど無尽蔵に存在するが，^{3}Hは自然界にはほとんど存在せず，リチウム^{6}Liを原料として次の反応で製造する必要がある．

$$n + {}^6Li \rightarrow {}^4He + t + 4.8 \text{ MeV} \tag{1.35}$$

^{6}Liは天然リチウムに7.42％含まれている．陸上埋蔵量800〜1400万トン，海水中には2300億トン存在しているといわれている．これを全部回収して利用できれば，人類の活動に必要なエネルギー1600万年分に相当する．

第 6 節　原子核の壊変[21]

　原子核の壊変については，主として放射線利用の観点から，第3章第4節および第5節で詳述されているので，そちらも参照されたい．

6.1　放射性同位元素

　現在まで約3000種類の原子核が見つかっている．安定な原子核は，およそ300種類しかない．残りの原子核は，不安定な放射性原子核であり，放射性同位元素（radioisotope: RI）として自然に壊変して，より質量の軽い，より安定な原子核に変化していく．これは，自然界で水が低いところに流れるのと同じである．代表的な原子核の壊変には，α壊変（α-decay）とβ壊変（β-decay）があり，これらの壊変に引き続いてγ線または中性子放出が起こることが多い．β壊変には，$β^-$壊変と$β^+$壊変の2種類がある．安定な原子核，つまり第6節第3項で述べるハイゼルベルグの谷（p 43）の谷底にある原子核と比較して，中性子が多い原子核は$β^-$壊変，陽子が多い原子核は$β^+$壊変をする傾向がある．1種類の原子核が複数の壊変をすることもある．

　RIの壊変は確率的な事象であり，同じ放射性の原子核が複数存在する場合，原子核が壊変する現象はランダムに起き，どのタイミングで起きるかはわからない．個々の原子核がいつ壊変するかは，全く独立な事象である．別の時間幅（すぐ隣り合う時間帯）で，何個の原子核が壊変するかは，独立の現象となる．さらに壊変しない原子核もある．ここで，ある時間幅tから$t+dt$の間に壊変が起こる確率を考える．個々の原子核がこの時間内に壊変する確率は時間幅に比例することから，壊変定数（decay constant）$λ$を使って$λdt$と表せる．全体でN個の原子核があれば，平均で$Nλdt$個の原子核がこの時間内に壊変することになる．N個のRIがある場合，単位時間当たりのRI数の変化は，次式で表される．

$$\frac{dN}{dt} = -λN \tag{1.36}$$

この解と，原子核の数が半減する時間の関係から，半減期（half life）$T_{1/2}$が次式で表される．

$$T_{1/2} = \frac{\ln 2}{λ} = \frac{0.6931}{λ} \tag{1.37}$$

この式で計算して，10回半減期を迎えると，約1000分の1になることがわかる．これを考慮すると，現在では0.7%しか存在しないウラン235が，20億年前は，3%ぐらい存在することになり，かつて天然原子炉が存在した可能性があることの論拠となる．

　放射能の単位はベクレル［Bq］であり，1 Bqは毎秒1個の原子核が壊変する放射能（＝1 dps）に相当する．伝統的には，ラジウム1gの放射能の強さを1キュリー［Ci］と呼び，

これは約3.7×10^{10} Bqに相当する．これはキュリーの発見に由来する単位である．一つの原子核がいくつかの壊変モードで壊変する場合があることを前述したが，たとえば^{238}Uは，α壊変，自発核分裂，β壊変を起こす．その場合，全壊変定数は，各壊変モードの和となる．

$$\lambda = \lambda_\alpha + \lambda_\beta + \lambda_{SF} \tag{1.38}$$

ただし，壊変定数に大きな差がある場合，壊変定数の大きな壊変に依存することになる．半減期で書くと，次式となる．

$$\frac{1}{T} = \frac{1}{T_\alpha} + \frac{1}{T_\beta} + \frac{1}{T_{SF}} \tag{1.39}$$

これからも半減期が長い壊変は，その部分が他より非常に小さくなり，合成半減期に影響しないことがわかる．すなわち，短い半減期の壊変があれば，その壊変が支配的になる．

6.2 α壊変

α粒子は，古典的には透過不可能なポテンシャル障壁を透過する現象であるトンネル効果により，放出され，この現象は強い相互作用に関連している．図1.36にα壊変の量子力学的解釈の模式図を示す．図中，α粒子を波束で示し，α粒子が感じるポテンシャル示す．これは，娘核の電荷に比例するクーロンポテンシャルである．約70 fm以下の領域が原子核内を示す．α粒子のエネルギーが高いほど，薄い障壁を通り抜ければよいことになり，量子力学的にはトンネル効果により，この障壁をα粒子が透過することになる．α粒子の波束はポテンシャル障壁で一部は反射され，一部は透過することになる．この透過した波束がトンネル効果により透過したα粒子である．

ある壊変が起こり得るかどうかは，Q値で決まる．Q値が負の反応は，自然には起こらない．α壊変の場合，壊変する前の原子核の質量，壊変後の原子核の質量，2個の陽子と2個

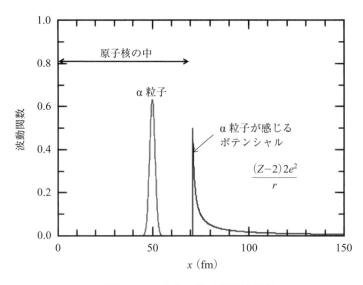

図1.36 α壊変の量子力学的解釈

第1章 原子核の構造と原子核反応

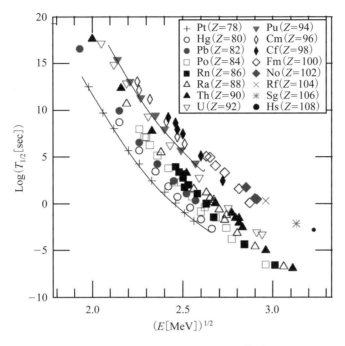

図1.37 ガイガー・ヌッタルの法則

の中性子よりなるα粒子の質量から次のように求められる．

$$Q_\alpha = [M(Z, N) - M(Z-2, N-2) - M(2, 2)]c^2 \tag{1.40}$$

ここで，Mは原子質量，または質量偏差である．α壊変はトンネル効果で起こる現象であり，Q値が正でも必ず起こるとは限らない．

多くの原子核のα壊変の半減期を調べると，放出されるα粒子のエネルギーEと，半減期の間に以下の関係があることがわかった．

$$\ln T_{1/2} \approx \frac{Z}{\sqrt{E}} + b \tag{1.41}$$

ここで，Zは娘核の原子番号である．これをガイガーヌッタル（Geiger-Nuttall）の法則という．この式から得られる計算値を縦軸，横軸をα粒子のエネルギーの平方根，縦軸を半減期の自然対数として表したものが図1.37である．図に示すように，非常によく実験値を再現することがわかる．

重核（heavy nucleus）の壊変系列（図1.38）は，α壊変を主反応と考えれば4つになる．トリウム系列は，原子量が4の倍数（$4n$）のまま順番に壊変して，最終的に鉛208安定核に至る．ウラン系列は$4n+2$の原子量を持つもので順番に壊変し，鉛206に至る．アクチニウム系列は，$4n+3$で鉛207に至る．この3つの壊変系列については，もともと天然に存在する系列として知られていたが，$4n+1$が見つかっていなかった．後に，ネプチニウム237が発見され，$4n+1$が揃い，これはビスマス209という安定核種に至る．

41

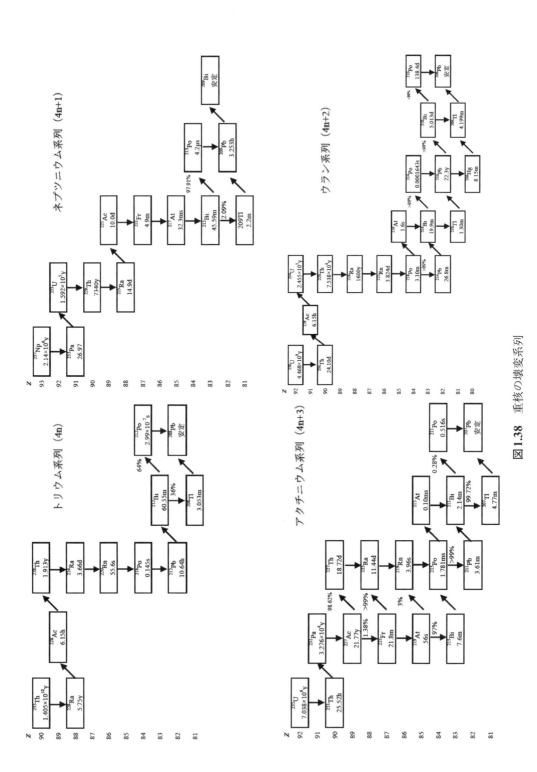

図1.38 重核の壊変系列

第1章 原子核の構造と原子核反応

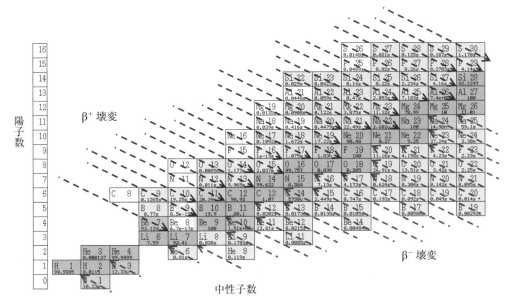

図1.39 β壊変（口絵参照）
青い四角で書かれた原子核は安定同位体

6.3 β壊変

　原子核は，より安定な状態に向けて（より軽い原子核になる方向に）変化しようとする性質を持つ．β$^{\pm}$壊変は，原子核が同重体間での安定性を求めて移り変わる現象で，弱い相互作用に関係している．図1.39にβ壊変の様子を核図表上で示す．安定同位体に対し，陽子が過剰なRIはβ$^+$壊変，中性子が過剰なRIはβ$^-$壊変を起こして，安定同位体に近づいていく．

　β$^-$壊変の場合は，原子核中の中性子が電子と反電子ニュートリノ（anti-electron neutrino）を放出して陽子に代わる．逆に，β$^+$壊変の場合は，原子核中の陽子が陽電子と電子ニュートリノ（electron neutrino）を放出して中性子に代わる．このように終状態に3個の粒子があるため，電子やニュートリノの運動エネルギーは一つに定まらない．

　β壊変の系列は放出されるのが電子やニュートリノと軽いので，同重核の質量放物線上を移動する（図1.40）．Aが奇数の場合（ここでは$A=91$），^{91}Zrのみが安定で，他の核種は皆β壊変によって^{91}Zrに変化していく．一方，Aが偶数の場合（ここでは$A=90$），Zの奇偶によって，対エネルギー項を示すδが正または負の値をとるので同重核は2δだけずれた放物線上に乗り，2つの放物線を渡り歩きながら安定同位体に近づくことになる．質量数が奇数の核種の間では質量の最小の核種へ向かってβ壊変するので，同じ質量数の核種でβ壊変に対して安定な核種は1つだけになる．質量数が偶数の核種では，質量の偶奇性によって陽子・中性子ともに偶数の核種の方がともに奇数の核種より軽いので，質量の極小値が複数個あり得る．このため，偶数の質量数の場合には安定な核種は複数個ある場合が多い（^{36}Sと^{36}Ar）．また，その中間に存在する^{36}ClのようなRIはβ$^+$壊変とβ$^-$壊変の両方が可能となる．このように，同重体の安定性（結合エネルギーポテンシャルが低い）に関して，放物線の底の部分が安定となるため，この部分をハイゼンベルグの谷と呼び，同重体における質量の関

43

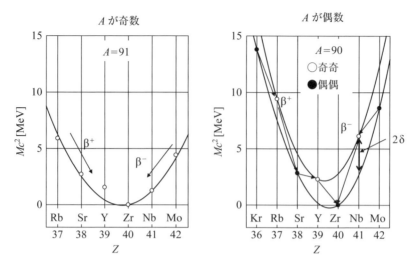

図1.40 β壊変における同重核の質量放物線

係を示したものでβ壊変に対する安定性を示す．

α壊変と同様に，β壊変のQ値の計算を示す．電子は中性子または陽子の1800分の1の質量m_eであるが考慮する．一方，ニュートリノは無視できるほど軽い（最近まで質量はないと言われて来た程）ので，以下では考慮しない．$β^-$壊変の場合，反応前の質量$M = Zm_p + Nm_n - B(Z, N)$と反応後の質量$M' = (Z+1)m_p + (N-1)m_n - B(Z+1, N-1)$の差から，

$$\begin{aligned}Q_{β^-} &= M - M' \\ &= B(Z+1, N-1) - B(Z, N) + m_n - m_p\end{aligned} \quad (1.42)$$

$β^+$壊変の場合は，反応前の質量$M = Zm_p + Nm_n - B(Z, N)$および反応後の質量$M' = (Z+1)m_p + (N-1)m_n - B(Z+1, N-1) + 2m_e$から，

$$\begin{aligned}Q_{β^+} &= M - M' \\ &= B(Z-1, N+1) - B(Z, N) - (m_n - m_p) - 2m_e\end{aligned} \quad (1.43)$$

と計算できる．

(深堀智生)

引用文献

1) Audi G, et al.: Nucl. Phys. **A729**: 337, 2003
2) Bethe HA, et al.: Rev. Mod. Phys. **8** (2): 82, 1936
3) Bohr A, et al.: Nuclear Structure, 1969, Benjamin, New York
4) Bohr A: Nature **137**:344, 1936
5) Mayer MG: Phys. Rev. **78**: 22, 1950
6) Haxel O, et al.: Phys. Rev. **75**: 1766, 1949
7) 河合光路 核反応，パリティ物理学コース，1995, 丸善出版，東京
8) Breit G, et al.: Phys. Rev. **49**: 519, 1936

9) Satchler GR: Nucl. Phys. **55**: 1, 1964
10) Tamura T: Rev. Mod. Phys. **37**: 679, 1965
11) Serber R: Phys. Rev. **72**: 1114, 1947
12) Gadioli E, et al.: Pre-Equilibrium Nuclear Reactions. 1992, Clarendon Press, Oxford
13) Feshbach H, et al.: Ann. Phys. **125**: 429, 1980
14) Tamura T, et al.: Phys. Rev. **C26**: 379, 1982
15) Nishioka H, et al.: Ann. Phys. **183**: 166, 1988
16) Luo Y.L, et al.: Phys. Lett. **B235**: 211, 1990
17) Luo Y.L, et al.: Phys. Rev. **C43**: 2367, 1991
18) Niita K, "Code JQMD", private communication
19) Hauser W, et al.: Phys. Rev. **87**: 366, 1952
20) Weisskopf VF and Ewing PH: Phys. Rev. **57**: 472, 1940
21) Alpher RA, et al.: Phys. Rev. **73**: 803, 1948

第2節第5項

引用文献
1) 八木浩輔：原子核物理学，1971, 朝倉書店
2) 野上茂吉郎：原子核，1973, 裳華房
3) 影山誠三郎：原子核物理，1973, 朝倉書店
4) 鷲見義雄：原子核物理入門，1997, 裳華房
5) 滝川昇：原子核物理学，2013, 朝倉書店

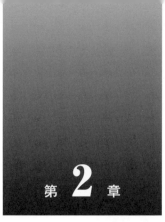

第2章 原子の構造

現在，原子は原子核と電子による構造体であることは数多くの人が知識として持っている．このことが明らかとなったのは，いまからわずか100年ぐらい前のことであり，それまでは，原子が世の中を構成する物質の最小単位と考えられていた．また，原子に関するさまざまな物理現象の実験的観測結果と理論的考察結果より，原子がどのような構造体であるかがわかってきた．

本章は，原子の構造に関する科学史から，エネルギー固有状態，微細構造と量子論・量子力学への発展，外部磁場作用，励起・電離作用までの原子構造の基礎知識を得るための内容となっている．これらの知識を活用することで，たとえば，放射線が物質に照射された際，物質中でどのような反応が起こるか，その物理現象を概念的にとらえることができ，医学物理学の基礎知識の理解度を向上させる一助となるだろう．

第1節 原子の構造を探る科学史

19世紀に入ると，すべての物質は非常に小さくて分割不可能な粒子で構成されている，といった原子論が生まれた．その分割不可能な粒子は原子（atom：古代ギリシャ語の分割不可能なものの意味）と名づけられた．20世紀前までに，物質は分子，さらに分子は原子で構成されていることが明確となってきた．また，イギリスの物理学者であるジョセフ・ジョン・トムソン（Joseph John Thomson）の真空放電実験から，原子より小さく負電荷を帯びた粒子である電子（electron）の存在が明らかになり，電子は原子を構成する要素の一つであることがわかった．その一方で，原子の構造はどうなっているのか，その原子模型は明確ではなかった．

20世紀に入り，1903年に日本の物理学者である長岡半太郎が，原子は土星に似た構造をしており，土星の本体に相当する部分は正電荷を帯び，土星の輪に相当する部分は数百から数万個の多数の電子が回っていると考え，土星型原子モデルと呼ばれる長岡モデルを提案した（図2.1）．このモデルでは，正電荷を帯びた球体は10^{-10} mほどと予想された．また，ほぼ同時期に，ジョセフ・ジョン・トムソンにより正電荷が一様に分布した原子内で電子が環状軌道運動しているプラムプディングモデルと呼ばれるトムソンモデルが発表された（図2.2）．

その後，ジョセフ・ジョン・トムソンの弟子でニュージーランドの物理学者であるアーネスト・ラザフォード（Ernest Rutherford）のα線の金箔散乱実験において，1911年に原子の中心には正電荷を持つ重い核，すなわち原子核（atomic nucleus）の存在が突き止められた．原子核は原子の質量をほぼすべて持ち，$10^{-15} \sim 10^{-14}$ mほどの領域に原子番号（atomic number）Zと等しい正電荷が集中していることがわかった．そのため，原子核の周りにはZ個の電子が存在するとされた．この惑星型原子モデルはラザフォードモデルと呼ばれた（図2.3）．なお，この実験結果により，原子内に一様に正電荷が分布するトムソンモデルは正しくないことが示唆された．ラザフォードモデルでは長岡モデルと同様，電子が中心にある原

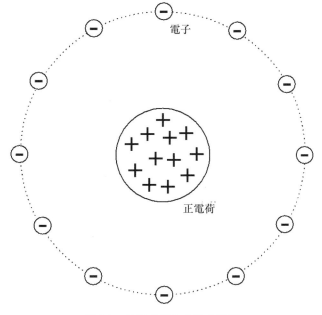

図 2.1 長岡モデルの原子模型

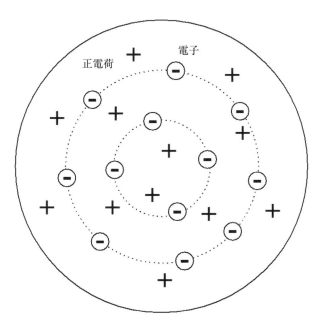

図 2.2 トムソンモデルの原子模型

子核から向心力による加速を受けて周回運動する場合,電磁波の放出によるエネルギー損失が起きずに回り続ける理由を説明できなかった.

1913年にデンマークの物理学者であるニールス・ボーア(Niels Bohr)は,ラザフォードモデルにおける電子が,周回運動する際の電磁波放出によって電子が原子核に吸い込まれずに原子核を中心に回りつづける物理的に矛盾する現象に対し,量子条件(quantum condition)と振動数条件(frequency condition)といった2つの仮説に基づく原子模型であ

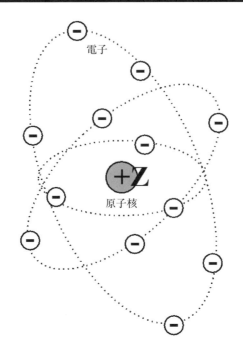

図2.3　ラザフォードモデルの原子模型

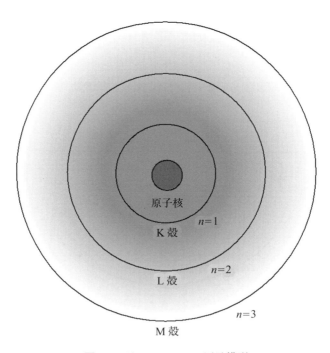

図2.4　ボーアモデルの原子模型

るボーアモデル（Bohr model）を提案した（図2.4）．電子は量子条件が満足される離散的なエネルギー準位に応じた軌道上を周回運動し，その定常状態（stationary state）では電子は電磁波放出を行わない．また，定常状態から他の定常状態へ電子が移行する状態の遷移

(transition) の際に，放出および吸収される光の振動数（frequency）は振動数条件を満足するといった仮説である．また，原子の大きさが 10^{-10} m ほど，原子核の大きさは 10^{-15} m ほどであるので，原子は非常に隙間の多い構造体であることがわかった．後にボーアモデルは水素原子の輝線スペクトルに関する実験結果およびフランク・ヘルツ（Franck Hertz）の実験結果を説明し，この前期量子論は古典力学（classical mechanics）から量子力学（quantum mechanics）への発展の大きな足がかりとなった．

エネルギーの固有状態

2.1 量子数とエネルギー準位

　ボーアの量子条件と振動数条件を取り入れたボーアモデルの原子模型は，ラザフォードモデルの原子模型の問題点を克服するものであった．水素原子を例にすれば，水素の原子核を中心に周回する電子の古典学的運動方程式から，その軌道半径 r は以下のとおりになる．

$$m_e \cdot \frac{v^2}{r} = \frac{e^2}{4\pi\cdot\varepsilon_0\cdot r^2} \quad \Rightarrow \quad r = \frac{e^2}{4\pi\cdot\varepsilon_0\cdot m_e\cdot v^2} \propto \frac{1}{v^2} \propto \frac{1}{E} \tag{2.1}$$

ここで，m_e は電子の質量（mass），e は素電荷（elementary charge），ε_0 は真空の誘電率（permittivity），v は電子の速さ（velocity），E は電子の運動エネルギー（kinematic energy）である．この式は，電子の速さの二乗に反比例して，また，電子の運動エネルギーに反比例して電子の周回半径が変化することを意味する．その一方で，水素原子の輝線スペクトル実験から，原子の発光および吸光は特定の振動数を持つことが知られている．

$$\frac{\nu}{c} = \frac{1}{\lambda} = R\cdot\left(\frac{1}{n_1^2} - \frac{1}{n_2^2}\right) \quad (n_2 > n_1 > 0) \tag{2.2}$$

なお，c は光速（speed of light），ν は振動数，λ は波長（wavelength），R はリュードベリ定数（Rydberg constant），n_1 および n_2 は正の整数値である．原子の発光および吸光が特定の振動数を持つことは，発光および吸光のエネルギーが離散的な特定の値を持つことを意味しているが，式 (2.1) では電子の軌道半径と電子の運動エネルギーは反比例の関係を満足すれば，電子は任意の運動エネルギーを持つことが可能となるために矛盾が生じてしまう．また，マックスウェル（James Clerk Maxwell）の理論により，原子核の正電荷から向心力を受けて軌道運動する電子は電磁波の放出により運動エネルギーが減少するため，式 (2.1) で示されるように電子は最終的に運動エネルギーを失い原子核の中に落ち込んでしまうことになり，この点でも矛盾を生じてしまう．そのため，ボーアモデルの原子模型では，以下の式による量子条件と振動数条件を導入した．

$$2\cdot\pi\cdot m_e\cdot v\cdot r = n\cdot h \quad \Rightarrow \quad m_e\cdot v\cdot r = L = n\cdot\frac{h}{2\cdot\pi} = n\cdot\hbar \quad (n=1,2,3,...) \quad (2.3)$$

$$h\cdot v = |E_{n(f)} - E_{n(i)}| = |\Delta E_n| \quad (2.4)$$

ここで，hはプランク定数（Planck constant）である．nは主量子数（principal quantum number）であり正の整数値をとる．式（2.3）は電子の軌道角運動量（orbital angular momentum）Lがプランク定数を$2\cdot\pi$で割った値の整数倍をとり，それに対応するエネルギー準位（energy level）E_nを持つ定常状態であることを示している．また，ある定常状態$n(i)$から別の定常状態$n(f)$に移ることを遷移と呼び，原子は式（2.4）に示すとおりそれぞれの定常状態のエネルギー準位の差分に相当する光を放出（$\Delta E_n>0$）または吸収（$\Delta E_n<0$）する．そして，$n=1$への遷移による光の放出はライマン系列（Lyman series），$n=2$への遷移による光の放出はバルマー系列（Balmer series），$n=3$への遷移による光の放出はパッシェン系列（Paschen series）と呼ばれる．なお，主量子数$n=1,2,3,\cdots$に応じてエネルギー準位ごとの電子の集まりである電子殻を，K殻，L殻，M殻，…という．また，電子はエネルギー準位の低い状態，つまりK殻から埋まっていく．

式（2.1）および式（2.3）から，電子の軌道半径rおよび速さvは以下の式となる．

$$\begin{cases} r = n^2\cdot\dfrac{\varepsilon_0\cdot h^2}{\pi\cdot m_e\cdot e^2} \propto n^2 \\ v = n^{-1}\cdot\dfrac{e^2}{2\cdot\varepsilon_0\cdot h} \propto n^{-1} \end{cases} \quad (2.5)$$

式（2.5）により，ボーアモデルの原子模型では，電子の軌道半径と速さは主量子数のみに依存し，軌道半径は主量子数の二乗に比例，速さは主量子数に反比例することがわかる．なお，水素原子の最もエネルギー準位の低い定常状態，すなわち，主量子数が1の場合の基底状態（ground state）における電子の軌道半径は式（2.5）より，

$$a_0 = \frac{\varepsilon_0\cdot h^2}{\pi\cdot m_e\cdot e^2} \simeq 0.53\times 10^{-10}[\text{m}] \quad (2.6)$$

となる．この軌道半径a_0をボーア半径（Bohr radius）という．この値は，現在知られている水素原子半径とほぼ同じ値であった．

また，定常状態nでの電子の運動エネルギーと位置エネルギーの和である全エネルギーE_nは，

$$E_n = \frac{1}{2}\cdot m_e\cdot v^2 - \frac{e^2}{4\cdot\pi\cdot\varepsilon_0\cdot r} = -n^{-2}\cdot\frac{m_e\cdot e^4}{8\cdot\varepsilon_0^2\cdot h^2} \propto -n^{-2} \quad (2.7)$$

となり，電子の全エネルギーは主量子数の二乗に反比例する．なお，水素原子の基底状態から電子を水素原子から引き剥がすために必要なエネルギーは式（2.7）により以下となる．

$$E_\infty - E_{n=1} = 0 + 1^{-2} \cdot \frac{m_e \cdot e^4}{8 \cdot \varepsilon_0^2 \cdot h^2} = \frac{m_e \cdot e^4}{8 \cdot \varepsilon_0^2 \cdot h^2} \approx 13.6 \, [\text{eV}] \tag{2.8}$$

このエネルギーが水素原子のイオン化エネルギーである．

また，リュードベリ定数を式(2.2)，式(2.4)，式(2.7)から算出するとその値は実験値と一致する．

$$R = \frac{m_e \cdot e^4}{8 \cdot \varepsilon_0^2 \cdot h^3 \cdot c} \approx 1.10 \times 10^7 \, [1/\text{m}] \tag{2.9}$$

1924年にフランスの物理学者であるルイ・ド・ブロイ（Louis de Broglie）が粒子性と波動性を関連づける物質波（ド・ブロイ波）の提唱により，ボーアの量子条件の式が正しいことを証明した．この物質波の波長であるド・ブロイ波長（de Broglie wavelength）λ_d を原子の軌道電子の速さと関連づけると，式(2.5)および式(2.6)を利用することで以下の式となる．

$$\lambda_d = \frac{h}{m_e \cdot v} = n \cdot \frac{2 \cdot \varepsilon_0 \cdot h^2}{m_e \cdot e^2} = n \cdot (2 \cdot \pi \cdot a_0) \propto n \tag{2.10}$$

式(2.10)から，水素原子中のある定常状態の電子はボーア半径での周長の主量子数倍のド・ブロイ波長を持つことがわかる．

2.2　原子の微細構造

ボーアモデルの原子模型は，物理学の古典論での矛盾点を解決する前期量子論であった．しかしながら，電子は円軌道しか許容されないなどの問題があった．1925年にドイツの物理学者であるヴェルナー・ハイゼンベルグ（Werner Kari Heisenberg）が量子論（quantum theory）を行列表記で定式化した行列力学（matrix mechanics）を発展させ，また，1926年にオーストリアの物理学者であるエルヴィン・シュレーディンガー（Erwin Schrödinger）が波動力学（wave mechanics）を発展させることで，おのおののアプローチにより量子力学の基礎が完成した．

量子力学においては，シュレーディンガー方程式（Schrödinger equation）を計算すると複数のエネルギー固有状態（energy eigenstate），すなわち，エネルギー固有値（energy eigenvalue）が導き出される．原子内の電子の固有状態は4つの量子数によって決定される．この4つの量子数は，主量子数 n，方位量子数（azimuthal quantum number）l，磁気量子数（magnetic quantum number）m_l，スピン磁気量子数（spin magnetic quantum number）m_s である．ボーアモデルの原子模型では，電子の固有状態は主量子数によって決定されると解釈したが，主量子数は，量子力学では電子の固有状態の主な要素を決定する量子数となる．なお，量子力学については付録第4〜6節に簡単な解説があるので参照されたい．

直交座標系（rectangular coordinate system）でのシュレーディンガー方程式は以下のとおりとなる．

$$H\varphi(x,y,z) = \left\{-\frac{\hbar^2}{2\cdot M}\cdot \nabla^2 + V(x,y,z)\right\}\varphi(x,y,z) = E\cdot\varphi(x,y,z)$$
$$\nabla = \left(\frac{\partial}{\partial x}, \frac{\partial}{\partial y}, \frac{\partial}{\partial z}\right)$$
(2.11)

なお,Hはハミルトニアン（Hamiltonian）,∇^2はラプラシアン（Laplacian）,φは波動関数（wave function）,Mは物体の質量,Vはポテンシャルエネルギー（potential energy）,Eは全エネルギー（total energy）である．原子番号Zを持つ原子の電子を考えた場合,極座標（polar coordinates system）（図2.5）における電子の状態を表す波動関数$\psi_{nl}^{m_l}$とシュレーディンガー方程式は以下の形で示すことができる．

$$\psi_{nl}^{m_l}(r,\theta,\phi) = R_{nl}(r)\cdot Y_l^{m_l}(\theta,\phi)$$
$$H\psi_{nl}^{m_l}(r,\theta,\phi)$$
$$=\left\{-\frac{\hbar^2}{2\cdot m_e}\cdot\left(\frac{\partial^2}{\partial r^2}+\frac{2}{r}\cdot\frac{\partial}{\partial r}+\frac{1}{r^2}\cdot\left[\begin{array}{l}\frac{1}{\sin\theta}\cdot\frac{\partial}{\partial\theta}\left(\sin\theta\cdot\frac{\partial}{\partial\theta}\right)\\+\frac{1}{\sin^2\theta}\cdot\frac{\partial^2}{\partial\phi^2}\end{array}\right]\right)-\frac{Z\cdot e^2}{4\cdot\pi\cdot\varepsilon_0\cdot r}\right\}\psi_{nl}^{m_l}(r,\theta,\phi) \quad (2.12)$$
$$=-\frac{Z^2\cdot m_e\cdot e^4}{32\cdot\pi^2\cdot\varepsilon_0^2\cdot\hbar^2\cdot n^2}\cdot\psi_{nl}^{m_l}(r,\theta,\phi)$$

ここで,R_{nl}は動径波動関数（radial distribution function）,$Y_l^{m_l}$は球面調和関数（spherical

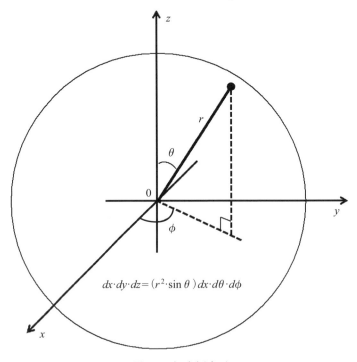

図2.5　極座標表示

harmonics）である．この式（2.12）をパラメータごとにrのみの項とθおよびϕのみの項に右辺と左辺でまとめることができる．その際，この等号条件が成立するには右辺および左辺は定数でなければならない．その定数を方位量子数の積の形$l\cdot(l+1)$とすれば，式（2.12）は以下の2つの式の形となる．

$$\left\{-\frac{\hbar^2}{2\cdot m_e}\cdot\left[\frac{\partial^2}{\partial r^2}+\frac{2}{r}\cdot\frac{\partial}{\partial r}-\frac{l\cdot(l+1)}{r^2}\right]-\frac{Z\cdot e^2}{4\cdot\pi\cdot\varepsilon_0\cdot r}\right\}R_{nl}(r)=-\frac{Z^2\cdot m_e\cdot e^4}{32\cdot\pi^2\cdot\varepsilon_0^2\cdot\hbar^2\cdot n^2}\cdot R_{nl}(r)$$

$$\left[\frac{1}{\sin\theta}\cdot\frac{\partial}{\partial\theta}\left(\sin\theta\cdot\frac{\partial}{\partial\theta}\right)+\frac{1}{\sin^2\theta}\cdot\frac{\partial^2}{\partial\phi^2}\right]Y_l^{m_l}(\theta,\phi)+l\cdot(l+1)\cdot Y_l^{m_l}(\theta,\phi)=0$$

(2.13)

方位量子数と磁気量子数は電子の軌道角運動量$\boldsymbol{L}$に関係する．シュレーディンガー方程式における軌道角運動量の固有状態を表す球面調和関数と方位量子数，磁気量子数の関係は以下の式となる．

$$\begin{aligned}Y_l^{m_l}(\theta,\phi)&=(-1)^{(m_l+|m_l|)/2}\sqrt{\frac{2\cdot l+1}{4\cdot\pi}\cdot\frac{(l-|m_l|)!}{(l+|m_l|)!}}\cdot P_l^{|m_l|}(\cos\theta)\cdot\exp(i\cdot m_l\cdot\phi)\\ L^2\cdot Y_l^{m_l}(\theta,\phi)&=-\hbar^2\cdot\left[\frac{1}{\sin\theta}\cdot\frac{\partial}{\partial\theta}\left(\sin\theta\cdot\frac{\partial}{\partial\theta}\right)+\frac{1}{\sin^2\theta}\cdot\frac{\partial^2}{\partial\phi^2}\right]Y_l^{m_l}(\theta,\phi)\\ &=l\cdot(l+1)\cdot\hbar^2\cdot Y_l^{m_l}(\theta,\phi)\\ L_z\cdot Y_l^{m_l}(\theta,\phi)&=-i\cdot\hbar\cdot\frac{\partial}{\partial\phi}Y_l^{m_l}(\theta,\phi)=m_l\cdot\hbar\cdot Y_l^{m_l}(\theta,\phi)\\ |\boldsymbol{L}|^2&=L^2=L_x^2+L_y^2+L_z^2\end{aligned}$$

(2.14)

ここで，$P_l^{|m_l|}$はルジャンドルの陪関数である．軌道角運動量の二乗L^2の固有値は$l\cdot(l+1)\cdot\hbar^2$，軌道角運動量のz成分L_zの固有値は$m_l\cdot\hbar$となり，$Y_l^{m_l}$はそれぞれの固有関数である．方位量子数は主量子数から1を引いた$n-1$個の正の整数値をとり，その値は$l=0,1,2,...,n-1$となる．また，磁気量子数は方位量子数の絶対値に対応する$2\cdot l+1$の奇数個の整数値をとり，その値は$m_l=-l,...,-2,-1,0,1,2,...,l$となる．

最もよく知られるナトリウムのスペクトルを観測すると橙色のD線は波長が5890 Åであるが，それを詳細に観測すると6.04 Å分だけ離れた2本の線からできていることがわかった．この原子スペクトルの多重線の存在が確認されたことで，1925年にオランダの物理学者であるジュージ・ウーレンベック（George Eugene Uhlenbeck）とサミュエル・ゴーズミット（Samuel Abraham Goudsmit）は，電子は質点ではなく有限の大きさを持ち自転に相当する角運動量と磁気モーメントを持つとする仮説を提唱した．この内部自由度をスピン（spin）（スピン角運動量（spin angular momentum））$\boldsymbol{S}$と呼んだ．そして軌道角運動量と同等に，

$$s=\frac{1}{2},\quad m_s=\pm\frac{1}{2}$$

(2.15)

と表すことができる．ここで，sはスピン量子数である．この2つの固有状態を上向きスピン，下向きスピンと呼ぶ場合が多い．なお，スピンS^2の固有値は$s\cdot(s+1)\cdot\hbar^2$，S_zの固有値は

$m_s \cdot \hbar$ である．また，このスピンの座標 σ を考慮すると，以下の式のとおりに原子内の電子の状態は極座標にスピン座標を加えた波動関数として記述することができる．

$$\psi_{nl}^{m_l}(r, \theta, \phi) \rightarrow \psi_{nl}^{m_l m_s}(r, \theta, \phi, \sigma) \tag{2.16}$$

2.3　パウリの排他原理，電子配置，元素周期律

2.3.1　パウリの排他原理と電子配置

1925年にオーストリアの物理学者であるヴォルフガング・エルンスト・パウリ（Wolfgang Ernst Pauli）が電子の波動関数の反対称性から排他原理（exclusion principle）を提唱した．これは，原子内で同じ量子状態の電子は1つしか存在することができず2つ以上は存在できない，といった仮説である．当時，すでにヘリウム原子の2個の電子は主量子数 $n=1$，方位量子数 $l=0$，磁気量子数 $m_l=0$ の状態にあることが実験から示されていたので，上向き下向きの2つのスピン状態を示すスピン磁気量子数 m_s を加えた4つの量子数で考えれば，ヘリウム原子の2個の電子は別々の状態をとることで説明できる．

原子内の電子は，4つの量子数，主量子数 n，方位量子数 l，磁気量子数 m_l，スピン磁気量子数 m_s の組み合わせに応じて，エネルギー準位の低い最内殻であるK殻から埋まっていく．方位量子数は $l=0, 1, ..., n-1$ の n 通り，磁気量子数は $m_l = -l, ..., -1, 0, 1, ..., l$ の $2 \cdot l + 1$ 通り，スピン磁気量子数は $m_s = +1/2, -1/2$ の2通りであるため主量子数 n の電子数は $2 \cdot n^2$ 個となる．なお，方位量子数 $l=0, 1, 2, 3, ..., n-1$ に対応して各軌道はs軌道，p軌道，d軌道，f軌道，…と呼ばれる．これらの軌道と主量子数をからめて，1s軌道，2s軌道，2p軌道，3s軌道，…の軌道名となる．それらの軌道はおのおの $2 \cdot l + 1$ 重に縮退している．表1に，例としてK殻，L殻，M殻，N殻までの原子内の電子の状態および電子配置を示す．

式(2.13)，式(2.14)のシュレーディンガー方程式より導かれるK殻およびL殻の電子状態の波動関数は以下のとおりとなる．

1s($n=1$, $l=0$, $m_l=0$):

$$\psi_{10}^0(r,\theta,\phi) = R_{10}(r) \cdot Y_0^0(\theta,\phi) = \left(\frac{Z}{a_0}\right)^{\frac{3}{2}} \cdot 2 \cdot \exp\left(-\frac{Z \cdot r}{a_0}\right) \cdot \frac{1}{\sqrt{4 \cdot \pi}}$$

2s($n=2$, $l=0$, $m_l=0$):

$$\psi_{20}^0(r,\theta,\phi) = R_{20}(r) \cdot Y_0^0(\theta,\phi) = \left(\frac{Z}{a_0}\right)^{\frac{3}{2}} \cdot \frac{1}{\sqrt{2}} \cdot \left(1 - \frac{Z \cdot r}{2 \cdot a_0}\right) \cdot \exp\left(-\frac{Z \cdot r}{2 \cdot a_0}\right) \cdot \frac{1}{\sqrt{4 \cdot \pi}}$$

2p($n=2$, $l=1$, $m_l=0, \pm1$):
$$\tag{2.17}$$

$$\psi_{21}^0(r,\theta,\phi) = R_{21}(r) \cdot Y_1^0(\theta,\phi) = \left(\frac{Z}{a_0}\right)^{\frac{3}{2}} \cdot \frac{1}{\sqrt{6}} \cdot \frac{Z \cdot r}{2 \cdot a_0} \cdot \exp\left(-\frac{Z \cdot r}{2 \cdot a_0}\right) \cdot \sqrt{\frac{3}{4 \cdot \pi}} \cdot \cos\theta$$

$$\psi_{21}^{\pm1}(r,\theta,\phi) = R_{21}(r) \cdot Y_1^{\pm1}(\theta,\phi) = \left(\frac{Z}{a_0}\right)^{\frac{3}{2}} \cdot \frac{1}{\sqrt{6}} \cdot \frac{Z \cdot r}{2 \cdot a_0} \cdot \exp\left(-\frac{Z \cdot r}{2 \cdot a_0}\right)$$
$$\cdot \left\{\mp\sqrt{\frac{3}{8 \cdot \pi}} \cdot \sin\theta \cdot \exp(\pm i \cdot \phi)\right\}$$

第2章 原子の構造

表1 原子内のK殻，L殻，N殻の電子状態および電子配置

殻名	主量子数 n	方位量子数 l	磁気量子数 m_l	スピン磁気量子数 m_s	軌道名	軌道毎電子数 $2 \cdot (2 \cdot l + 1)$	殻毎電子数 $2 \cdot n^2$
K	1	0	0		1s	2	2
L	2	0	0		2s	2	8
		1	0, ±1		2p	6	
M	3	0	0	±1/2	3s	2	18
		1	0, ±1		3p	6	
		2	0, ±1, ±2		3d	10	
N	4	0	0		4s	2	32
		1	0, ±1		4p	6	
		2	0, ±1, ±2		4d	10	
		3	0, ±1, ±2, ±3		4f	14	

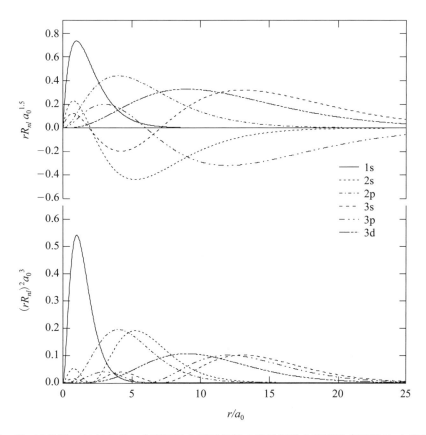

図2.6 ボーア半径 a_0 に対する，水素原子の電子状態の波動関数の動径分布関数 R_{nl} と半径位置 r と $a_0^{1.5}$ の積の値およびその積の二乗の値の分布

なお，s軌道はθおよびϕの関数形を持たず，rだけに依存するので球形となる．また，水素原子における，ボーア半径a_0に対する電子状態の波動関数の動径分布関数R_{nl}と半径位置rと$a_0^{1.5}$の積の値およびその積の二乗の値は図2.6に示す分布となる．図2.6の下の分布をみると，各軌道に対して$n-l-1$個の節が存在していることがわかる．

2.3.2 周期表

原子模型がまだ不明確であったころ，1869年にロシアの化学者であるドミトリ・メンデレーエフ（Domitri Mendeleev）が物質を構成する基本単位である元素が持つ性質や特性を考慮し類似する元素を並べた周期表（periodic table）を提案した．それぞれの記号を元素記号と呼び，また，原子番号は元素を周期律に従って並べた際の左上からの番号に相当する．周期表では，水素を左上，ヘリウムを右上にし，ヘリウムから始まる希ガスを表の右端に並べる形式を取り入れている．ヘリウムの次の希ガスはネオンであり，原子番号，すなわち原子内電子数の数が8個分異なり，次の希ガスのアルゴンもネオンと8個分異なる．アルゴンの次の希ガスはクリプトンであり，その電子数の差は18個である．次の希ガスのキセノンも同様にその差は18個である．現在の周期表（図2.7）では18列表記であり，そのため，1行目は2列目から17列目まで，2行目および3行目では3列目から12列目まで元素の抜けた表となっている．また，キセノンの次の希ガスは32個の電子数の差を持つラドンである．そのため，この18列表示に収めるために，3列目の6行目に原子番号が57から71の元素をひとまとめとしてランタノイドとし，3列目の7行目に原子番号が89から103の元素をひとまとめとしてアクチノイドとした．この18列7行，欄外15列2行の表形式は1905年にスイスの科学者のアルフレート・ヴェルナー（Alfred Werner）によって提唱された．また，この列を族，行を周期とした．

量子力学により原子内電子の状態が明確になってくることで，この周期表との関係性がわかってきた．原子の最外殻に収まる電子の状態に対応して元素の性質や特徴が形成される．K殻およびL殻では内殻から電子が埋まって行く傾向を示すが，M殻に電子が埋まらない状態でN殻の4s軌道へ電子が配置され，また，N殻に電子が埋まらない状態でO殻の5s軌道へ電子が配置されるといった現象が現れる．アルゴンまでは内殻から順次M殻まで電子が埋まるが，カリウム，カルシウムはM殻の電子が埋まる前にN殻の4s軌道へ電子が配置され，次のスカンジウムからは内殻から電子を埋めていきM殻の3d軌道まで空席なしで電子が埋まることを意味している．そのため，4周期目から7周期目までは，第1族元素および第2族元素ではns軌道の電子配置，第3族元素から第12族元素では$(n-1)d$軌道の電子配置，第13族元素および第18族元素ではnp軌道の電子配置をとる．この現象はある殻に存在する電子同士が負電荷のクーロン力で反発し合い，そのため，一つ外側の殻に電子が配置されてしまうと考えられている．なお，ランタノイドは4f軌道，アクチノイドは5f軌道まで内殻から電子が埋まっていく．

イオン化エネルギーは，原子から電子を剥ぎ取ることで正のイオンを作るエネルギーである．ここで，原子の最も外側の殻に存在する電子を剥ぎ取るために必要なエネルギーが最低イオン化エネルギーとなる．なお，原子から電子を剥ぎ取るイオン化エネルギーは，外殻へいくほど小さな値となる．周期表に示すアルカリ金属である第1族元素が最も低いイオン化

周期＼族	1	2	3	4	5	6	7	8	9	10	11	12	13	14	15	16	17	18
1	1 **H** 1.008																	2 **He** 4.003
2	3 **Li** 6.941	4 **Be** 9.012											5 **B** 10.81	6 **C** 12.01	7 **N** 14.01	8 **O** 16.00	9 **F** 19.00	10 **Ne** 20.18
3	11 **Na** 22.99	12 **Mg** 24.31											13 **Al** 26.98	14 **Si** 28.09	15 **P** 30.97	16 **S** 32.07	17 **Cl** 35.45	18 **Ar** 39.95
4	19 **K** 39.1	20 **Ca** 40.08	21 **Sc** 44.96	22 **Ti** 47.88	23 **V** 50.94	24 **Cr** 52	25 **Mn** 54.94	26 **Fe** 55.85	27 **Co** 58.93	28 **Ni** 58.69	29 **Cu** 63.55	30 **Zn** 65.39	31 **Ga** 69.72	32 **Ge** 72.61	33 **As** 74.92	34 **Se** 78.95	35 **Br** 79.9	36 **Kr** 83.8
5	37 **Rb** 85.47	38 **Sr** 87.62	39 **Y** 88.91	40 **Zr** 91.22	41 **Nb** 92.91	42 **Mo** 95.94	43 **Tc** (98)	44 **Rh** 101.1	45 **Rh** 102.9	46 **Pd** 106.4	47 **Ag** 107.9	48 **Cd** 112.4	49 **In** 114.8	50 **Sn** 118.7	51 **Sb** 121.8	52 **Te** 127.6	53 **I** 126.9	54 **Xe** 131.3
6	55 **Cs** 132.9	56 **Ba** 137.3	57～71 *	72 **Hf** 178.5	73 **Ta** 180.9	74 **W** 183.8	75 **Re** 186.2	76 **Os** 190.2	77 **Ir** 192.2	78 **Pt** 195.1	79 **Au** 197.0	80 **Hg** 200.6	81 **Tl** 204.4	82 **Pb** 207.2	83 **Bi** 209.0	84 **Po** (209)	85 **At** (210)	86 **Rn** (222)
7	87 **Fr** (223)	88 **Ra** (226)	89～103 **	104 **Rf** (267)	105 **Db** (268)	106 **Sg** (271)	107 **Bh** (272)	108 **Hs** (270)	109 **Mt** (276)	110 **Ds** (281)	111 **Rg** (280)	112 **Cn** (285)	113 **Uut** (284)	114 **Fl** (289)	115 **Uup** (288)	116 **Lv** (293)	117 **Uus** (294)	118 **Uuo** (294)

* ランタノイド	57 **La** 138.9	58 **Ce** 140.1	59 **Pr** 140.9	60 **Nd** 144.2	61 **Pm** (145)	62 **Sm** 150.4	63 **Eu** 152.0	64 **Gd** 157.3	65 **Tb** 158.9	66 **Dy** 162.5	67 **Ho** 164.9	68 **Er** 167.3	69 **Tm** 168.9	70 **Yb** 173.1	71 **Lu** 175.0
** アクチノイド	89 **Ac** (227)	90 **Th** 232.0	91 **Pa** 231.0	92 **U** 238.0	93 **Np** (237)	94 **Pu** (244)	95 **Am** (243)	96 **Cm** (247)	97 **Bk** (247)	98 **Cf** (251)	99 **Es** (252)	100 **Fm** (257)	101 **Md** (258)	102 **No** (259)	103 **Lr** (262)

() 内の数字は、不安定な同位体を持つ元素において、最も半減期の長い同位体の質量数を表す。

原子番号
元素記号
原子量

金属元素：アルカリ金属　アルカリ土類金属　ランタノイド　アクチノイド　遷移元素　卑金属
半金属
非金属元素：非金属元素　ハロゲン　希ガス

図2.7　元素周期表

エネルギー値を示す．これは，最外殻にある1個の電子を剥ぎ取るイオン化エネルギーがあればよいので，イオン化エネルギーは最も小さな値となる．その逆に，希ガスである第18族元素は閉殻構造を持つため，イオン化エネルギーは最も大きな値となり，アルカリ金属から希ガスまでの間，原子番号が増えるとイオン化エネルギーが原則的には増えていく傾向を示す．また，原子番号が大きくなると，電子を束縛する原子核との中心力が増えることで電子軌道半径は小さくなるため，イオン化エネルギーも増加傾向を示す．

第 3 節　ゼーマン効果・ラーモア歳差運動

3.1　ゼーマン効果

　1896年にオランダの物理学者であるピーター・ゼーマン（Pieter Zeeman）が磁場中でのナトリウム原子によるD線を観測したところ，複数のスペクトルに分かれることを発見した．この効果をゼーマン効果（Zeeman effect）という．このスペクトルの分裂現象は，外部磁場と電子の磁気モーメントの相互作用によって起こる．ピーター・ゼーマンがこの現象を観測した当時，原子構造の研究が行われていた時代でその構造はわかっていなかったが，この観測結果は原子中に振動する電荷を持つ粒子（後の電子）が存在していることを裏づけるものであった．なお，その存在の裏づけは，電荷を持つ粒子が振幅運動することで電流が発生し，それに伴い磁場が発生するためである．その後，ゼーマン効果は原子模型の研究と量子力学の発展によって，外部磁場をかけることで磁気量子数に相当する磁気モーメントの縮退が解けて電子のエネルギー準位の分裂が起きることがわかった．

　オランダの物理学者であるヘンドリック・アントーン・ローレンツ（Hendrik Antoon Lorentz）は原子内の電子が発光・吸光に関連しているとし，外部磁場を加えた場合，古典電磁気学からスペクトルは3つに分かれることを予測した．

$$f = \begin{cases} f_0 \\ f_0 \pm \dfrac{1}{4\cdot\pi}\left(\dfrac{e}{m_\mathrm{e}}\right)\cdot B \end{cases} \quad (2.18)$$

ここで，fは3つのスペクトルの振動数，Bは外部磁場の磁束密度，f_0は外部磁場がない場合のスペクトルの振動数である．また，スペクトル観測実験の結果から，式（2.18）における素電荷を電子質量で割った値は

$$\left(\frac{e}{m_\mathrm{e}}\right) \approx \frac{1}{1600} \quad (2.19)$$

となり，他の電子実験との結果とよい一致を示したことから，スペクトルの分裂は電子が関連していることがわかった．このスペクトルの分裂はゼーマン分裂と呼ばれ，以下の電子の

磁気双極子遷移選択律から3つに分裂することになる．

$$\Delta m_l = 0, \pm 1 \quad (2.20)$$

このスピン角運動量によるスピン磁気量子数を考慮せずに軌道角運動量による磁気量子数のみを考慮した場合を正常ゼーマン効果（normal Zeeman effect）と呼ぶ．それに対して，実際のスピン角運動量によるスピン磁気量子数を考慮したLS結合よりエネルギー準位が複雑に分裂する場合を異常ゼーマン効果（anomalous Zeeman effect）と呼ぶ．

外部磁場をz方向に取ることにすると磁場と磁気モーメントの相互作用による摂動部分のハミルトニアンH_{Z^L}は以下の式となる．

$$H_{Z^L} = \left(\frac{e}{m_e}\right) \cdot \frac{1}{2} \cdot L_z \cdot B = \frac{\mu_B}{\hbar} \cdot L_z \cdot B \quad \mu_B = \left(\frac{e}{m_e}\right)\frac{\hbar}{2} = 9.27 \times 10^{-24} [\text{A} \cdot \text{m}^2] \quad (2.21)$$

ここで，μ_Bはボーア磁子である．なお，L_zの固有値は$m_l \cdot \hbar$であり，$\mu_B \cdot m_l \cdot B$をゼーマンエネルギーという．スピン磁気モーメントについても同様に考えれば以下の式となる．

$$H_{Z^S} = 2 \cdot \frac{\mu_B}{\hbar} \cdot S_z \cdot B \quad (2.22)$$

ここで，S_zの固有値は$m_s \cdot \hbar$である．ゼーマン効果による電子状態の波動方程式を導出するためには，式（2.21），式（2.22）に加えて電子の軌道角運動量とスピン角運動量のLS結合係数ζを含んだ摂動部分のハミルトニアンH'を考慮する必要がある．

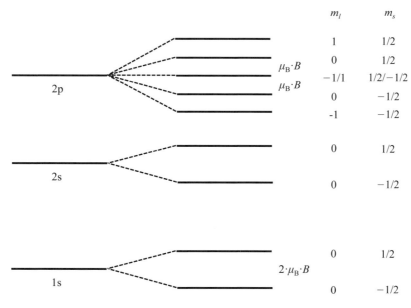

図2.8 外部磁場における1s, 2s, 2pのエネルギー準位の分裂図

$$H' = \varsigma \cdot \boldsymbol{L} \cdot \boldsymbol{S} + (L_z + 2 \cdot S_z) \cdot \frac{\mu_B}{\hbar} \cdot B \tag{2.23}$$

図2.8は外部磁場における1s, 2s, 2pのエネルギー準位の分裂図である．なお，2pの磁気量子数$m_l = 1$，スピン磁気量子数$m_s = -1/2$の状態と磁気量子数$m_l = -1$，スピン磁気量子数$m_s = 1/2$の状態は2重縮退している．また，エネルギー準位の間隔は，

$$\begin{cases} |\Delta m_l| = 1, \ |\Delta m_s| = 0 : \mu_B \cdot B \\ |\Delta m_l| = 0, \ |\Delta m_s| = 1 : 2 \cdot \mu_B \cdot B \end{cases} \tag{2.24}$$

の関係を持つ．

3.2　ラーモア歳差運動

1898年にアイルランドの物理学者であるジョゼフ・ラーモア（Joseph Larmor）は，外部磁場により原子内の電子軌道はコマのような歳差運動（precession）を起こすことを提唱した．これは電子の円運動により生じる磁気モーメントのベクトルが磁場方向を軸に回転する現象であり，ラーモア歳差運動と呼ばれる．もともとの電子の回転運動系に対して系全体が回転運動する現象である．ラーモア歳差運動の角速度ω_Bは以下の式となる．

$$\omega_B = g_e \cdot \frac{\mu_B}{\hbar} \cdot B \approx 1.76 \times 10^{11} \cdot B \ [1/\text{s}/\text{T}] \tag{2.25}$$

ここでg_eは電子のg因子であり，2.002319の小数点12位まで不確かさが生じない高い精度の測定値である．式（2.23）に示すように，この角速度はゼーマン効果のエネルギー準位の

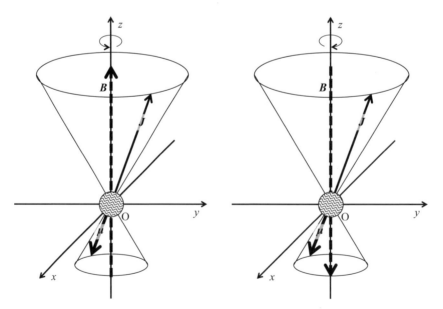

図2.9　原子内における電子のラーモア歳差運動の概念図

第2章　原子の構造

間隔に等しいことがわかる．原子内電子の角運動量をJとし，それによる磁気モーメントをμとすれば，ラーモア歳差運動の概念図は図2.9に示すとおりとなる．また，この際に電子が外部磁場により受けるトルクNは以下の式となる．

$$N = -\mu \times B \tag{2.26}$$

図において，外部磁場に対して磁気モーメントが逆向きの場合の歳差運動はxy平面上で反時計回り，同じ向きの場合は時計回りとなる．

第4節　原子の励起と電離

　原子へ外部からの放射線などによるエネルギーが付与された場合に，原子内の電子が元にいた軌道からエネルギー準位の高い外側の軌道へ遷移することが励起（excitation）である（図2.10）．また，この状態を励起状態（excited state），付与されたエネルギーに相当する励起した電子のエネルギー準位の終始状態の差分エネルギーを励起エネルギー（excitation energy）と呼ぶ．励起状態の電子は非常に不安定であり，励起した電子が内側の軌道の電子の空席に落ち込む際に，式(2.4)に従うエネルギーの電磁波である特性X線（characteristic X-rays）やオージェ電子（Auger electron）を放出する（図2.11）．

　放射線などにより原子へ付与されるエネルギーが大きくなると，一つまたは複数の電子を原子から剥ぎ取る反応が起こる．剥ぎ取られた電子は自由電子（free electron）となる．この反応は電離，またはイオン化と呼ばれる．また，電離に必要なエネルギーをイオン化エネルギーという．電離により自由電子が持ち出す運動エネルギーをE_e，イオン化エネルギー

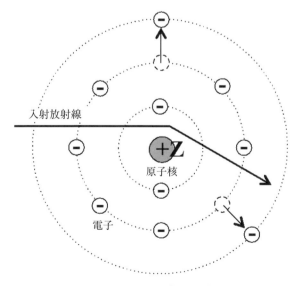

図2.10　原子の励起の概念図

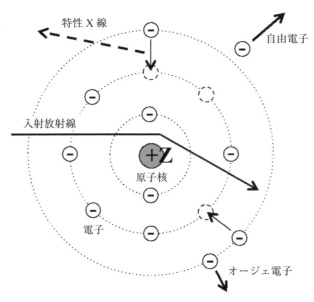

図2.11 特性X線とオージェ電子の放出および電離と自由電子の概念図

を W, 原子へ付与されるエネルギーを E_0 とすれば,

$$E_e = E_0 - W \tag{2.27}$$

となる. なお, たとえば水素原子から電子を剥ぎ取るのに必要なエネルギーは式 (2.8) のとおり 13.6 eV である. 電離によって空いてしまった電子の空席には, エネルギー準位の低い外側の軌道電子が内側の軌道へ落ち込む, または, エネルギーを失いかけた自由電子が軌道に捕まることで特性X線やオージェ電子を放出する (図2.11).

第5節 単原子分子・多原子分子

周期表に示すように, 希ガスは単体原子で分子を形成し, これを単原子分子という. それに対して, 複数の原子が結合して構成される分子を多原子分子という. 複数の原子は電子同士をお互いに結合させることで, よりエネルギーが低い安定状態になることができ, この原子同士を結びつけている力を化学結合と呼ぶ. この化学結合には, 共有結合, 金属結合, イオン結合, ファンデルワールス結合, 水素結合などさまざまな種類がある.

共有結合 (covalent bond) は, 原子同士でお互いに電子を放出して電子交換・共有するもので, 結合力は非常に強い. この共有結合は非金属元素同士で働くことが多く, 共有結合によって形成される結晶である共有結合結晶にダイヤモンドやシリコンなどがある. また, 一方の原子からの電子のみを結合電子とする配位結合は共有結合の一種である.

金属結合 (metallic bond) は金属原子が自由電子を放出し, 規則正しく配列した陽イオン

化金属原子の間を自由電子が動き回ることによって結晶全体で電子を共有する．金銀銅などの金属結合による結晶は，通電性が高く，曲げ伸ばし可能な特徴を持っている．

イオン結合（ionic bond）は陽イオンと陰イオン同士の静電引力による結合であり，結合力は強い．塩化ナトリウムなど，イオン化結合による結晶をイオン化結晶と呼ぶ．

ファンデルワールス結合（van der Waals bond）は電荷を持たない中性分子や原子の間で働く弱い結合力である．中性分子や原子は時間的に電子の偏りが生じるが，その偏りによる正負の電荷密度の分布から発生する引力による結合で，その結合力をファンデルワールス力という．

水素結合（hydrogen bond）は水素を媒介とする分子間結合である．電気的に弱い陽性となった水素が周囲にある陰性原子と静電引力により結合する．水素結合の結合力は共有結合やイオン結合よりははるかに弱いがファンデルワールス結合よりは10倍ほど強い．水，フッ化水素，アンモニアなどの無機化合物やDNAなどの有機化合物も水素結合によって形成される．水素結合は水と他の物質との親和性や相変化の熱的性質，また，生体高分子であるタンパク質や核酸の構造形成や機能発現などにおいても重要な役割を担っている．

（西尾禎治）

参考文献

- 白土釦二：原子物理学II．1984，日本理工出版会，東京
- 小出昭一郎：量子力学（I）．1989，裳華房，東京
- W・グライナー：グライナー量子力学．1993，シュプリンガー・フェアラーク東京，東京
- 物理学事典編集委員会：物理学事典．1998，培風館，東京

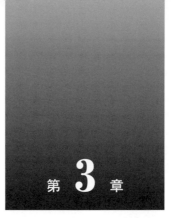

第3章
放射線の発生

第1節 放射線の発見の歴史

放射線発見の歴史は，レントゲン（W. C. Röntgen）が陰極線管から，物質を透過する光のような「未知なもの」が放射されていることを発見した1895年に始まる（表3.1）．レントゲンはこれをエックス線（X線）と名づけている．レントゲンは1901年にX線の発見の業績で第1回ノーベル物理学賞を受賞している．

ベクレル（A.H. Becquerel）は1896年にウラン化合物（ウラン塩）から放射線（α線）が出ていることを発見した．ベクレルは1903年にノーベル物理学賞を受賞している．

第2節 放射線の分類

一般に放射線（radiation）とはエネルギーを空間や物質中に伝搬する量子である．放射線は量子であるから波や粒子の形態で存在する．形態で分類すると電磁放射線と粒子放射線に分類できる．また，分子あるいは原子を電離することができるかどうかで電離放射線と非電離放射線に分類することができる．さらに，電離放射線は電離の仕方によって直接電離放射線と間接電離放射線に分類することができる．

表3.1　放射線に関する歴史

1895年	レントゲンがX線を発見．
1896年	ベクレルがウラン化合物から放射線が出ていることを発見．
1898年	キュリー夫妻がトリウム，ポロニウム，ラジウムを発見．
	ラザフォードが天然ウランから2種類の放射線が出ていることを発見し，それぞれα線，β線と名づけた．
1900年	ヴィラールが，透過性が高く電荷を持たない放射線を発見．
1903年	ラザフォードが，ヴィラールが発見した放射線をγ線と名づけた．
1903年	長岡半太郎が原子模型（土星状模型）を発表．
1911年	ラザフォードが原子模型を発表．
1932年	チャドウィックが中性子を発見．
1934年	湯川秀樹が中間子説を発表．
1938年	ハーンとマイトナーが核分裂を発見．
1942年	フェルミらが核分裂連鎖反応を起こすことに成功．
1953年	ICRUが吸収線量（absorbed dose）を導入，定義．

2.1 電離放射線と非電離放射線

放射線は入射した物質を構成する分子あるいは原子を電離することができるかどうかで電離放射線（ionizing radiation）と非電離放射線（non-ionizing radiation）に分類できる．治療で用いる放射線は電離放射線である．

2.2 直接電離放射線と間接電離放射線

電離放射線は直接電離放射線（directly ionizing radiation）と間接電離放射線（indirectly ionizing radiation）に分類できる．電子，陽子，アルファ粒子，重イオン原子核など電荷を持った荷電粒子（charged particle）は電離放射線である．一方，X線・γ線などの光子や中性子などの電荷をもっていない非荷電粒子（uncharged particle）は間接電離放射線である．

2.3 電磁放射線と粒子放射線

電離能力のある電磁放射線（electromagnetic radiation），あるいは電離光子放射線（ionizing photon radiation）はその発生の由来によって，特性X線（characteristic x-ray），制動放射線（bremsstrahlung），γ線，消滅放射線（annihilation radiation）に分類できる．

放射線場に関係する物理量の定義を以下の第3節に示す．それぞれの物理量はICRU REPORT 85に準じている．それぞれの物理量が非荷電粒子あるいは荷電粒子にのみ定義されている量もあるので注意が必要である．

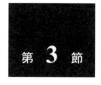

第3節 放射線場

放射線場（radiation field）は放射線に関係する場である．場は一般に時空の点（時刻，空間座標）を変数とする物理量である．その物理量が時間的に変動しない場合は注目している物理量が空間に分布していると考えてよい．

放射線場で主に関心のある物理量はその強度である．放射線はすでに述べたようにエネルギーを空間や物質中に伝搬する量子であるから，強度としてはその個数あるいはエネルギーを考えるのが自然である．放射線の個数に着目した物理量がフルエンスであり，エネルギーに着目した物理量がエネルギーフルエンスである．

放射線場は放射線の種類ごとに存在し，それぞれの放射線の名前で呼ばれることが多い．たとえば，X線場，陽子線場，中性子場などと呼ばれる．

3.1 フルエンス

フルエンス（fluence）Φ は断面積が da の球に入射する粒子数 dN を da で除した量

$$\Phi = \frac{dN}{da} \tag{3.1}$$

として定義され，単位は m^{-2} である．

フルエンスの単位時間当たりの変化量

$$\dot{\Phi} = \frac{d\Phi}{dt} \tag{3.2}$$

をフルエンス率と呼び，単位は $\mathrm{m}^{-2}\,\mathrm{s}^{-1}$ である．

3.2 エネルギーフルエンス

エネルギーフルエンス（energy fluence）Ψ は断面積が da の球に入射する放射エネルギー dR を da で除した量

$$\Psi = \frac{dR}{da} \tag{3.3}$$

として定義され，単位は $\mathrm{J\,m}^{-2}$ である．

エネルギーフルエンスの単位時間当たりの変化量

$$\dot{\Psi} = \frac{d\Psi}{dt} \tag{3.4}$$

をエネルギーフルエンス率と呼び，単位は $\mathrm{J\,m}^{-2}\,\mathrm{s}^{-1}$，つまり $\mathrm{W\,m}^{-2}$ である．

3.3 放射輝度

ラジアンス（radiance）は日本語では放射輝度と呼ばれ，粒子数に注目するとき粒子ラジアンス（particle radiance）として次の式で定義される．

$$\dot{\Phi}_\Omega = \frac{d\dot{\Phi}}{d\Omega} \tag{3.5}$$

ここで，$d\dot{\Phi}$ は特定の方向の立体角 $d\Omega$ に進行する放射線のフルエンス率である．ラジアンスの単位は $\mathrm{m}^{-2}\,\mathrm{s}^{-1}\,\mathrm{sr}^{-1}$ である．同様に，エネルギーに着目すると，エネルギーラジアンス（energy radiance）が次の式で定義される．

$$\dot{\Psi}_\Omega = \frac{d\dot{\Psi}}{d\Omega} \tag{3.6}$$

$d\dot{\psi}$ は特定の方向の立体角 $d\Omega$ に進行する放射線のエネルギーフルエンス率である．エネルギーラジアンスの単位は $\mathrm{J\,m}^{-2}\,\mathrm{s}^{-1}\,\mathrm{sr}^{-1}$，または $\mathrm{W\,m}^{-2}\,\mathrm{sr}^{-1}$ である．

3.4 粒子数と放射エネルギー

粒子数（particle number）N は放射された，ある場所から別の場所に移動した，あるいは吸収された粒子の数である．放射エネルギー（radiant energy）R は放射された，ある場所から別の場所に移動した，あるいは吸収粒子のエネルギーである．ただし，静止エネルギーを除く．単位はJである．

3.5 フラックス

フラックス（flux）$\dot{N}$ は時間間隔 dt 内に増えた粒子数 dN を dt で除した

$$\dot{N} = \frac{dN}{dt} \tag{3.7}$$

として定義され，単位は s^{-1} である．エネルギーフラックス $\dot{R}$ は時間間隔 dt 内に増えた放射エネルギー dR を dt で除した量

$$\dot{R} = \frac{dR}{dt} \tag{3.8}$$

として定義され，単位はWである．

フラックスは，単位時間・単位面積あたりで定義される場合もある．

第4節 放射能

4.1 放射能の定義

放射線を出す物質を総称して放射性物質といい，その放射性物質が放射線を出す能力そのものを放射能（radioactivity）と呼ぶ．エネルギー準位が不安定な原子核は放射線を放出することにより，より安定なエネルギー準位へ移ろうとする．これを放射性壊変または崩壊（radioactive decay）と呼び，その壊変方式にはいくつかの種類がある．放射能の強さを表す単位としてBq（ベクレル）が使われており，1秒間当たりに壊変する原子核の個数である．言い換えれば，放射能とは壊変率そのものを意味しており，1Bqとは1秒間当たりに1個の原子核が壊変することを意味し，個/sの次元を持つ．

現在は使用されていない放射能の単位としてCi（キュリー）があり，Bqとの間には以下の関係が成り立つ．

$$1\,[\text{Ci}] = 3.7 \times 10^{10}\,[\text{Bq}] \tag{3.9}$$

4.2 半減期

　放射性核種の壊変する現象は確率的な法則に則るため，1つの原子核（壊変前：親核種）のみを観測した場合，それがいつ別の核種（壊変後：娘核種）へと壊変するのかはわからない．一方，同じ放射性核種を多数観測すれば，単位時間当たりに一定数の親核種が壊変して娘核種が生成することになる．

　時刻tにおける親核種の個数をNとすれば，放射能A（単位時間当たりの壊変数）は，次式で与えられる．

$$A = -\frac{dN}{dt} = \lambda N \tag{3.10}$$

　ここでλは壊変定数（decay constant）と呼ばれ，単位はs^{-1}の次元を持つ．λは放射性核種固有の値であり，これに関連する重要な指標として，平均寿命（mean life）τと半減期（half life）$T_{1/2}$がある．

　平均寿命τは，1つの放射性核種が壊変するまでに要する平均的な時間であり，下記の式で求めることができる．

$$\tau = \frac{1}{\lambda} \tag{3.11}$$

　また，半減期$T_{1/2}$は以下の関係から導くことができる．

$$\frac{dN}{dt} = -\lambda N \tag{3.12}$$

上式より，$t=0$における親核種数をN_0とすれば，ある時刻における親核種の数Nは以下の式から求めることができる．

$$N = N_0 e^{-\lambda t} \tag{3.13}$$

　ここで，はじめにあった放射性核種の原子数が半分になるまでの時間$T_{1/2}$は，以下の式から算出できる．

$$\frac{1}{2}N_0 = N_0 e^{-\lambda T_{1/2}} \tag{3.14}$$

両辺の対数をとれば，以下の式が得られる．

$$T_{1/2} = \frac{\ln 2}{\lambda} \approx \frac{0.693}{\lambda} \tag{3.15}$$

上式より，半減期と壊変定数との間には反比例の関係があることがわかるので，半減期が短い核種は壊変定数が大きく，半減期が長い核種では壊変定数は小さくなる．

4.3 比放射能

　放射性同位体を含む物質の単位質量当たりの放射能の強さを表す指標として，比放射能（specific activity）がある．原子量がMである放射性核種の放射能をA［Bq］，質量をm［g］とし，アボガドロ数（6.02×10^{23}）をN_Aとする．この放射性核種のモル数はm/Mなので，

原子核の個数は，$(m/M) \cdot N_A$ となる．したがって，壊変定数を λ とすれば A は以下で表すことができる．

$$A = \lambda \cdot \frac{m}{M} \cdot N_A \tag{3.16}$$

ここで，単位質量当たりの放射能 A/m を考えると，以下の式で求めることができる．

$$\frac{A}{m} = \lambda \cdot \frac{N_A}{M} \tag{3.17}$$

上式は壊変定数と半減期の関係より，以下のように変換できる．

$$\frac{A}{m} = \lambda \cdot \frac{N_A}{M} = \frac{0.693}{T_{1/2}} \cdot \frac{N_A}{M} \tag{3.18}$$

4.4 放射平衡

　親核種が壊変して生成する娘核種は必ずしも安定核種であるとは限らず，放射性核種である場合もある．娘核種も放射性核種である場合，娘核種は壊変に伴って生成される一方で，自身の半減期に従って壊変していく．このような壊変を系列壊変（series decay）と呼ぶ．親核種の原子数と壊変定数を N_1, λ_1，娘核種の原子数と壊変定数を N_2, λ_2 とすると，それぞれの核種の原子数の変化は以下のように与えられる．

$$\frac{dN_1}{dt} = -\lambda_1 N_1 \tag{3.19}$$

$$\frac{dN_2}{dt} = \lambda_1 N_1 - \lambda_2 N_2 \tag{3.20}$$

この連立方程式を解くと，以下に示す Bateman の式が得られる．

$$N_2 = \frac{\lambda_1}{\lambda_2 - \lambda_1} \cdot N_{1(0)} \cdot \left(e^{-\lambda_1 t} - e^{-\lambda_2 t} \right) + N_{2(0)} \cdot e^{-\lambda_2 t} \tag{3.21}$$

ただし，$N_{1(0)}, N_{2(0)}$ は時刻 $t = 0$ におけるそれぞれの原子数である．

　系列壊変において親核種の半減期を T_1，娘核種の半減期を T_2 とした場合，T_1 のほうが T_2 より長いと，娘核種の生成率と壊変率が釣り合う状態となる．その状態を放射平衡（radioactive equilibrium）と呼び，以下 2 つが重要である．

(1) 過渡平衡

　過渡平衡（transient equilibrium）は $T_1 > T_2$（すなわち，$\lambda_1 < \lambda_2$）の場合に起こる平衡状態である．たとえば，親核種の半減期を 1,000 s，娘核種の半減期を 300 s とし，$N_{1(0)}$ が 10^6 個と仮定した場合の，親核種および娘核種の原子数および放射能の変化を図 3.1 に示す．

　過渡平衡においては $\lambda_1 < \lambda_2$ であり，式(3.21)における $e^{-\lambda_2 t}$ が小さな値となるため無視できるようになる．そのため以下の式に近似できる．

$$N_2 = \frac{\lambda_1}{\lambda_2 - \lambda_1} \cdot N_{1(0)} \cdot e^{-\lambda_1 t} \tag{3.22}$$

一方，親核種の原子数 N_1 は，以下の式で表すことができる．

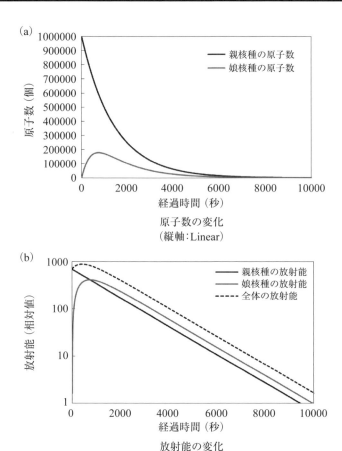

図 3.1 過渡平衡における原子数および放射能の時間変化

$$N_1 = N_{1(0)} \cdot e^{-\lambda_1 t} \tag{3.23}$$

したがって，親核種，娘核種の原子数比 N_2/N_1 は以下のようになる．

$$\frac{N_2}{N_1} = \frac{\lambda_1}{\lambda_2 - \lambda_1} \tag{3.24}$$

すなわち，平衡状態に達した後は，娘核種が親核種の半減期で減衰している状態となり，また，娘核種の親核種に対する原子数比も一定となる．

(2) 永続平衡

永続平衡（secular equilibrium）は $T_1 \gg T_2$（すなわち，$\lambda_1 \ll \lambda_2$）の場合に起こる平衡状態である．たとえば，親核種の半減期を 300,000 s，娘核種の半減期を 300 s とし，$N_{1(0)}$ が 10^6 個と仮定した場合の，親核種および娘核種の原子数および放射能の変化を図 3.2 に示す．

永続平衡では，λ_1 が λ_2 に比べて圧倒的に小さいため，式(3.24)の $\lambda_2 - \lambda_1 \fallingdotseq \lambda_2$ となる．したがって，以下のような関係が得られる．

第3章 放射線の発生

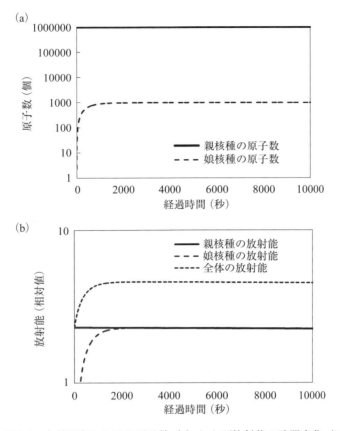

図3.2 永続平衡における原子数（a）および放射能の時間変化（b）

$$\frac{N_2}{N_1} = \frac{\lambda_1}{\lambda_2} \tag{3.25}$$

上式は$\lambda_1 N_1 = \lambda_2 N_2$と同義なので，永続平衡に達した場合，娘核種の放射能は親核種と同じとなる．

第5節 放射性壊変

壊変によって放出される放射線の種類は，α線，β線（β$^-$, β$^+$），γ線，内部転換電子などである．壊変前の核種を親核種（parent nuclide），壊変後に生じる核種を娘核種（daughter nuclide）と呼ぶ．以下に各壊変過程について説明する．

なお，放射性壊変については，第1章第6節に原子核物理学の観点から解説されている．また，核種の壊変（方式，準位など）については，IAEAのNuclear Data Sectionが提供するホームページ[1]が詳しいので，参照されたい．

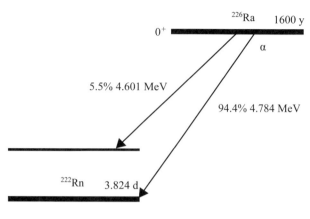

図3.3 ^{226}Raの壊変図

5.1 α壊変

α壊変とは親核種がヘリウム原子核であるα粒子を放出する壊変形式であり，α壊変を起こす最も軽い核種はTe（原子番号＝52）で，それ以上の重い原子核で起こる．ヘリウム原子核は原子番号（Z）：2，質量数（A）：4であるため，α壊変後に生成される娘核種は，親核種に比べて，$Z-2, A-4$となる．親核種をX，娘核種をYとすれば，以下のように表すことができる．

$$^{A}_{Z}X = ^{A-4}_{Z-2}Y + \alpha \tag{3.26}$$

α壊変する核種の例として，^{226}Raの壊変図を図3.3に示す．

壊変（または核反応）にともなって放出されるエネルギーEを，Q値（Q value）と呼ぶ．ここでα壊変に伴うQ値を考えてみる．α壊変に伴うQ値は壊変前後の質量差で決まる．式（3.26）の記載方法を用いれば，Q値は以下のように求められる．

$$Q = M(^{A}_{Z}X) \cdot c^2 - M(^{A-4}_{Z-2}Y) \cdot c^2 - M(\alpha) \cdot c^2 \tag{3.27}$$

上式は，質量欠損ΔMを用いて表すこともでき，以下のようになる．

$$Q = (\Delta M(^{A-4}_{Z-2}Y) \cdot c^2 + \Delta M(\alpha) \cdot c^2) - \Delta M(^{A}_{Z}X) \cdot c^2 \tag{3.28}$$

すなわち，Q値は，（娘核種とα粒子の質量欠損の和）−（親核種の質量欠損）となる．

このQ値に相当するエネルギーが，壊変後の娘核種とα粒子に振り分けられるので，運動量とエネルギー保存則により，α粒子に振り分けられるエネルギーE_αは，以下のように求めることができる．

$$E_\alpha = \frac{M_d}{M_d + M_\alpha} \cdot Q \tag{3.29}$$

ここで，M_d, M_αはそれぞれ娘核種およびα粒子の質量数である．たとえば，^{226}Raが^{222}Rnにα壊変する場合に，α粒子に振り分けられるエネルギーE_αを考えてみる．この反応のQ値は4.9 MeVであることが知られているので，E_αは以下のようになる．

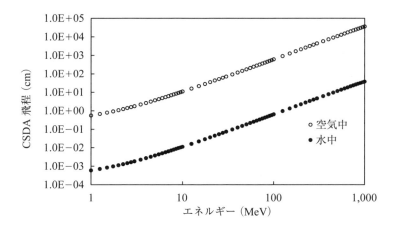

図3.4 α線のエネルギーと飛程の関係
（http://physics.nist.gov/PhysRefData/Star/Text/ASTAR.html 掲載のデータベースより）

$$E_\alpha = \frac{222}{222+4} \cdot 4.9 = 4.81 [\text{MeV}] \tag{3.30}$$

すなわち，Q値の98%はα粒子に振り分けられ，残りのエネルギーがより重い娘核種に与えられることになる．

図3.4にα線のエネルギーとCSDAレンジとの関係を示す．CSDA飛程とは，continuous-slowing-down approximation（連続減衰近似）により求めた飛程であり，データはNIST（National Institute of Standards and Technology）ホームページより引用している．α線の飛程とエネルギーの間には図のような関係があり，またα線の空気中での飛程 R_{air} [cm] とエネルギー E [MeV] との間には，以下のような近似式が成り立つことが知られている．

$$R_{\text{air}} = 0.318\, E^{1.5} \, [\text{cm}] \tag{3.31}$$

α線の飛程 R とα粒子を放出する放射性核種（親核種）の壊変定数 λ との間には，以下に示す関係が経験的に知られている．ここでA,Bは壊変系列ごとに決まる定数である．

$$\log_e \lambda \approx A + B \cdot \log_e R \tag{3.32}$$

上式はGeigerとNuttallにより定式化され，ガイガー・ヌッタル（Geiger-Nuttall）の法則といわれる．ガモフ（Gamow）らはα壊変を量子力学的に扱い，式(3.32)を一般化して壊変系列によらない次の関係を得た．ここで，$T_{1/2}$ は半減期，Z は娘核種の原子番号，E はα線のエネルギー，b は定数である．

$$\log_e T_{1/2} \approx \frac{Z}{\sqrt{E}} + b \tag{3.33}$$

式(3.33)から，α線のエネルギーが大きくなると，半減期が短くなることがわかる．なお，ガイガー・ヌッタルの法則については，第1章6.2でも述べられている（41ページ）．

5.2 β壊変

原子核は，陽子（質量1.67262×10^{-27} kg）と中性子（質量1.67493×10^{-27} kg，陽子より0.1%程度重い）という核子から構成されている．（質量は引用文献2より）核子のバランスが不安定な放射性核種は，陽子または中性子数が変化することによって，より安定なエネルギー準位へと遷移する．

β壊変ではβ線が原子核内から放出され，そのエネルギー分布は図3.5に示すように連続エネルギー分布を示す．

ここで，β壊変で生成されるβ線のエネルギーを考える．β壊変として^{14}C（$T_{1/2}$：5700年，β^-）が^{14}Nに壊変する場合を考え，質量，エネルギーを表3.2のように定義する．

壊変前のエネルギーは親核種の質量エネルギーのみなので$M_\mathrm{C}c^2$，壊変後のエネルギーは，娘核種と電子の質量エネルギーと運動エネルギーの総和となり，反応前後でエネルギー保存則が成り立つため，以下の式で表すことができる．

$$M_\mathrm{C}c^2 = (M_\mathrm{N}c^2 + M_\mathrm{e}c^2) + (K_\mathrm{N} + K_\mathrm{e}) \tag{3.34}$$

式を変形すれば，以下の式が得られる．

$$(K_\mathrm{N} + K_\mathrm{e}) = M_\mathrm{C}c^2 - (M_\mathrm{N}c^2 + M_\mathrm{e}c^2) = (M_\mathrm{C} - M_\mathrm{N})c^2 - M_\mathrm{e}c^2 \tag{3.35}$$

上式の右辺は，^{14}C，^{14}N，および電子の質量から求められる定数となるので，左辺，すなわち反応後の運動エネルギーも定数となる．壊変後に生成される^{14}Nは電子に比べて十分に重いので，ほとんどの運動エネルギーは電子が受け取ることを考えれば，生成するβ線のエネルギー分布は線スペクトル（単一）を示すように思える．しかし，実際には線スペクトルで

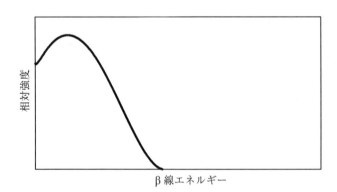

図3.5　β線のエネルギー分布

表3.2　各粒子へ定義した定数

	^{14}C（親核）	^{14}N（娘核）	電子（β線）
質量	M_C	M_N	M_e
質量エネルギー	$M_\mathrm{C}c^2$	$M_\mathrm{N}c^2$	$M_\mathrm{e}c^2$
運動エネルギー		K_N	K_e

はなく，連続エネルギー分布を有していることを解決するために重要となるのが中性微子（ニュートリノ：neutrino）の存在である．すなわち，β壊変で生成されるのは，娘核種およびβ線のみではなく，それ以外の粒子（ニュートリノ）が生成されていて，その粒子がエネルギーの一部を持ち去っている．しかもこの粒子は従来の方法で観察することができない未知の粒子である，という仮説が立てられ，後に実証された．

β壊変では質量数は変わらず原子番号が変化し，β$^-$壊変，β$^+$壊変，軌道電子捕獲の3種類がある．以下におのおのの壊変について説明する．

5.2.1　陽子数が1増加する壊変（β$^-$壊変）

核内の中性子が陽子に変換することにより陽子数が増加する壊変方式で，安定な原子核に比べて中性子過剰核種で起こる．陽子数の増加とは，すなわち原子番号の増加であり，異なる核種が生成されることになる．このときの変換は以下のように示すことができる．

$$ {}^A_Z X \rightarrow {}^A_{Z+1} Y + e^- + \nu \tag{3.36}$$

ここで，νはニュートリノを示す．なお，娘核種の基底状態へ壊変するパターンと，娘核種の励起状態へ壊変するパターンとが存在し，後者の場合にはγ線放出を伴うことになる．β$^-$壊変のみを起こす核種の一部を表3.3にまとめた．

β$^-$壊変は中性子過剰状態で起こるので，表3.3に示した核種は中性子照射によって生成する核種である．表に示したβ$^-$壊変核種のうち，^{89}Sr, ^{90}Y, ^{131}Iは疾患に対する治療目的のため人体に投与される核種である．

また，β$^-$壊変のみではなく，他の壊変方式を取る核種もいくつか存在する．β$^-$壊変と他の壊変方式が共存する核種の例について表3.4にまとめた．

5.2.2　陽子数が1減少する壊変

通常の状態であれば，陽子が中性子へと変換することはないが，原子核内の陽子数が多くなると，クーロン力が働くため安定でなくなる．そのため，陽子が中性子へと壊変し，その結果として陽子数が1減少する．陽子数が1つ減少する壊変方式としては，β$^+$壊変と軌道電

表3.3　β$^-$壊変のみを起こす核種の例[3]

核種	半減期	おもなβ線エネルギー（MeV）と放出割合（%）	光子放出の有無　有：エネルギー（MeV）
^{3}H	12.32 y	0.0186 (100)	無
^{14}C	5.70×10^3 y	0.157 (100)	無
^{24}Na	14.9590 h	1.391 (99.9), 他	1.369, 2.754, 他
^{32}P	14.263 d	1.711 (100)	無
^{41}Ar	109.61 m	1.198 (99.2), 2.492 (0.78)	1.294, 他
^{56}Mn	2.5789 h	2.849 (56.3), 1.038 (27.9), 0.736 (14.6), 0.326 (1.2)	0.847, 他
^{60}Co	5.27 y	0.318 (99.9), 他	1.17, 1.33
^{89}Sr	50.53 d	1.495 (100)	0.909 (0.0096%)
^{90}Y	64 h	2.280 (100)	無
^{131}I	8.02 d	0.606 (89.5), 0.334 (7.2), 他	0.365, 他

表3.4 β⁻壊変と他の壊変方式が共存する核種の例[3]

核種	半減期	壊変方式
⁴⁰K	1.251×10^9 y	β⁻壊変, EC
⁶⁰ᵐCo	10.467 m	β⁻壊変, IT
⁶⁹ᵐZn	13.76 h	β⁻壊変, IT
⁷⁰Ga	21.14 m	β⁻壊変, EC
⁷⁷ᵐGe	52.9 s	β⁻壊変, IT
⁸¹ᵐSe	57.28 m	β⁻壊変, IT
⁹⁵ᵐNb	3.61 d	β⁻壊変, IT
⁹⁹ᵐTc	6.01 h	β⁻壊変, IT

(EC: electron capture, IT: isomeric transition)

子捕獲（electron caputure）という2つがある.

β⁺壊変は核内の陽子が中性子へと変換する過程で，以下の式で表すことができる.

$$_{Z}^{A}X \rightarrow _{Z-1}^{A}Y + e^+ + \nu \tag{3.37}$$

β⁺壊変における親核種の原子核質量，娘核種の原子核質量をそれぞれ$M'[Z, N]$, $M'[Z-1, N+1]$，電子の質量をm_eとすれば，親核種と娘核種の原子質量（$M[Z, N]$, $M[Z-1, N+1]$）は以下のように表すことができる.

親核種の原子質量　　$M[Z, N] = M'[Z, N] + Z m_e$ 　　　　　　(3.38)

娘核種の原子質量　　$M[Z-1, N+1] = M'[Z-1, N+1] + (Z-1) m_e$ 　(3.39)

β⁺壊変では，壊変に伴って陽電子（ポジトロン：positron）とニュートリノが放出される．ニュートリノの質量はきわめて小さいとされているので，少なくとも壊変前後で電子1個分の質量差がなければ，β⁺壊変は起きない．したがって，β⁺壊変が起きるためには親核種の原子核質量と娘核種の原子核質量との間で，下記の条件を満たすことが必要となる．

$$\{M[Z,N] - Zm_e\} - \{M[Z-1, N+1] - (Z-1)m_e\} > m_e \tag{3.40}$$

変形すると以下の式が得られる．

$$\{M[Z,N] - M[Z-1, N+1]\} - m_e > m_e \tag{3.41}$$

$$\{M[Z,N] - M[Z-1, N+1]\} > 2m_e \tag{3.42}$$

ここで，電子の静止エネルギー：$m_e c^2$が0.511 MeVであることから，β⁺壊変は壊変前後のエネルギー差が1.02 MeV以上ある場合にのみ起きることがわかる．β⁺壊変を生じる核種について同じく引用文献3より抜粋して表3.5に示す．β⁺壊変のみを壊変方式とする核種は存在せず，β⁺壊変を起こす核種は，総じて軌道電子捕獲を起こす．

軌道電子捕獲（electron capture: EC）とは，β⁺壊変同様に核内の陽子数が安定核種に比べて過剰な場合に起きる壊変方式で，軌道電子を原子核内に捕獲するものである．軌道電子捕獲は，β⁺壊変の右辺にある陽電子を左辺に電子として移動し，以下のように書くことができる．

表3.5 β$^+$壊変を生じる核種の例[3]

核種	半減期	壊変方式	核種	半減期	壊変方式
^{11}C	20.39 m	β$^+$, EC	^{22}Na	2.6019 y	β$^+$, EC
^{13}N	9.965 m	β$^+$, EC	^{26}Al	7.17×10^5 y	β$^+$, EC
^{15}O	122.24 s	β$^+$, EC	^{30}P	2.498 m	β$^+$, EC
^{18}F	109.771 m	β$^+$, EC	^{44}Sc	3.97 h	β$^+$, EC

表3.6 壊変形式が軌道電子捕獲のみの核種例[3]

核種	半減期	おもな光子エネルギー(MeV)と放出割合(%)
^{37}Ar	35.04 d	0.0026 (8.0), 0.00279 (0.51)
^{44}Ti	60.0 y	0.0679 (93.0), 0.0784 (96.4), 他
^{49}V	330 d	0.00447 (17.1), 0.00490 (1.9)
^{51}Cr	27.7025 d	0.320 (9.9), 0.00491 (19.4), 他
^{53}Mn	3.7×10^6 y	0.00537 (21.7), 0.00591 (2.5)
^{54}Mn	312.03 d	0.835 (100), 0.00537 (21.7), 他
^{55}Fe	2.737 y	0.00586 (24.0), 0.00645 (2.9)
^{57}Co	271.74 d	0.122 (85.6), 0.136 (10.7), 他
^{67}Ga	3.2612 d	0.0933 (39.2), 0.185 (21.2), 他

表3.7 β$^-$壊変,β$^+$壊変,ECの3パターンで壊変する核種の例[3]

核種	半減期	核種	半減期
^{36}Cl	3.01×10^5 y	^{112}In	14.97 m
^{64}Cu	12.7 h	^{114}In	71.9 s
^{74}As	17.77 d	^{122}Sb	2.7238 d
^{80}Br	17.68 m	^{126}I	12.93 d
^{84}Rb	32.77 d	^{128}I	24.99 m

$$^A_Z X + e^- \rightarrow ^A_{Z-1} Y + \nu \tag{3.43}$$

軌道電子捕獲では,軌道電子を電離するだけのエネルギーがあれば壊変の必要条件を満たすことになるので,β$^+$壊変よりも先に条件を満たすことになる.これが,β$^+$壊変を起こす核種が,総じてECを起こしうる理由である.

一方,陽子過剰核種でありながら,壊変前後のエネルギー差が1.02 MeVない場合には,ECのみ起こすことが可能である.その例を表3.6にまとめた.

軌道電子捕獲に関与する電子の軌道は,最も原子核に近い最内殻のK軌道である場合が多い.K軌道電子が捕獲された後は,その空席を外殻の電子が遷移して埋めるので,特性X線の放出を伴うことになる.軌道電子捕獲に伴って発生する特性X線のエネルギーは,数keV〜数十keV程度である.

これまで,中性子過剰核種ではβ$^-$壊変が,陽子過剰核種ではβ$^+$壊変や軌道電子捕獲が起こると述べてきたが,なかには,上記3つを起こしうる核種もあるので,その例を表3.7に一覧としてまとめた.

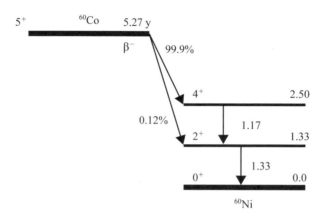

図3.6 ^{60}Coの壊変図

5.3 γ線放射

α壊変やβ壊変によって，すべての核種がエネルギー的に安定化するわけではない．たとえば，娘核種の励起準位へ壊変した場合には，その励起準位からγ線を放出し，安定準位へと遷移する．放射されるγ線エネルギーは核種特有の値となる．またγ線放射に伴う原子番号や質量数の変化はない．例として^{60}Coの壊変図を図3.6に示す．^{60}Coはβ$^-$壊変によって^{60}Niに変換する．その際，^{60}Niの励起準位に壊変するため，壊変に伴って2本のγ線を放出する．

ただちにγ線を放出して安定状態へ遷移するのではなく，ある程度の時間，励起状態を保つ核種（例：^{99m}Tc）があり，これを核異性体（nuclear isomer）という．核異性体がγ線を放出して安定状態へ遷移することを核異性体転移（isometric transition）という．

また，余剰のエネルギーをγ線として放出する代わりに，軌道電子を原子の外に放出することがある．この現象は内部転換（internal conversion）電子放出と呼ばれ，内部転換電子のエネルギーは，γ線エネルギーから内部転換電子として放出された軌道電子の電離エネルギーを差し引いたものとなる．

第6節　X線の発生

6.1　制動X線

X線には連続X線（制動X線）と特性X線の2種類がある．連続X線は，荷電粒子と物質との相互作用の結果として生成される．いま，加速された電子が物質中を進行することを考える．電子は，物質内部の軌道電子および原子核の電場の影響によってクーロン力を受ける．なかでも，質量の大きい原子核からは強いクーロン力を受けて加速度を得る．電子が加速度

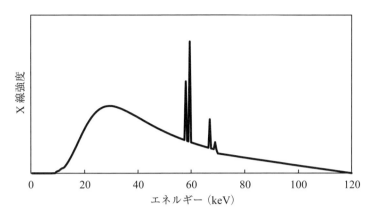

図3.7 診断用に用いられるX線のエネルギースペクトル例
最大エネルギーを120 keVとする広域の連続エネルギー分布を示している.

運動をする際には,エネルギーを制動放射 (bremsstrahlung) として電磁波 (X線) を放出する.このとき,1個の電子から単位時間当たりに放出される制動X線の強度 P は,ラーモアの公式として与えられ,電荷と加速度に依存する.電荷を e,加速度を a,光速を c,真空の誘電率を ε_0 とした場合,以下のように表される.

$$P = \frac{1}{6\pi\varepsilon_0} \cdot \frac{e^2 a^2}{c^3} \tag{3.44}$$

電子は質量が小さく原子核からの制動を受けやすいので,エネルギー損失のプロセスとして重要である.一方,入射荷電粒子が重い場合(陽子など),質量が大きいため制動放射を受けにくく,エネルギー損失の割合としては少ないことになる.医療用として使用されている多くのX線管がこの理論に基づいたものである.例として,タングステンターゲットに120 keVの電子を衝突させた場合に発生するX線のエネルギースペクトルを図3.7に示す.

6.2 特性X線

図3.7では,連続スペクトルに加えて,60〜70 keVにかけて鋭い線スペクトルがみられる.これがもうひとつのX線,すなわち特性X線である.制動X線は原子核との相互作用によって生じるものであるが,特性X線は軌道電子との相互作用の結果として生じるものである.すなわち,加速された入射電子が軌道電子に近づいた際,クーロン力によって電離を起こす.電離によって空席(空孔)ができた状態は原子としては不安定なので,安定になるためにエネルギー準位の高い軌道から電子が遷移する.その際余剰なエネルギーを電磁波として放出する.これが特性X線と呼ばれるものである.特性X線の発生メカニズムを図3.8に示す.

ここで,最内殻軌道であるK殻で電離が発生する場合を考える.K殻で電離が生じるためには,K軌道電子の結合エネルギーよりも大きなエネルギーを持つ電子が入射しなければならない.軌道電子の結合エネルギーは吸収端(absorption edge)と呼ぶ.電離が生じた場合,より外殻の軌道から電子が遷移することで特性X線が生じることになるが,その特性X線

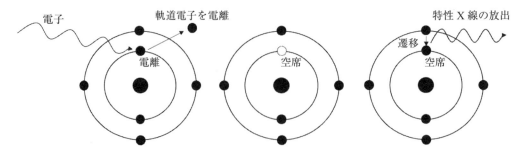

図3.8 特性X線の発生メカニズム

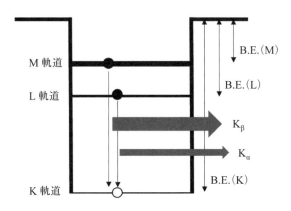

B.E.：結合エネルギー

図3.9 K-X線の種類

をK線またはK-X線と呼ぶ．K-X線には種類があり，L軌道から遷移したものをK_α線，M軌道から遷移したものをK_β線と呼称する（図3.9）．

また，図3.10に示すように，各軌道はエネルギー準位として複数に分かれており，さまざまな軌道間で軌道電子の遷移がみられる．原子内の電子配列と遷移によって生じるK-X線の詳細を図3.10に示す．

なお，軌道電子の遷移が認められていない条件が存在する．図3.10において主量子数，方位量子数，内量子数をそれぞれn, l, jとすると，以下の条件のみで軌道電子の遷移が認められており，選択則と呼ばれている．（内量子数は磁気量子数とスピン磁気量子数の和である．）

$$\begin{aligned} \mathit{\Delta} n &\neq 0 \\ \mathit{\Delta} l &= \pm 1 \\ \mathit{\Delta} j &= 0, \pm 1 \end{aligned} \quad (3.45)$$

特性X線の振動数とターゲット物質の原子番号との関係は，Moseleyによって研究がなされ，以下のように元素固有の関係があることが示された．

$$\sqrt{\nu} = k(Z - S) \quad (3.46)$$

ここで，νは振動数，kはスペクトル系列により決まる定数，Zは原子番号，Sはscreening

第3章　放射線の発生

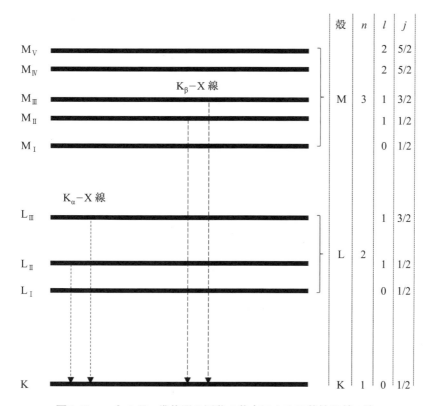

図3.10　エネルギー準位間の遷移の仕方によるK特性X線の違い

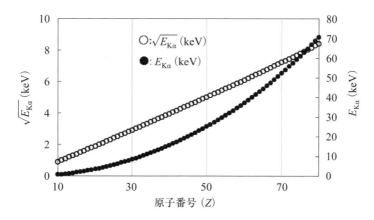

図3.11　モーズリーの法則により算出した原子番号とK$_\alpha$線エネルギーとの関係

factor（遮蔽効果の係数）である．上記の式(3.45)は，モーズリーの法則として知られ，原子番号を横軸にし，νから算出したK$_\alpha$線のエネルギー$E_{K\alpha}$および$\sqrt{E_{K\alpha}}$との関係をプロットすると図3.11のようになる．

一方，軌道電子が抜け，より外殻の軌道電子が落ち込む際，一般に余剰エネルギーを特性X線として放出するが，それとは異なるプロセスが発生することがある．そのプロセスはオージェ効果（Auger effect）と呼ばれ，余剰エネルギーが他の軌道電子に与えられ，オー

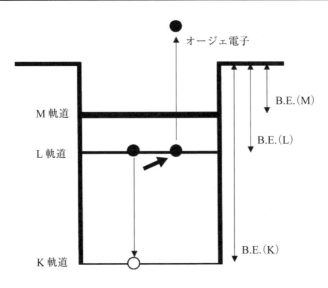

図3.12 オージェ効果

ジェ電子（Auger electron）として電離するものである．

　図3.12にオージェ効果の概念を示す．オージェ電子のエネルギーは，特性X線のエネルギーから外殻軌道電子の結合エネルギーを差し引いたものとなる．特性X線のエネルギーは，2つの軌道電子準位によって決まり，オージェ電子のエネルギーは，その値からさらに放出された電子が占めている外殻軌道の結合エネルギーを差し引いたものであり，3つの軌道電子準位が関与することとなる．ただし，このうち2つは縮退することがある．こうしたオージェ電子の分類法として，たとえば，KLM, KLLというふうに関与した軌道で示す．

　オージェ電子は特性X線に対して特性電子線ともいうべきもので，軌道電子間の結合エネルギーの放出が特性X線を経由するか，オージェ電子の放出を経由するかは競合過程であって，特性X線として放出される割合，すなわち，放出された特性X線の光子数と光電吸収によって吸収されたX線光子数の比を蛍光収率（fluorescent yield）ωという．一方，オージェ電子の放出割合をオージェ収率（Auger yield）といい，$(1-\omega)$で表され，この値は原子番号によってほぼ一義的に決まる．

6.3 制動X線の強度分布

6.3.1 エネルギースペクトル

　制動X線のエネルギースペクトルについて，1923年にKramers[5]が報告して以来，これまでに多くの研究者がさまざまなアプローチで評価している．Kramersは，E_{max}で加速された熱電子が，比較的厚いターゲットに入射した際に発生するX線強度のエネルギー分布（すなわち，エネルギーフルエンス）$I(E)$を以下のように導出した．ここで，kは定数，EはX線のエネルギーである．

第3章　放射線の発生

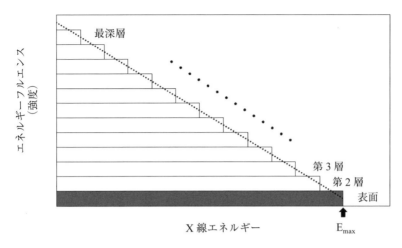

図3.13　ターゲットから発生する制動X線のエネルギーフルエンス（概念）

$$I(E) = k(E_{max} - E) \tag{3.47}$$

制動X線のエネルギースペクトルは，E_{max}を最大値とする山型の連続分布を示すが，定性的には，図3.13を用いて以下のような説明ができる．

　加速された電子が，物質に入射して制動放射を起こすとき，原子核に近い領域に接近するほど強い制動を受けるので，高いエネルギーのX線を放出する．ただし，そこまで近づくことができる電子数は少ないので確率（断面積）は低い．一方，原子核から遠い領域で制動を受けた場合，発生するX線のエネルギーは少ないが，確率は高い．したがって，発生した光子のエネルギーと数の積，すなわち，エネルギーフルエンスは，ほぼ一定の値となる（図3.13灰色の棒グラフ）．

　ここで，ある厚みxを有するターゲットについて，薄くて同じ厚みdxの集合体と考える．その場合，加速された電子が第2層まで到達するまでに失う運動エネルギーは，物質の厚さに比例するので，その分だけ発生する制動X線の最大エネルギーは小さくなる．第3層，第4層……最深層とも同様で，各層から発生する制動X線の最大エネルギーが小さくなり，矩形状のスペクトルを示すことになる．

　次に発生したX線がターゲット内でどのように減弱するかを考える．いま，ターゲット物質としてタングステンを想定し，タングステンの質量減弱係数をNISTホームページ[5]より引用すると図3.14のようになる．

　図3.14より，ターゲット内において発生したX線のうち，低エネルギーのX線がより強い減弱を受けることがわかる．その結果，空気中に放出される制動X線のエネルギースペクトルは，低エネルギーの部分が大きくくぼみ，山型のスペクトルを示すようになる．

6.3.2　角度分布

　制動放射によって放出されるX線強度は角度的な分布を有し，Sommerfeldによる以下の式で示すことができる．

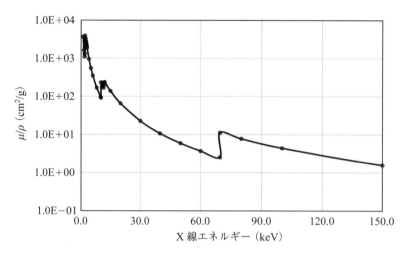

図3.14 NISTホームページより引用したタングステンの質量減弱係数[6]

$$I(\theta) = A \cdot \frac{\sin^2\theta}{(1-\beta\cos\theta)^6} \quad (3.48)$$

$I(\theta)$, θ, βはそれぞれ，強度の角度分布，角度，電子の光速に対する相対速度である．βが1に近くなると，前方に放射されるX線が多くなり，βが小さい場合には，側方に放射される割合が高くなる．

6.4 放射光

放射光は，光速に近い高エネルギーを有する電子が磁石などの外部磁場によって加速度（すなわち，制動）を受けた際に発生する電磁波で，シンクロトロン放射光（synchrotron radiation）とも呼ばれる．放射光の発生原理を図3.15に示す．

制動X線は，電子が原子核のクーロン力によって制動を受けることによって放出される電磁波である．放射光も制動放射の一種であると考えられるが，制動を起こす原因が磁場であることが一般のX線管との違いである．電子の進行方向を変える磁石として，偏向電磁石と挿入光源（アンジュレータとウィグラー）[7]とがある．

放射光には以下のような特徴がある[8],[9]．

・幅広いエネルギー（波長）を有するX線源である．（4桁程度）

・光源のサイズが小さく，また高指向性で広がりにくいため，きわめて輝度の高い光源である．（挿入光源からの輝度のほうが偏向電磁石に比べてさらに2桁程度高輝度）

・位相が揃っていて干渉性が高い．X線領域では，干渉や回折が観測できる唯一の光源である．

・パルス光である．

半径ρの軌道を運動する電子が，相対論的な速度で運動する際に放出する放射光の全パワーPは以下のように表すことができる[10]．

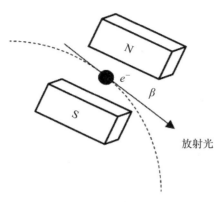

図3.15 放射光の発生

$$P = \frac{2}{3} \cdot \frac{e^2 c}{4\pi\varepsilon_0} \cdot \frac{\beta^4 \gamma^4}{\rho^2} \tag{3.49}$$

ここで，e は素電荷，c は光速，ε_0 は真空の誘電率，v を電子の速度として $\beta = v/c$，また $\gamma = 1/\sqrt{1-\beta^2}$（ローレンツ因子）である．電子は光速に近い速度で運動しているため，$\beta \approx 1$，$\gamma = 1 + \dfrac{E}{m_e c^2} \approx \dfrac{E}{m_e c^2}$．したがって，

$$P = \frac{2}{3} \cdot \frac{e^2 c}{4\pi\varepsilon_0 \rho^2} \cdot \frac{E^4}{(m_e c^2)^4} \tag{3.50}$$

ここで，E は電子の運動エネルギーである．

また，電子が蓄積リングを一周する間に，放射光として失うエネルギー損失 ΔE は，以下のようになる[10]．

$$\Delta E = P \times \frac{2\pi\rho}{c} = \frac{1}{3}\frac{e^2}{\varepsilon_0}\left(\frac{E}{m_e c^2}\right)^4 \frac{1}{\rho} \tag{3.51}$$

電子の運動エネルギー E を GeV，軌道半径 ρ を m で表し，$e = 1.602 \times 10^{-9}$ [C]，$\varepsilon_0 = 8.85 \times 10^{-12}$ [m^{-3}kg^{-1}s^{2}C^2]，$m_e c^2 = 0.511$ [MeV] を代入すると

$$\Delta E = \frac{1}{3} \times \frac{(1.602 \times 10^{-19} [\text{C}])^2}{8.85 \times 10^{-12} [\text{m}^{-3}\text{kg}^{-1}\text{s}^2\text{C}^2]} \left(\frac{E \times 10^3 [\text{MeV}]}{0.511 [\text{MeV}]}\right)^4 \frac{1}{\rho[\text{m}]}$$

$$= \frac{(1.602 \times 10^{-19})^2 \times 10^{12}}{3 \times 8.85 \times 0.511^4 \times 10^{-12}} \frac{E^4}{\rho} [\text{kgm}^2\text{s}^{-2}] \tag{3.52}$$

ΔE の単位は，[kgm^{2}s^{-2}] = [J] になるが，これを [eV] 単位に変換すると式(3.50)の分子の 1.602×10^{-19} が二乗ではなく，一乗となる．ΔE を keV 単位とするにはさらに 10^{-3} をかける．これより

$$\Delta E = \frac{1.602 \times 10^{-19} \times 10^{12}}{3 \times 8.85 \times 0.511^4 \times 10^{-12}} \times 10^{-3} \frac{E^4}{\rho}$$

$$= 88.5 \cdot \frac{E^4}{\rho} \tag{3.53}$$

それぞれの単位は，ΔE [keV/回転]，E [GeV]，ρ [m] である．なお，式(3.53) に現れる 88.5 という数字は，ε_0 の値と桁を除いて一致するが，偶然の一致であり，有効数字の桁数を多くすると両者は異なることがわかる．

円軌道から放射される光は，観測者にとって，電子の進行方向前方に集中するため，きわめて高指向性となる．放射される光の角度広がりは $1/\gamma$ となり，その発散角度内にほぼすべてのエネルギーが集中することになる．

図3.16に，代表的な放射光のスペクトルを示す．スペクトルの算出に必要な詳細な数学的記述は成書を参照されたい．なお，放射光のスペクトル形状を特徴づける主要なパラメータとして，臨界角振動数（ω_c）がある．ω_c は放射光スペクトルのほぼピークの位置に相当し，全放射パワーの積分値がこの値を境にして，ちょうど2分されるように定義されるパラメータである．

なお，ω_c は，臨界波長（critical wavelength）λ_c および臨界エネルギー（critical energy）E_c に変換できる．

$$\lambda_c = \frac{2\pi c}{\omega_c} \tag{3.54}$$

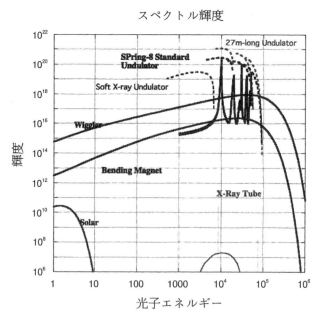

図3.16 SPring-8放射光のスペクトル輝度
（「機能物質・材料開発と放射光」（株）シーエムシー出版より許可を得て転載）

$$E_c = \frac{hc}{\lambda_c} \tag{3.55}$$

また，種々のパラメータから，以下のように算出することができる．

$$\lambda_c[\mathrm{nm}] = \frac{1.86}{B[\mathrm{T}](E[\mathrm{GeV}])^2} \tag{3.56}$$

$$E_c[\mathrm{keV}] = \frac{1.24}{\lambda_c[\mathrm{nm}]} = \frac{2.22(E[\mathrm{GeV}])^3}{\rho[\mathrm{m}]} \tag{3.57}$$

放射光源の性質を特徴づけるスペクトルの縦軸にはいくつかの概念があるので[11]，以下に単位をまとめておく．詳細は成書を参照されたい．
・輝度（brilliance）photons/s/mrad^2/mm^2/0.1% b.w.
・光束密度（photon flux density）または光束発散度（angular flux）photons/s/mrad^2/0.1% b.w.
・光束（photon flux）photons/s/0.1% b.w.

6.5 逆コンプトン散乱

コンプトン効果とは，静止しているとみなせる状態の電子に対して高エネルギー光子（X線）を衝突させた場合，電子が弾き飛ばされ，同時にX線が波長を変えて散乱される現象である．このプロセスは，X線の粒子性が引き起こす相互作用である．

逆コンプトン効果とは，高エネルギーの電子を低エネルギー光子に対して衝突させた際，光子が電子からエネルギーを付与され，散乱する現象である．逆コンプトン効果の概念を図3.17に示す[12]．

入射光子のエネルギーを$h\nu_0$，散乱X線のエネルギーを$h\nu$，高エネルギー電子のエネルギーを$\gamma m_e c^2$（γ, m_e, cをそれぞれローレンツ因子，電子の静止質量，光速）とし，入射光子の入射角をθ，散乱X線の散乱角をφとすると，散乱X線のエネルギー$h\nu$は以下のように示

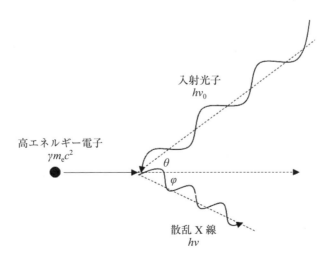

図3.17 逆コンプトン散乱（概念図）

すことができる．

$$hv = \frac{(1+\beta\cos\theta)\cdot hv_0}{1-\beta\cos\varphi+[1+\cos(\theta+\varphi)]\cdot\dfrac{hv_0}{\gamma m_e c^2}} \quad (3.58)$$

なお，散乱X線の最大エネルギー（hv_{max}）は，電子のエネルギーが入射光子のエネルギーに比べて十分に大きい場合，電子ビーム軸上における散乱X線中心において，以下の近似式で求めることができる．

$$hv_{max} \cong 2\gamma^2(1+\beta\cos\theta)\cdot hv_0 \quad (3.59)$$

コンプトン効果の場合は，散乱X線のエネルギーは入射X線に比べて低くなるが，逆コンプトン効果の場合には，散乱X線のエネルギーが，入射光子に比べて高くなることとなる．

第7節 中性子の発生

中性子を発生する反応は多岐にわたるが，本節では自発的に核分裂を起こし中性子を発生する核種（自発核分裂核種），(α,n) 線源，加速器中性子源，光核反応について述べる．

7.1 自発核分裂

非常に質量数の大きな核種では，陽子数が過剰となるのでクーロン力よる反発力が大きく，自発的に核分裂を起こす場合があり，自発核分裂（spontaneous fission）と呼ばれる．自発核分裂核種を表3.8に示す[3]．

表に記載のある核種以外では，ウランも自発核分裂を起こす核種であるが，その割合は，α壊変に比べて非常に小さい．なお，^{252}Cfは半減期が比較的短く，また自発核分裂の割合が

表3.8 主な自発核分裂中性子源[3]

核種	半減期 自発核分裂	半減期 α壊変	中性子放出数 ($g^{-1}\cdot s^{-1}$)
^{236}Pu	1.5×10^9 y	2.851 y	5.9×10^4
^{238}Pu	4.75×10^{10} y	87.7 y	2.6×10^3
^{240}Pu	1.14×10^{11} y	6.563×10^3 y	1.0×10^3
^{242}Pu	6.77×10^{10} y	3.750×10^5 y	1.7×10^3
^{242}Cm	7.0×10^6 y	162.94 d	2.0×10^7
^{244}Cm	1.32×10^7 y	18.10 y	1.1×10^7
^{252}Cf	86 y	2.73 y	2.3×10^{12}

表3.9 ベリリウムターゲットに対する (α,n) 反応による主な中性子源

核種（α線源）	半減期[3]	中性子収率 (n s^{-1} g^{-1})[13]
^{210}Po	138 d	1.28×10^{10}
^{241}Am	432 y	1×10^{7}
^{226}Ra	1600 y	1.5×10^{7}
^{227}Ac	21.8 y	1.7×10^{9}
^{228}Th	1.91 y	2.3×10^{10}
^{244}Cm	18.1 y	2.5×10^{8}
^{238}Pu	87.7 y	4.5×10^{7}
^{239}Pu	2.4×10^{4} y	1.2×10^{5}

3.1%[3]と比較的高いので，中性子源として利用されている．

7.2 (α,n) 反応

放射性核種のα壊変によって，高いエネルギーのα線が放出される．このα線を適切なターゲットに照射することによって，中性子を発生させることが可能である．よく用いられるターゲットとしてベリリウムがあり，その場合，以下の核反応によって中性子が発生する[13]．

$$^{9}_{4}\text{Be} + ^{4}_{2}\alpha \rightarrow ^{12}_{6}\text{C} + ^{1}_{0}\text{n} \tag{3.60}$$

ベリリウムターゲットに対する主な (α, n) 反応による中性子源を表3.9に示す．なかでも，^{241}Amが半減期と取り扱い上の観点から広く利用されている．また，ベリリウム以外にも，ホウ素，フッ素，リチウムなどもターゲットになり得る．

7.3 加速器中性子源

現在，中性子源として強力な中性子強度を得られるのが，原子炉である．原子炉内では核燃料物質（ウラン，プルトニウム）が核分裂を持続している状態にある．核分裂の例として^{235}Uの核分裂を以下に示す．

$$^{235}_{92}\text{U} + ^{1}_{0}\text{n} \rightarrow ^{91}_{38}\text{Sr} + ^{143}_{54}\text{Xe} + 2 \times ^{1}_{0}\text{n} \tag{3.61}$$

$$^{235}_{92}\text{U} + ^{1}_{0}\text{n} \rightarrow ^{92}_{36}\text{Kr} + ^{141}_{56}\text{Ba} + 3 \times ^{1}_{0}\text{n} \tag{3.62}$$

1個の中性子入射による核分裂から複数個の中性子が生成されることになり，この反応が次々と起こることで，膨大な数の中性子が発生する．原子炉には，発電用燃料炉として使用されるものと，研究を目的とした研究炉がある．

中性子を研究として利用する例は，生命科学分野（創薬，タンパク質研究，イメージング，RI生産など），環境分野（ゼロカーボン都市の実現，電池材料開発など），物理分野（センサ開発，素粒子解明など），化学分野（炭素系材料，無機・有機物質開発など），工学分野（非破壊検査，中性子イメージング）など非常に多岐にわたり，安定かつ高強度の中性子ビームを発生する研究炉が広く利用されてきた[14]．

表3.10 加速器による中性子発生核反応の例[13), 15), 16)]

反応
D(d,n)³He
T(d,n)⁴He
⁷Li(p,n)⁷Be
⁹Be(p,n)⁹B
W(p,Xn)

表3.11 アイソトープ由来のγ線による主な (γ,n) 反応中性子源[13)]

γ線源	半減期[3)]	γ線エネルギー[3)]	ターゲット	中性子収率 (ns^{-1}Bq^{-1})[13)]
²⁴Na	14.95 h	2.754 MeV，他	Be	3.8×10^{-6}
			D$_2$O	7.8×10^{-6}
⁸⁸Y	106.7 d	1.836 MeV，他	Be	2.7×10^{-6}
			D$_2$O	8.1×10^{-8}
¹²⁴Sb	60.2 d	0.603 MeV，他	Be	7.3×10^{-2}

　一方，研究用原子炉は施設数が少なく，利用者側からすれば汎用性が少ない．より汎用的な中性子源として，加速器を用いた中性子源がある．加速器を用いて中性子を発生させるためには，①重陽子（D）ターゲットまたはトリチウム（T）ターゲットにdeuteron（d）を入射させるか，②陽子（proton: p）またはdを高速に加速し，ターゲットに入射させる方法がある[15)]．表3.10に加速器中性子源として現在利用されている反応をまとめた[15), 16)]．

　表に記載のあるdを入射させるD-D反応およびD-T反応では，ターゲット原子核とのクーロン障壁がそれほど高くないため，dを極端に加速する必要はない[13)]．一方，pを加速させて衝突させて中性子を発生させる核反応においては，より高いエネルギーが必要となるため，かなり高速まで加速する必要があり，サイクロトロンなどの加速器が必要となる．

7.4 光核反応による光中性子

　光子によって発生する核反応を光核反応（photo-nuclear reaction）と呼び，(γ, n)，(γ, p)，(γ, α) など，さまざまな核反応が確率は低いながらも起こる可能性がある．(γ, n) 反応によって発生する中性子は光中性子（photo-neutron）と呼ばれている．

　⁹Be（Q値：1.66 MeV）や重水素（Q値：2.22 MeV）の場合，γ線を放出するアイソトープと組み合わせることで，中性子源として利用できるものがある．アイソトープによる (γ, n) 反応による中性子源を表3.11に示す．

　一方，アイソトープではなく，高エネルギーX線による (γ, n) 反応（(X, n) との表記もある）でも光中性子は発生する．特に医療用電子加速器では，10 MVを超えるX線が発生するため，光中性子の生成が認められ，しばしば放射線防護の観点から話題となることがある．

（福田茂一，高田健太）

第3章の文献

第1節～第3節
参考文献
- 西尾成子：ノーベル賞受賞者たち（1）レントゲン．物理教育 **50**: 253, 2002
- 西臺武弘：放射線医学物理学」第3版．2011，文光堂，東京
- 原子力科学館ホームページ．http://www.ibagen.or.jp

第4節～第7節
参考文献
- Glenn F. Knoll: Radiation detection and measurement. 1979, John Wiley&Sons, Inc., New York
- 多田順一郎：わかりやすい放射線物理学（改訂2版）．2008，オーム社，東京
- 遠藤真広，西臺武弘：放射線物理学．2006，オーム社，東京
- 中村尚司：放射線物理と加速器安全の工学（第2版）．2001，地人書館，東京
- 柴田德思：放射線概論—第1種放射線試験受験用テキスト—．1989，通商産業研究社，東京

引用文献
1) International Atomic Energy Agency: Live chart of nuclide. https://www-nds.iaea.org/relnsd/vcharthtml/VChartHTML.html（accessed Dec. 20, 2018）
2) National Institute of Standards and Technology: Fundamental Physical Constants—Atomic and Nuclear Constants. http://physics.nist.gov/cuu/Constants（accessed Dec. 20, 2018）
3) 日本アイソトープ協会：机上版アイソトープ手帳11版．2011，日本アイソトープ協会，東京
4) 石榑顕吉他：放射線応用技術ハンドブック．p 18, 1990，朝倉書店，東京
5) Kramers HA: Philos. Mag. **46**: 836, 1923
6) National Institute of Standards and Technology: X-ray mass attenuation coefficients. https://www.nist.gov/pml/x-ray-mass-attenuation-coefficients（accessed Dec. 20, 2018）
7) Spring 8ホームページ．http://www.spring8.or.jp/ja/about_us/whats_sr/generation_sr/（accessed Dec. 20, 2018）
8) 光量子科学技術推進会議：実用シンクロトロン放射光．1997，日刊工業新聞社，東京
9) 菊田惺志：X線散乱と放射光科学基礎編．2011，東京大学出版会，東京
10) バルデマールシャーフ：医生物学用加速器総論．1998，医療科学社，東京
11) 渡辺誠・佐藤繁：放射光科学入門．2010，東北大学出版会，仙台
12) 黒田隆之助，他：Japanese Journal of Optics **43**: 413, 2014
13) 松林政仁：Radioisotopes **56**: 479, 2007
14) 日本中性子科学会次世代研究用原子炉検討特別委員会：次世代研究用原子炉検討特別委員会報告書．2012
15) 田中浩基：Radioisotopes **64**: 29, 2015
16) 村田勲：大阪大学工業会誌（テクノネット）**570**: 5-18, 2015

第4章
荷電粒子の加速原理

第1節 加速器発明の歴史

　1918年のラザフォード（Rutherford）によるα線を窒素原子核に衝突させ，人工的に原子核反応を起こした実験の後，このような新しい物理実験の開拓のために，荷電粒子を人工的に加速する研究が多くの人々により行われた．初期の重要なアイデアは1930年前後に集中して出された．

　直流電圧による直線型の加速で，コッククロフト（Cockcroft）とワルトン（Walton）は，倍電圧整流回路を積み上げる方式により800 keVの陽子を得，1932年に核反応 ^{7}Li(p, 2α)を起こすことに成功した．1936年には，この型の加速器で電子を加速した1 MVのX線装置がSt. Bartholomew病院に納入されている．

　バン・デ・グラーフ（Van de Graaff）は，電荷を絶縁ベルトに付着させ電極間を移動させることで高電圧を発生させ，1931年には1.5 MVをつくることに成功していたが，原子核実験に利用されたのは1937年R. G. Herbによる．また，1937年には，ボストンのHuntington記念病院に電子を加速して1 MVのX線を発生させる装置が納入されている．1940年代になると2〜3 MVの装置が，ビームの焦点が小さいこと，線量率も高く非常に安定していることで放射線治療によく使われたが，1950年代になると ^{60}Co-γ線治療装置の普及で使用されなくなった．

　バン・デ・グラーフの名は，直線型加速器の名称として使われたが，この型の装置はその後，イオン源で負イオンを発生させ，加速後に中心高圧電極内で電子を剥ぎ取り，陽イオンとして同じ電圧でさらに加速するタンデム型加速器へと進化する．この特許は1937年に出されているが，加速管の放電を抑えるための研究が続けられ，加速エネルギー20 MeVを実現するのに30年近くが費やされている．絶縁ベルトに代え，金属ペレットの鎖を使う方式の装置ペレトロンが1970年に実現されている．

　直流高電圧による加速器開発は絶縁耐圧の限界への挑戦であるが，この問題が低減される交流電場を利用する方法は，1924年にG. アイシング（G. Ising）によりすでに提案されていた．直線型の加速器（線形加速器）は1928年R. ヴィデレー（R. Wideröe）が3個の電極で実現し，1931年E.O. ローレンス（E. O. Lawrence）とD. H. スローン（D. H. Sloan）により30個の電極に拡張され，水銀イオンの加速エネルギー1.26 MeVが得られた．この種の加速装置では，1947年L. アルバレ（L. Alvarez）が，円筒型空洞共振器の中に集束電磁石を組み込んだドリフトチューブを配置し，定在波を使う加速器を開発し，現在も陽子や重イオンシンクロトロンの入射器として広く使われている．

　この高周波を使用した電子線形加速器（リニアック）は，1946年W. ワーキンショウ（W. Walkinshaw）らにより英国でマグネトロンを利用した4 MeVの進行波型電子リニアックが建設され，クライストロンを使った，空洞共振器の定在波型電子リニアックは現在も放射線治療で広く利用されている．

　一方，電子リニアックのような高周波電場ではなく，電磁誘導による加速方法は1920年

代から提案されていたが，1940年米国のD. W. カースト（D. W. Kerst）が電子の加速に成功し，ベータトロンと名づけられた．

線形加速器の発明は，円形軌道で繰り返し加速を行う方式に大きな影響を与えた．1931年，E. O. ローレンス，M. S. リビングストン（M. S. Livingston）らは，円形加速器：サイクロトロンにより1 MeVの陽子を得た．サイクロトロンの本来の特徴は等時性であり，一定磁場中で軌道半径が大きくなっても周回時間が変わらないため，一定周波数の高周波で加速が実現できる．この型の加速器はその後，大型化の道を進み，セクター集束型，リング型と進化していく．

円形加速において，加速とともに磁場を強くして軌道を一定に保つシンクロトロンが考案され，1952年には陽子エネルギー3 GeVのものが実現されている．シンクロトロンの場合，磁場の変化に合わせ加速周波数を変化させる必要がある．加速位相に対してずれを修復できる特性があり，シンクロトロン位相安定性と呼ばれる．円形軌道の安定性は，当初偏向磁場の勾配による集束などによる弱集束により実現された．その後，集束と発散を交互に組み合わせるAG集束（alternating gradient focusing）または強集束（strong focusing）の発見は，上述のセクター集束型サイクロトロンだけでなく，シンクロトロンの高エネルギー化に大きく寄与することになる．

第2節 荷電粒子の加速とエネルギー

2.1 電場による電子の加速

荷電粒子の加速は電場によって行われる．図4.1に示すように，陽極（電位の高い電極）の電位V_Aと陰極（電位の低い電極）の電位V_Cとの間には，電位差$V = V_A - V_C$ [V]（ボルト）があり，両極間の距離はd (m) であるとする．その間は一様な電場（E）であるとすれば，$E = V/d$となる．

陰極の表面で電荷$-e$を持った電子は，図4.1に示す電場Eの中で，電場と逆向きの静電気力$F = eE$の力を受けて加速され，陽極に達するとエネルギーeEd [J]，すなわち，eV [J]を得ることになる．ここで，$e = 1.602 \times 10^{-19}$ C（クーロン）を素電荷（elementary charge）という．

ある電位差によって加速されたときの粒子のエネルギーは，粒子の電荷のみによって決まり，質量には無関係である．すなわち，電子と陽子とでは静止質量（rest mass）が1836倍違うが（電子：0.511 MeV，陽子：938.3 MeV），電荷は同じで，ある電位差で加速された両者の運動エネルギーは変わらない．当然，両者の速度は大きく異なる．図4.1の下図は，当初eV_0のエネルギーを持った電子が，電場Eで徐々に加速され，最終的に$e(V_0 + V)$のエネルギーになることを示している．

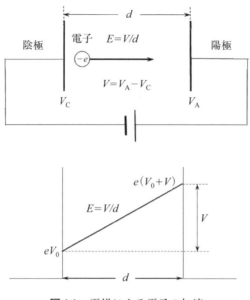

図4.1 電場による電子の加速

2.2 相対論的質量変化

電位差Vで加速された陽子の運動エネルギー（kinetic energy）が，光速に比べてはるかに遅い領域であれば，

$$E = \frac{1}{2}m_\text{p}v^2 = eV \rightarrow v^2 = \frac{2eV}{m_\text{p}} \tag{4.1}$$

となる．ここで，m_pとvは陽子の静止質量と速度である．

粒子のエネルギーが増加し，速度が速くなると，質量増加を無視できなくなり，相対論（relativity theory）を考慮しなければならなくなる．高速で運動する粒子の質量mは，その静止質量m_0とは異なり，速度の増加とともに次式のように増加する．

$$m = \frac{m_0}{\sqrt{1-v^2/c^2}} = \frac{m_0}{\sqrt{1-\beta^2}} = m_0\gamma \tag{4.2}$$

ここで，$\beta = v/c$, $\gamma = E/E_0 = m/m_0 = 1/\sqrt{1-\beta^2}$．$\gamma$は，ローレンツ因子（Lorentz factor）または相対論的因子（relativistic factor）といわれる．質量の軽い電子では，E_0が小さく，僅かな運動エネルギーの増加でもγは大きくなる．つまり，βの値が大きく（1に近く）なる．したがって，エネルギーの低いところから速度vは光速に近くなり，質量の変化が顕著に現れる．これを反映して，質量の軽い電子と，陽子などの重いイオンとでは，利用する加速器の種類に違いが出る．

2.3 古典論と相対論

運動する粒子の全エネルギー T は，

$$T = mc^2 = \frac{m_0 c^2}{\sqrt{1-\beta^2}} = m_0 c^2 \cdot \gamma \tag{4.3}$$

となる．また，これを運動エネルギー E_k と，静止エネルギー (rest energy) E_0 を用いて表せば，

$$T = E_k + E_0 \tag{4.4}$$

であり，運動エネルギー E_k は，次式のようになる．

$$E_k = T - E_0 = m_0 c^2 (\gamma - 1) = m_0 c^2 \left(\frac{1}{\sqrt{1-\beta^2}} - 1 \right) = m_0 c^2 \left(\frac{1}{2}\beta^2 + \frac{3}{8}\beta^4 + \cdots \right) \tag{4.5}$$

したがって，$v \ll c$ のとき $\beta^4 \to 0$ となるので，上式は次のようになる．

$$E_k = \frac{1}{2} m_0 v^2 \tag{4.6}$$

すなわち，この条件下では古典論と相対論の運動エネルギーは等しくなる．また，運動エネルギー E_k と β の間には，(4.3)，(4.4) 式より

$$\beta = \sqrt{1 - \frac{1}{\left(1 + \dfrac{E_k}{E_0}\right)^2}} \tag{4.7}$$

の関係がある．式 (4.7) を使って，いくつかの粒子の運動エネルギーと β の関係をグラフに表したものが図4.2である．

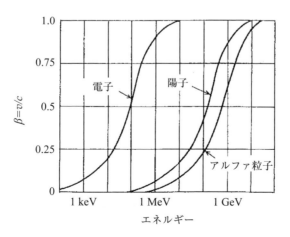

図4.2 粒子の運動エネルギーと速度の関係

図4.2より電子では80 keVのときに光の速度の50%に達するが，陽子では150 MeVでやっと同じ速度になる．電子では10 MeVですでに光の速度の99.9％に近づく．したがって，電子はかなり低いエネルギーから実際上速度が一定とみなすことができる．

式（4.2）と式（4.7）からわかるように，加速によって得られたエネルギーは，荷電粒子の速度の増加と質量の増加の両方に費やされているとみることができる．速度が光速度に比べて小さいときは，速度の増加が顕著で，光速度に近くなると，速度の増加率は非常に小さく，加速によって得られたエネルギーの大部分が質量の増加に使われることになる．つまり，加速器は加重器ともいえる．

2.4 運動量とエネルギーの関係

運動量 p は

$$p = \frac{1}{c}\sqrt{E_k(E_k + 2E_0)} \tag{4.8}$$

で与えられる．同じ運動エネルギーであっても，静止質量の大きな（すなわち，静止エネルギーの大きな）陽子のほうが電子よりも運動量は大きくなることがわかる．

2.5 粒子アンペア

ここまで，単一の荷電粒子の加速について議論したが，加速器は荷電粒子（素粒子や原子核）を電場により加速し，その運動を電磁場によって制御して，その流れを一方向に束状（ビーム状）に揃える装置である．このビーム量は電流値で与えられる．したがって，ビーム量の単位にはA（アンペア）が使われる．しかし，ビーム量を電流値 I_A [A] でなく，粒子の数 I で表す場合は，

$$I\,[1/\mathrm{s}] = I_A\,[\mathrm{A}]/qe = I_A\,[\mathrm{A}]/q/1.602\times10^{-19} \tag{4.9}$$

となる．ここで，q は粒子の電荷数である．重イオンなどのように，束縛電子の一部がはぎ取られたビームを扱う場合 $I_A[\mathrm{A}]/q$ を particle A（粒子アンペア）として表すことがある．式（4.9）より粒子アンペアを $e = 1.602\times10^{-19}$ で除すると粒子数となる．

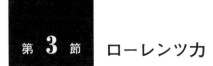

第3節 ローレンツ力

運動量 p の変化と粒子に加えられる力 F との間の関係は，ニュートンの第2法則（Newton's second law）によって表される．

第4章　荷電粒子の加速原理

$$\frac{d\boldsymbol{p}}{dt} = \boldsymbol{F} \tag{4.10}$$

つまり，粒子を高いエネルギーまで加速するには，強い力が十分長い時間粒子に加えられる必要がある．電気量qe（荷電数q），速度vを持った荷電粒子が電場Eおよび磁場Bの存在する空間を通過する時に受ける力は，一般にローレンツ力（Lorentz force）と呼ばれ，次式で表される．

$$\boldsymbol{F} = qe(\boldsymbol{E} + \boldsymbol{v} \times \boldsymbol{B}) \tag{4.11}$$

ここで，$\boldsymbol{E}, \boldsymbol{B}$は電場と磁場のベクトル量で，$\boldsymbol{v}$は粒子の速度ベクトルである．

第4節　荷電粒子の加速

式（4.11）より電磁場，すなわち，電場$\boldsymbol{E}$と磁場$\boldsymbol{B}$の中を運動している荷電粒子の軌道を求める運動方程式は，次のように表される．

$$\frac{d\boldsymbol{p}}{dt} = qe(\boldsymbol{E} + \boldsymbol{v} \times \boldsymbol{B}) \tag{4.12}$$

ここに，$\boldsymbol{p}$は荷電粒子の運動量，$\boldsymbol{v}$は荷電粒子の速度である．

荷電粒子にエネルギーを与えるのはローレンツ力の内電場のみで，粒子が点z_1から点z_2まで移動する間に粒子のエネルギーは

$$\Delta E_k = qe \int_{z_1}^{z_2} E dz = qeV \tag{4.13}$$

となる．ただし，Vは荷電粒子が点z_1から点z_2まで動く間に受ける電圧，つまりz_1とz_2の間の電位差である．式（4.13）は荷電粒子の質量mも含んでいないので，ΔE_kは粒子の質量によらず，粒子の持つ電荷と受ける電位差のみで決まる．

ローレンツ力を表す式（4.11）が示すように，電場による力には速度vは関係ないが，磁場による力はvに依存する．磁場による力の方向は，荷電粒子の運動方向に直角で，かつ磁場の方向にも直角である．したがって，磁場は粒子のエネルギー増加には寄与しないが，粒子の運動に直角な方向の力を必要とするビームの偏向，集束，軌道の補正等に重要な役割を果たす．

4.1　静電加速

図4.1は，最も簡単な直流電場による電子の加速を示したが，正の電荷eを持った陽子は，

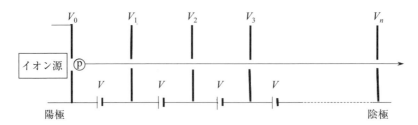

図4.3 直流電場による加速

電場Eの中で，電場と同じ向きに陽極から陰極までeV [J] を得て加速される．これを何段か重ねることで，より高速に加速する方法がある．この場合，図4.3に示すように，陰極に穴を開け，加速された陽子が陰極を通過できるようにし，これを重ねる．イオン源から放出された陽子はV_1でeV [eV] に加速され，最終的にV_nではneV [eV] のエネルギーを得る．このようなタイプが静電型線形加速器（electrostatic linear accelerator）といわれ，バン・デ・グラーフ（Van de Graaff）やコッククロフト－ワルトン（Cockcroft-Walton）の加速器がこの部類に属する．この種の加速管でもやはり絶縁耐力が問題となり数MeVの加速エネルギーが限界となる．

4.2 高周波加速

一方，交流電場による加速は図4.4に示すとおり，陽極は円筒状で1個おきに同じ極性の高周波電源に接続されている．A_1を出てきたイオンが，A_2に入るまでの間，電場E_1で加速を受けるような高周波の周期を選ぶ．電場E_1で加速されたイオンが電極A_2を通り抜ける間に，E_2でも加速される電場になるように，高周波の周期に合わせた走行距離に電極の長さを選ぶ．その後も同じ動作を繰り返すと，イオンは電極の間隙を通る毎に加速される．これがスローンとローレンスによる高周波型線形加速器（radio-frequency linear accelerator）の

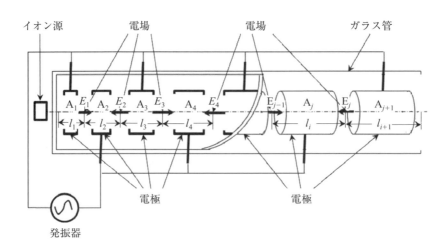

図4.4 高周波による加速

原理である．このときは水銀イオンのような重い粒子を加速したため7 MHz程度の高周波が使われた．

4.3 リニアックの位相安定性

高周波で加速される粒子は，一般に，高周波の全位相角に一様に，あるいは，ある位相幅の範囲に入射されるが，あるエネルギー幅の中にある粒子群は，高周波の波長を加速粒子の速度に合わせることによって，徐々に集群してバンチ（bunch）を形成しながら加速される．これは，位相安定性原理（principle of phase stability）といわれ，高周波加速が安定に行われることを保証する重要な特性であり，1945年米国カリフォルニア大学バークレイ校のE.C.マクミラン（E. C. McMillan）とソ連のV. I. ベクスラー（V. I. Veksler）により独立に報告された．

4.3.1 陽子リニアック（proton linac）のバンチ形成

比較的重いイオンを加速するアルバレ型線形加速器では，粒子はドリフトチューブ間のギャップで加速電場を受け加速される．ギャップの電場は粒子の進行方向に一定で，図に示すように時間的には正弦波で変化する．ドリフトチューブの長さL_i，粒子の速度β_i，電場の波長λ_iが正確に$L_i = \beta_i \cdot \lambda_i$を満足する粒子は，加速電場と同期していてギャップを通るたびに，どのギャップでも同じ位相で加速され，速度を増していく．このような粒子は同期粒子（synchronous particle）と呼ばれ，その位相は同期位相（synchronous phase）と呼ばれ図4.5ではϕ_sで表わされる．

図4.5の横軸（時間軸）の上の部分は加速電場，下の部分は減速電場を表す．同期粒子はCで表し，同期粒子よりも少し早くギャップに到着した粒子をA，少し遅れて到着した粒子をBで表している．粒子Aは同期粒子よりも弱い電場を受けるため，速度の増加は同期粒子よりも少なく，位相は遅れて同期粒子の方に移動する．しかし，粒子Aの位相が同期位相より遅れると，今度は同期粒子よりも強い電場を受けるため，速度が増して同期粒子よりも速

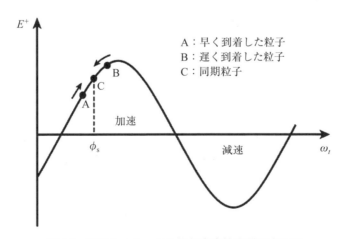

図4.5　陽子ライナックの位相安定性を説明する図

くなり，位相が進んで再び同期粒子を追い越してしまう．以後，この運動を繰り返す．粒子Bも同様に同期位相の周りを振動する．粒子の速度が速くなるほど，安定領域の幅（位相振動振幅）は小さくなり，振動周波数も低くなる．

図4.5に示すように，同期粒子の位相を電場が時間的に上昇する側に設定することによって，位相安定性が得られバンチが形成されるが，同期粒子の位相を電場が時間的に下降する側に設定すると位相安定性は得られず，バンチは形成されることなく同期粒子から徐々に離散して，ビームの加速はできない．

4.3.2 電子リニアック (electron linac) のバンチ形成

電子の場合は質量が小さいので速度が非常に速くなり，このような方式では電極の長さがきわめて長くなる．したがって，使用する高周波（電波）は3000 MHz以上のものが使われる．このように，周波数がきわめて高く（波長が短く）なると，普通の回路では伝送することができず，導波管（waveguide）といわれる金属製のパイプの中を通すようにする．加速管としては円形導波管を用い，導波管内では軸方向に電場が生じるような電波の伝播状態を作る．ただ導波管の中を伝播する電波は，管壁で反射しながら進むため，入射波と反射波の干渉による合成波ができ，この波長が光速で進行する波長より長く，管内の合成電波の進行速度は，光速より速いことになる．この速度を光速以下にするため，穴をあけた円盤（disk）を円形導波管（cylindrical waveguide）の中に入れる方法がとられている．これが円盤装荷型加速管（disk loaded accelerator tube），すなわち，進行波型加速管（traveling wave structure tube）図4.6である．

電子リニアックでは，加速初期の部分を除き，電子の速度はほぼ光速になって一定となるので，速度が変化する加速初期の段階で，十分に小さなバンチを形成することが重要である．これを進行波型加速管で考えてみる．

電子銃から得られる電子エネルギーは100 keV程度であるので，加速管に入射される時の電子の速度は光速度の約55 %程度となる．電子リニアックでは，これらの電子を進行波電場の最大波高値から，進行方向へ少し下がった電場に位置するように入射する．しかし，入射された電子は図4.7に示すように，当初，AからBの位相範囲に分布しそれぞれの位相で

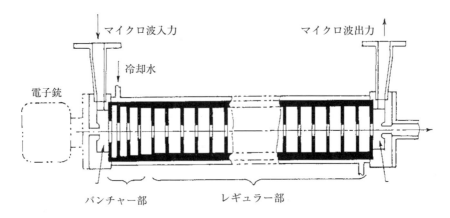

図4.6 進行波型加速管（traveling wave structure linac）の断面構造

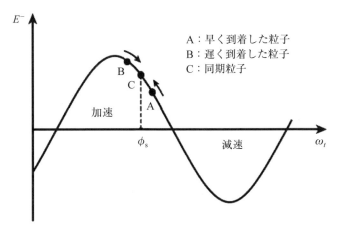

図4.7 進行波型電子リニアックのバンチ形成を示す図

受ける電場強度が異なる．いま，Cの位置の電子を同期粒子として，これに位相速度を合わせると，Aの位相に入った電子は，Cの電子が受ける加速電場より低いので，Cよりも速度が遅くなり，徐々に矢印の方向に位相がずれていく．反対にBの位相に入った電子は，Cより高い加速電場を受けるので，速度を速め，位相が矢印の方向にずれていく．このようにAからBの範囲の電子は，Cの位相の前後を振動しながら，ϕ_sの同期位相に集まる．なお，図4.5と図4.7で位相安定領域がピークの両側に分かれる理由は，図4.5は定在波，図4.7は進行波を使用しているためである．

電子リニアックでは，最初の部分で位相速度を光速まで連続的に変化させる必要がある．円盤装荷型加速管であれば，円盤の間隔を徐々に広げて電波の位相速度を上げると同時に，バンチの位相は徐々に電場の高い加速位相の方（C点→B点の方向）に移動する．電子の速度が光速に近づくと，相対論的効果により質量が増加するため，エネルギーが変わったことによる速度の変化が小さくなり，位相振動の振幅は次第に小さくなって狭い位相幅の中に集められる．その後は加速の効率を上げるために，円盤の穴の内径を徐々に小さくすることにより，電場強度を少しずつ高めている．この部分をバンチャー部（buncher section）と呼んでいる．

ほぼ光速にまで加速された電子の場合，相対論的効果によって円盤の間隔は一定になり，位相振動も無視できるようになるので，特に集群化にかかわる必要もなくなる．この後段部分をレギュラー部（regular section）と呼んでいる．電子の場合，比較的容易に光速度に近づき（10 MeVでも$\beta = 0.9987$），構造が単純になり，安定な装置ができるので，リニアックは放射線治療用の電子加速器として広く利用されている．

4.4 電磁誘導（electromagnetic induction）加速

電磁誘導とは，磁束が変動する環境下に存在する導体（コイル）に電位差（電圧）が生ずる現象で，このとき発生した電流を誘導電流という．一般には，マイケル・ファラデー（Michael Faraday）によって1831年に誘導現象が発見されたとあるが，それ以前に発見さ

れて，既に予想されていたとも言われている．ファラデーは，閉じた経路に発生する起電力が，その経路によって囲まれた任意の面を通過する磁束の変化率に比例することを発見した．すなわち，これは導体によって囲まれた面を通過する磁束が変化したとき，すべての閉回路に電流が流れることを意味する．これは，磁束の強さそれ自体が変化した場合であっても導体が移動した場合であっても適用される．

ファラデーの電磁誘導の法則は，次のように示される．

$$E = -\frac{1}{2\pi R_0} \cdot \frac{d\phi}{dt} \tag{4.14}$$

ここで，Eは電場強度［V/m］，ϕは磁束［Wb］とする．電場は磁束の方向に向かって左回りに発生するので，ファラデーの電磁誘導の式には負号がつく．

この電磁誘導によって生ずる電場を利用して加速する電子専用の加速器がベータトロン（betatron）である．1940年米国のD. W. カースト（D. W. Kerst）がベータトロンの磁場の中の電子の運動を詳細に研究し，電磁石の設計を注意深く行い，電子ビームの集束技術を開発して，初めて電磁誘導による加速に成功した．

質量m_eの電子が一定半径R_0の円軌道上を速度vで回転させるためには，遠心力F_cに相当する求心力が必要である．

$$F_c = \frac{m_e v}{R_0} \tag{4.15}$$

この力は，電子の速度方向に垂直な磁場を作用させることによって生ずるローレンツ力で，電子の電荷を$-e$，速度をv，軌道上の磁束密度をBとすれば次式で与えられる．

$$F_L = evB \tag{4.16}$$

F_cとF_Lが等しければ，電子は一定半径R_0の円運動を続けることができる．したがって，式

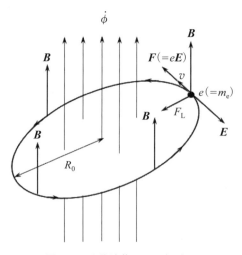

図4.8 電磁誘導による加速原理

(4.15) と式 (4.16) から円運動の条件として次式が得られる.

$$m_e v = e R_0 B \tag{4.17}$$

一方,電子を加速するには,円軌道に沿った電場が必要となる.その電場は軌道の内側を通り抜ける磁束 ϕ の時間的変化による電磁誘導によって誘起される.その強さ E は式 (4.14) で与えられるが,電子の電荷は負であるから,F の方向は E と反対で,次式に与える力 F が働く.

$$F = -eE = \frac{e}{2\pi R_0} \frac{d\phi}{dt} \tag{4.18}$$

また,力学の法則によると,物体の運動量の単位時間当たりの変化量は,この物体に働く外力に等しいので,次式が得られる.

$$\frac{d(m_e v)}{dt} = \frac{e}{2\pi R_0} \frac{d\phi}{dt} \tag{4.19}$$

これを時間 t で積分すると次式が得られる.

$$m_e v = \left(\frac{e}{2\pi R_0} \right) \phi \tag{4.20}$$

式 (4.20) より,磁束 ϕ を増加すれば,それに比例して電子の運動量 $m_e v$ を増加できる. $m_e v$ が増加しても一定半径 R_0 の円軌道に電子を束縛するには,軌道の磁束密度 B を (4.17) 式にしたがって ϕ と同時に増加させなければならない.これが,一定軌道を回転させながら電子加速を行う原理であり,式 (4.17) と式 (4.20) が同時に満足されなければならない.両式の右辺が常に等しいと置くと,

$$2\pi R_0^2 B = \phi \tag{4.21}$$

式 (4.21) はベータトロン条件とよばれ,半径 R_0 の円はベータトロンの平衡軌道である.

図 4.9 はベータトロンの磁場強度と誘導電場の時間変化を示す.電子の入射は,磁場の方向が電子の加速方向に増加する立ち上がり直後に行われ,磁束密度の増加につれて加速される.磁場の方向が逆転するまでの任意の時間に,電子を安定軌道から磁気遮蔽体,または,擾乱パルスによって,任意のエネルギーの加速電子パルスを得ることができる.図 4.9 は交流電源による磁場で電子が加速される様子をグラフにしたもので,B は電子の回転に働く磁束密度(順回転⊕),ϕ は軌道の内部を通る磁束(B と同位相),F は電子の加速に働く力で順回転の時加速⊕,逆回転の時減速⊖となる.

ベータトロンの電磁石には,図 4.10 に示すように,電子を中心軌道に保つ働きと,電磁誘導により軌道上に加速電場を発生する働きとがある.第 7 節で述べるように,ビームが通過する空間の磁場の分布は,ビームに対する集束条件から,$0<n<1$ すなわち,弱集束の条件を満たしている必要がある.ベータトロンがサイクロトロンと異なる点は,半径 R_0 の中心軌道まわりの限られた空間にのみ,このような磁場を発生すればよいという点である.し

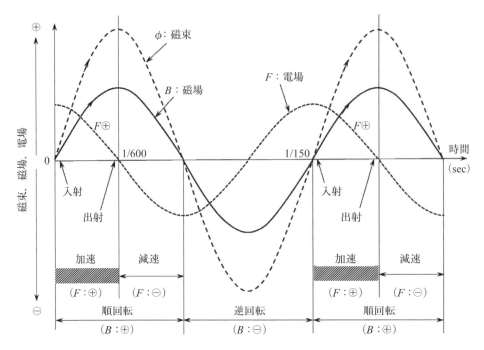

図4.9 ベータトロンの磁場強度と誘導電場の時間変化

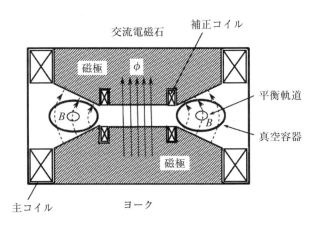

図4.10 ベータトロン電磁石

たがって，平衡軌道からの距離を x ($x = R - R_0$) とすると，平衡軌道の近傍における磁束密度の分布は，xについて1次近似をとって，次式のように表される．

$$B(R,t) = B_0(t)\left[1 - \left(\frac{n}{R_0}\right)x\right] \quad (4.22)$$

ここで，中心磁場 $B_0(t)$ は式（4.17）によりエネルギーとともに変化する．電磁石は多くの場合商用周波数 50〜60 Hz の交流電源によって励磁され，磁場は正弦波的に変化する．しかし，医療用としては，ビーム強度を上げるために商用周波数より3倍程度高い周波数を用いていた．

第 5 節 荷電粒子の平衡軌道

いま電気量 qe の荷電粒子が，電場と磁場に対して垂直に v [m/s] という速さで入射したときの粒子の運動を考えると，この粒子に遠心力（centrifugal force）F_c が働く．

$$F_c = \frac{mv^2}{\rho} \tag{4.23}$$

ここで m は粒子の全質量，ρ は粒子の軌道半径，v は粒子の速度である．

荷電粒子は式（4.11）で表されるローレンツ力を使って曲げることができる．すなわち，荷電粒子は式（4.11）で表されるローレンツ力と，式（4.23）で表される遠心力が釣合った平衡軌道（equilibrium orbit）を進むことになる．ここでは，簡単のために一様電場中と一様磁場中にわけて平衡軌道を求める．

5.1　一様電場中の平衡軌道

図4.11に示すような一様電場 E を進む荷電粒子が受けるローレンツ力（$F_L = qeE$）と遠心力（$F_c = mv^2/\rho$）の釣合いを考えると次式のようになる．

$$qeE = \frac{mv^2}{\rho} \tag{4.24}$$

この式から，荷電粒子は曲率半径 ρ で決まる円弧状の平衡軌道上を運動することがわかる．また，荷電粒子の曲がりに抗する能力を電気剛性（electric rigidity）といい次式で表す．

$$E\rho = \frac{mv^2}{qe} \tag{4.25}$$

この式から一様電場中で，同じ曲率半径で粒子を曲げるには，運動エネルギー（$E_k = mv^2/2$）に比例して電場を強くする必要がある．

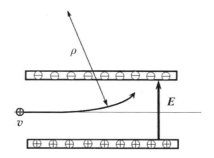

図4.11　一様電場 E を進む荷電粒子の平衡軌道

5.2 一様磁場中の平衡軌道

同様に，図4.12に示すように一様磁場Bを進む荷電粒子が受けるローレンツ力（$F_L = qevB$）と遠心力（$F_c = mv^2/\rho$）の釣合いを考えると次式が成り立つ．

$$qevB = \frac{mv^2}{\rho} \tag{4.26}$$

この式から，荷電粒子は曲率半径ρで決まる円弧状の平衡軌道上を運動することがわかる．

粒子の持つ運動量pと曲率半径ρ，磁場Bの関係は次のように表される．

$$p = mv = qe\rho B \tag{4.27}$$

上式は磁石によって保持できる粒子の最大運動量は，半径ρと磁場の強さBとの積で制限される．$B\rho$積は運動量の尺度であるが，ビームの曲げにくさを表す量でもあり，磁気剛性（magnetic rigidity）と呼ばれ，次式で表される．

$$B\rho = \frac{mv}{qe} \tag{4.28}$$

この式から，一様磁場中で，同じ曲率半径で粒子を曲げるには，運動量（$p = mv$）に比例して磁場を強くする必要がある．また，mは静止質量ではなく，運動エネルギーを含む質量で，$m = \gamma m_0$である．具体的に$B\rho$を計算する場合，運動量を MeV/c，曲率半径を m，磁束密度を T（テスラ）で表せば，式（4.28）より，

$$B\rho [\text{T}\cdot\text{m}] = 3.33 \times 10^{-3} \times (p/q) \, [\text{MeV}/c] \tag{4.29}$$

ここで，運動量の単位を［kg・m/s］から［MeV/c］に変更する際の換算式［kg・m/s］$= 10^6 \times e/c$［MeV/c］を用いた．$c = 3.00 \times 10^8$はMKS系で表した光速の数値（単位無），10^6はeVをMeVに換算するためのものである．$10^6/c = 3.33 \times 10^{-3}$より式（4.29）の係数が得られる．また，式（4.28）のeはこの換算の際に消え，式（4.29）には表れない．運動量pは次式により求める．

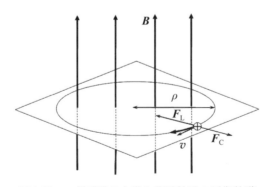

図4.12　一様磁場Bを進む荷電粒子の平衡軌道

$$pc[\text{MeV}] = \sqrt{E_k^2 + 2E_k E_0}\ [\text{MeV}] \tag{4.30}$$

これから，たとえば治療に使われる230 MeV陽子線と430 MeV/u炭素イオン線の$B\rho$は，それぞれ，2.3[T·m]，6.6[T·m]となる．

第6節　荷電粒子の軌道偏向

6.1　偏向電磁石の中のビーム軌道

　垂直磁場中を運動する荷電粒子の軌道の曲率半径ρは，その運動量またはエネルギーに依存する．一様な扇形電磁石の磁場中で高いエネルギー（大きな運動量）を持つ粒子の軌道は，低いエネルギー（小さな運動量）の粒子より曲がり方が小さくなる．これを図4.13 (a) に示す．

　この性質は，荷電粒子のエネルギー分析に利用される．ビームの進行方向に対して垂直で輪郭のはっきりした形状のスリットを置くことによって，エネルギー分散が正確に決まった粒子ビームを選別することができる．この方法は，加速ビームの分散を減らす加速器技術としてよく使われている．図4.13 (a) のビーム出口にスリットを入れ，その幅を調節することにより，選別するエネルギー分散を増減させることができる．また，エネルギーの揃ったビームが，一様な磁場の線形偏向電磁石の端面に平行に入射したとすると，ビームは，図4.13 (b) に示すように集束することになる．

6.2　偏向電磁石端面のエッジ効果

　扇形偏向電磁石端面の角度はエッジ角といわれ水平面のビーム集束に利用される．図4.14は，一様磁場扇形電磁石の境界傾斜角の違いにより，主軌道（実線）からずれて境界面に平

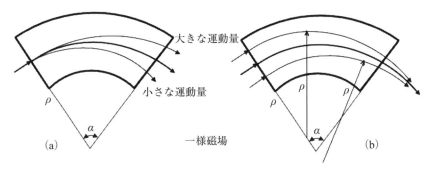

図4.13　(a) 偏向電磁石による荷電粒子のエネルギー分析．
　　　　　 (b) 偏向電磁石による平行荷電粒子ビームの集束．

行に入射した粒子軌道（破線）の集束特性を示している．

図4.14 (a) は，偏向電磁石（bending magnet）の偏向角 α と入射荷電粒子ビームの主軌道（半径＝ρ）に対して扇形偏向電磁石境界面となす傾斜角（エッジ角）を β と定義している．図4.14 (b) は，主軌道（実線）と主軌道からずれた位置に平行に一様磁場の扇形電磁石入射する荷電粒子軌道（破線）の水平面の軌道を考えると，同じ速度で端面に平行に入射した荷電粒子は，エッジ角のない（$\beta=0$）の場合，破線の軌道を通る荷電粒子が，主軌道の荷電粒子より長い時間一様磁場の影響を受けるため大きく偏向され，電磁石出射後，主軌道の荷電粒子と交差することになる．図4.14 (c) は，エッジ角（$\beta<\alpha/2$）の場合，破線の軌道を通る荷電粒子が，主軌道の荷電粒子より長い時間磁場の影響を受けるが，前述の (b) の場合より時間が短いので，電磁石出射後，長い距離を経て主軌道の荷電粒子と交差することになる．図4.14 (d) は，エッジ角（$\beta=\alpha/2$）の場合，同じ速度で端面に平行に入射した荷電粒子は主軌道（実線）を通る荷電粒子と，入射角は同じで，破線の軌道を通る荷電粒子の一様磁場中の距離は同じで，磁場の影響を受ける時間も同じになるので，中心水平面の軌道からのずれがなければ，両者は平行のまま出射される．

このように偏向電磁石端面の角度を調整することにより得られるエッジ効果は，粒子の集束に利用することができる．これをエッジフォーカス（edge focusing）という．

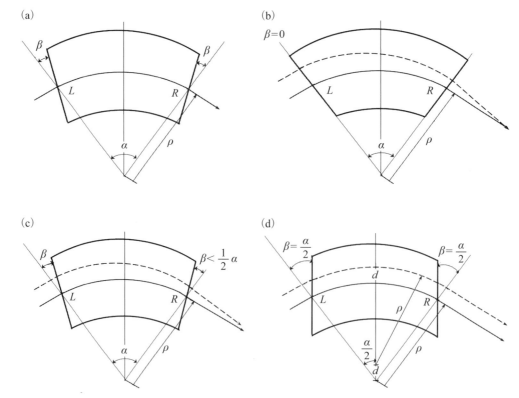

図4.14 一様磁場扇形電磁石の境界傾斜角の違いにより，主軌道（実線）からずれて境界面に平行に入射した粒子軌道（破線）の集束特性．
(a) 扇形電磁石の偏向角（α）と，電磁石境界の傾斜角（β）の定義
(b) $\beta=0$ の場合 (c) $\beta<\alpha/2$ の場合 (d) $\beta=\alpha/2$ の場合

第4章 荷電粒子の加速原理

第7節 荷電粒子ビームの集束

　加速器の中を運動する荷電粒子の集団を，ビーム（beam）と呼ぶ．ビーム中には多数の粒子が含まれ，これらの粒子は，それぞれエネルギー（速度）や進行方向が異なり，個々の粒子の軌道は単一ではない．しかし，基準となる粒子は，理想的な条件下で，ある特定の軌道上を運動するように設計される．これを設計軌道（design orbit）と呼んでおり，ビームは加速器の中で，この設計軌道を中心に運動している．

　ビームの中に含まれる多数の粒子は，発生源（イオン源，電子銃）でつくられるときからすでに出る位置がばらついており，また運動の方向も揃っていない．したがって，ビームを進行方向に直角な面で切ってみると，その断面は有限の大きさをもっている．しかも，ビームは角度に広がりをもっているので，進むにつれてその断面が広がり，ビームに対してなんらかの集束力が働かない限り，長い距離を走らせることはできない．荷電粒子ビームの集束（focusing）は電場，磁場を用いたレンズによって行われる．

　一般に，荷電粒子のエネルギー増加に伴って，電場の場合はv^2に比例して強くしなければならないが，磁場の場合はvに比例する強さを与えれば同じ効果が得られる．したがって，現実に適用可能な電磁場の強度を考えると，電場による集束は，比較的低エネルギー領域しか使えず，高エネルギー領域では磁場による集束を使う．

7.1　電場による集束

　電場による集束効果を考察するために，図4.15に示すように，1組の円筒型加速電極と，電極間空間（加速ギャップ）に生じた電気力線を考える．

　いま，正に帯電したイオンが左の正電極から右の負電極に進む場合を考える．単純に加速電極には直流の電圧がかかっていると仮定し，電極が左右対称であるとすると，電場分布も

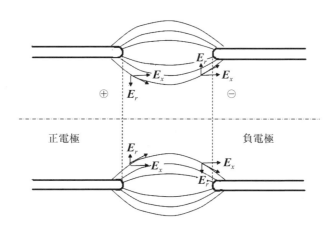

図4.15　加速ギャップ中の粒子の受ける電場の力

加速ギャップの中心に対して左右対称となる．この電場分布の電気力線が大きく湾曲していることにより，荷電粒子は加速ギャップの前半で光軸に向かう集束力を，またギャップの後半では動径方向に発散する力を受ける．ギャップ中での動径方向位置の変化を無視すれば，集束力と発散力は向きが違うだけで大きさは全く同じである．しかし，粒子は加速ギャップに生じた進行方向の電場成分により速度を増すので，ギャップの前半を通過する時間に比べて，後半を通過する時間の方が短くなる．したがって，電気力線が湾曲していることによって，この加速ギャップは全体として粒子を集束させる効果を与える．実際には，これに加えて光軸方向の電場成分E_xによって，粒子速度v_xが増加する効果が強く働き，粒子が光軸となす角度はv_xに反比例して小さくなる．

7.2 偏向電磁石による集束

　粒子の加速において，磁場はその軌道を曲げる以外に，もう1つ重要な役目を持っている．また，荷電粒子ビームは広がる傾向にあるため，これを集束させる目的で磁場が必要になる．

　クラシックサイクロトロン（classic cyclotron）のような円形加速器では，図4.16に示すように，磁場が磁極の中心から端に向かって減少するような磁極を成形すると，磁場分布は外側に湾曲する．加速ビームは，この磁極断面において，手前から紙面に向かって垂直に進み，加速されるにしたがって外側の軌道に移るが，何らかの理由で磁極間の中心平面から上か下かにずれたとする．このようなビームは，右手の法則により磁場Bに，垂直な力Fを受ける．すなわち，上に位置していた粒子は，円軌道の中心に向けた向心力と，中心平面に向かう下向きの力の合成力を受ける．逆に下に位置していた粒子は，円軌道の中心に向けた向心力と，中心平面に向かう上向きの力の合成力を受ける．したがって，加速ビームは磁場の

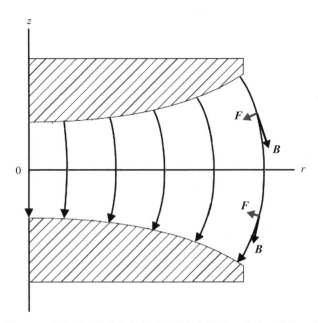

図4.16　中心平面軌道から上下にずれた粒子の受ける磁場の力

形状により中心平面に束縛され，垂直（軸）方向の集束力が得られる．

磁場による集束の強さを表すために，記号 n で表される磁場指標（field index）あるいは磁場減衰係数（field attenuation factor）を導入する．これは次式で定義される．

$$n = \frac{磁場の相対変化}{半径の相対変化} = -\frac{dB/B}{d\rho/\rho} = -\frac{\rho}{B}\frac{dB}{d\rho} \tag{4.31}$$

垂直安定性または軸方向の集束のため，磁場分布は，前述のように半径の増加と共に磁場が減少するようにすることが重要である．すなわち，次の条件が満足されなければならない．

$$0 < n < \infty \tag{4.32}$$

有効な垂直方向の集束のほかに，同時に水平方向にも集束が必要である．

図4.17は，ある粒子の速度（v = 一定）に対する軌道半径の関数としてローレンツ力（F_L）と遠心力（F_c）の曲線を示す．遠心力とローレンツ力の釣合いの式 $mv^2/\rho = vBqe$ によれば，遠心力は半径 ρ_s で安定軌道のローレンツ力と釣り合う．粒子の軌道が上記の安定軌道から外れる場合，半径が $\rho < \rho_s$ であればローレンツ力を遠心力より小さく，$\rho > \rho_s$ であれば遠心力より大きくなるように磁場 B を決める．すると安定軌道 ρ_s から外れた粒子は，安定軌道に引き戻す力を受ける．この種の安定化力は，半径方向のベータトロン振動を引き起こす．

したがって，粒子の半径方向の安定化条件は，半径の増加とともにローレンツ力が遠心力よりゆっくり減少するか，あるいはローレンツ力 F_L が増加することである．垂直方向と水平方向（半径方向）の集束を同時に満足させるために，式（4.32）に示す条件は次のように修正される．

$$0 < n < 1 \tag{4.33}$$

すなわち，磁場指標 n は常に1より小さくなければならない．したがって，集束の効率も

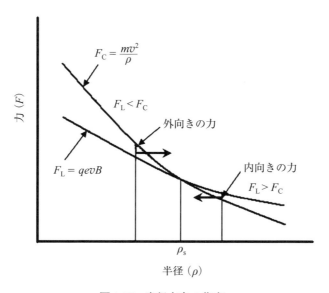

図4.17 半径方向の集束

小さく弱集束（weak focusing）と呼ばれ，この方法を利用する加速器を一定勾配（constant gradient）の加速器と呼ぶ．

7.3　4極電磁石による集束と発散

前述の弱集束に対して，はるかに効率的な強集束または交番勾配（alternating gradient）法と呼ばれる磁気的な集束方法が開発された．現在，この方法は4極電磁石で実現できる．

4極電磁石のビームに作用する力の分布を図4.18に示す．軸（中心点）では磁場による力は0である．したがって，正確に軸上を運動する粒子は，4極電磁石の偏向を受けない．図4.18(a)では，中心点の左または右にいる粒子は図4.18(a)に示した磁場によって中心点へ押し戻される．一方，中心点の上または下にいる粒子は，中心点から遠ざかる力を受ける．すなわち，図4.18(a)に示した電磁石はビームを水平方向に集束させるが，垂直方向には発散させる．一方，図4.18(b)に示した電磁石は，図4.18(a)と逆に水平方向には発散させるが，垂直方向には集束させる．

一般に4極電磁石では水平方向を基準に定義され，図4.18(a)に示した電磁石は，水平方向にはビームを集束するのでF型電磁石と呼ばれ，図4.18(b)に示した電磁石は，水平方向には発散するのでD型電磁石と呼ばれる．医療用の垂直ビームラインの設計によっては，最初のビームに乗ってD, Fが定義されるため，途中で入れ替わっているように感ずることもある．

水平と垂直で集束と発散が逆になるため，一見すると，このような電磁石を組み合わせても集束力が得られないように思われるが，そうではない．図4.19はF型（凸レンズで示す）とD型（凹レンズで示す）の組み合わせで全体として集束力が得られる原理を示したものである．F型，D型とも集束力と発散力は中心軸から離れるほど強くなる．F型に入射するのは発散ビームであり，外側を通過するため強い集束力を受ける．一方，D型に入射するのは集束ビームであり，内側を通過するため発散力は弱い．このため全体として集束力となる．この種の電磁石の磁場指標（field index）nは大きく，数10～数100になる．強集束の4極

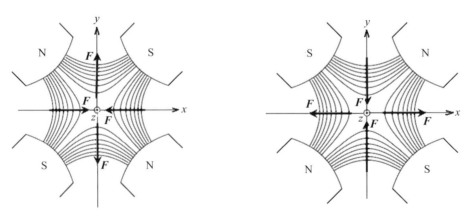

図4.18　4極電磁石による磁場と力
(a) 集束用4極電磁石　F型　　(b) 発散用4極電磁石　D型

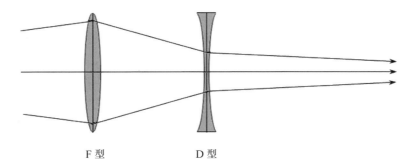

図4.19 F型（凸レンズで示す）とD型（凹レンズで示す）の組み合わせで集束力が得られる原理.

電磁石システムは，F型とD型の多数の電磁石の配列によって構成される．

7.4 ベータトロン振動

円形加速器において，ベータトロン振動は粒子加速過程における重要なパラメータである．同じエネルギーを持つ粒子でも，運動方向にはばらつきがあり，すべての粒子が平衡軌道に沿って進むわけではなく，徐々にずれてくる．前述のベータトロンを発明したカーストは，共同研究者のR. セーバー（R. Serber）と平衡円軌道からの水平方向および垂直方向へのずれに関する運動方程式を導いた．

粒子が半径ρの円軌道に沿って進むとき，その中心角度が$\delta\theta$増加する場合の軌道の変化を水平方向と垂直方向に分けて考えると，2階の微分方程式で表され，弱集束（weak focusing）の運動方程式が得られる．

$$\frac{d^2x}{d\theta^2} + (1-n)\cdot x = 0 \tag{4.34}$$

$$\frac{d^2y}{d\theta^2} + n\cdot y = 0 \tag{4.35}$$

上の式は，$(1-n)$およびnが正の場合，すなわち，$0<n<1$の場合は，振動解で平衡軌道からのずれに対して安定である．これ等はビーム周回軌道の水平（x）方向と垂直（y）方向のベータトロン振動を記述する式で，円軌道を一周する間のx方向の振動数v_xおよびy方向の振動数v_yと，磁場勾配のn値との関係はそれぞれ

$$v_x = \sqrt{1-n} \quad \text{および} \quad v_y = \sqrt{n} \tag{4.36}$$

で表される．カースト-セーバーの注目したこの加速粒子の横方向の振動は，磁場勾配が0でない場合に生じ，ベータトロン振動（betatron oscillation）と呼ばれる．この一周当りのベータトロン振動数は，ベータトロンチューン（betatron tune）と呼ばれており，強集束が発明されるまで，後述のクラシックサイクロトロンや弱集束シンクロトロン（weak focusing synchrotron）でも軌道安定性のための基本的条件となった．

強集束（strong focusing）の運動方程式は，前の式（4.34）と式（4.35）を周回軌道に沿った座標 $s(=\rho\cdot\theta)$ で表すと，機能結合型（combined function type）の偏向電磁石中では次式で与えられる．

$$\frac{d^2x}{ds^2}+\frac{1}{\rho^2}(1-n)\cdot x=0 \tag{4.37}$$

$$\frac{d^2y}{ds^2}+\frac{n}{\rho^2}\cdot y=0 \tag{4.38}$$

ここで，強収束シンクロトロン（strong focusing synchrotron）が磁場勾配のない単純な2極電磁石と，4極電磁石で構成されるとすると，磁場勾配のない2極電磁石では $n=0$ で，次式のように表される．

$$\frac{d^2x}{ds^2}+\frac{1}{\rho^2}\cdot x=0 \tag{4.39}$$

$$\frac{d^2y}{ds^2}=0 \tag{4.40}$$

また，4極電磁石の長さが短く，その間で粒子は偏向しないとみなすと，$\rho\to\infty$ として，$1/\rho^2\approx 0$ となり，4極電磁石は，水平方向に集束であれば，垂直方向に発散で，$x(s)$ と $y(s)$ の係数 K_x, K_y は，異なる符号の $K_x=-K_y$ となる．強集束系では偏向電磁石と4極電磁石の集束と発散のレンズ系を交互に置いたFODOの標準的な系を考え，水平面に対して集束と発散の複数の4極電磁石を交互に配置すれば，両方向に対し最終的に集束を持たせることができ，次のように書くことができる．

$$\frac{d^2x(s)}{ds^2}+K(s)\cdot x(s)=0 \tag{4.41}$$

$$\frac{d^2y(s)}{ds^2}-K(s)\cdot y(s)=0 \tag{4.42}$$

一般に，強集束のシンクロトロンはFODOを単位セル（L）として示され，Fは水平方向に集束，垂直方向に発散の4極電磁石（QF），Oはドリフト領域であるが，ここに磁場勾配のない偏向電磁石（B）が入る．次のDは水平方向に発散，垂直方向に集束の4極電磁石（QD）で，続いてドリフト領域のOに偏向電磁石（B）が入る．この単位セル（L）が繰り返され，強集束シンクロトロンが構成される．

図4.20に偏向電磁石B，集束，発散の4極電磁石FとDを交互に配置したFBDBを単位セルとする強集束シンクロトロン（a）とFBDB格子図とX, Y方向のビーム変化（b）を概念的に示す．

さらに，係数 $K(s)$ は s の周期関数で，周長Cの円形加速器に対して，リングの周長をC，

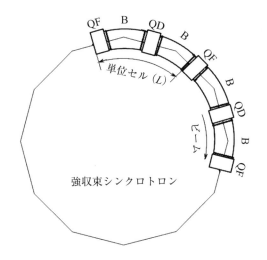

(a) 強収束シンクロトロンの単位セル構成図

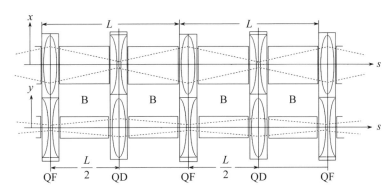

(b) FBDB格子図と x, y 軸のビーム収束，発散概念図

図4.20 強集束の概念図

リング全体として電磁石配列に規則性の現れる周期をLとすると，$N(=C/L)$回の周期性が存在し，係数$K(s)$の周期条件は次のように表される．

$$K(s+L) = K(s) \tag{4.43}$$

強集束の条件から，ビームがシンクロトロンを一周する間に，これらの係数$K(s)$は交互に変化する（符号を変える）ため，$x(s)$，あるいは$y(s)$を$u(s)$とおいて，軌道の微分方程式を次のように書き換える．

$$\frac{d^2u(s)}{ds} + K(s)u(s) = 0 \tag{4.44}$$

このような周期性を持ち，1次微分項を持たない2階微分方程式はHillの方程式と呼ばれ，扱い方には二通りある．一つは，線形であることから，たとえば，FODOに対して（マトリックス）要素を通して光学的に行列を使う方法，もう一つは，方程式が単振動の式に似ている

ことから，解析的に次のような単振動の式で扱う方法がある．

$$u(s) = A\sqrt{\beta(s)} \cdot \cos(\phi(s) + \phi_0) \tag{4.45}$$

A と ϕ_0 は初期条件によって決定される積分定数で，ϕ_0 は初期位相を表し，$\phi(s)$ はベータトロン振動の位相の進みを表す．$\beta(s)$ はベータ関数（beta function）と呼ばれ，$\sqrt{\beta(s)}$ は，式 (4.45) からわかるように，さまざまな振幅と位相でベータトロン振動するビームの u（x または y）平面でのエンベロープ（包絡線）を表す．このため，ベータ関数によりビームサイズの目安が得られる．また，$\beta(s)$ は，ラティス構造（lattice structure）の集束条件からくる超周期 L にしたがって，K と同じ周期性を持っている．

$$\beta(s) = \beta(s + L) \tag{4.46}$$

$\beta(s)$ と $\phi(s)$ の微分方程式は，式 (4.45) を 2 回微分して Hill の方程式 (4.44) に当てはめ，$u(s)$ が Hill 方程式を満たす条件によって次式が得られる．

$$\phi'(s) = \frac{1}{\beta(s)} \tag{4.47}$$

軌道に沿った関数 $\beta(s)$ がわかれば，(4.47) 式を積分して，ベータトロン振動の s から s_0 間の位相関数（位相進み）を計算できる．

$$\phi(s) = \int_{s_0}^{s} \frac{1}{\beta(s)} ds + \phi_0 \tag{4.48}$$

$\phi(s)$ はラティスの点 s_0 と s の間の振動の「位相進み」で，一周当たりの振動数 ν は 2π で除して，次式のように表される．

$$\nu = \frac{\phi(s = 1\text{turn})}{2\pi} = \frac{1}{2\pi} \cdot \oint_{\text{turn}} \frac{1}{\beta(s)} ds \tag{4.49}$$

ν 値はチューン（tune）といわれ，水平と垂直の集束はそれぞれ独立なので，2 種類の振動数を持ち，水平方向のチューンと垂直方向のチューンを区別する必要がある．

$$\nu_x = \frac{1}{2\pi} \cdot \oint_{\text{turn}} \frac{1}{\beta_x(s)} ds \tag{4.50}$$

$$\nu_y = \frac{1}{2\pi} \cdot \oint_{\text{turn}} \frac{1}{\beta_y(s)} ds \tag{4.51}$$

理想的なシンクロトロンであれば，チューンはどんな値でもとるが，実際のシンクロトロンでは，ν_x, ν_y が整数または半整数に近づくと共鳴がおき，粒子は安定軌道からはずれるため，一般に，チューンは整数とはしない．

第 8 節　がん治療用加速器

8.1　電子リニアック

　加速方法により，電子リニアックの加速管を分類すると進行波型と定在波型とがある．進行波型加速管では，高周波電場の位相速度と加速電子の速度がほぼ等しく，電子は高周波電場のある一定の位相に乗って，常に電場の加速を受けながら加速管の中を進行していく．定在波型加速管の中で現在広く採用されている側結合型定在波加速管では，隣り合った加速空洞内の電場の向きが互いに逆向きになっていて，ある空洞で加速を受けた電子が次の空洞へ進む間に高周波電場の位相が180°変化して，再びそこで加速を受けるようになっている．

　定在波型というのは加速管が空洞共振器からなり，振幅と周期の等しい2つの電磁波が加速管の両端から互いに反対方向に進行するときに，空洞の中にできる高周波の定在波を利用する．電場が垂直に横切る面導体を置くと，導体は電磁場分布に影響を与えることなく，2つの短絡面に囲まれた領域に，それぞれのモードに対応した電場分布の定在波が発生する．この電波分布を加速に利用するものを定在波型リニアックという．たとえば，両端が閉じた導波管では，反射波と入射波との合成された電場が定まった位置にでき，この電場で電子を加速する．この種の加速器の代表は，結合空洞型リニアック（coupled-cavity linac）である．

　第3節第2項の円盤装荷型加速管では，すべてのセルの電場が同じ方向を向いた0モードで加速できるように円盤の間隔を決めてあるが，円盤の間隔を位相にしてπであるように決定すると，それぞれの円盤からの反射波の位相がそろって，すべての波が重なり合うので，進行波と同じ大きさの反射波が生じ，導波管の中に定在波ができて波の伝達はない．これをπモードという．通常，高周波のうち，位相速度が電子の速度と一致するのは一つだけであるが，πモードの場合，二つの成分が加速に寄与し，シャントインピーダンスは他のモードに比べて高くなる．しかし，群速度が0であるため，加速管内の電磁場分布が加速管の寸法誤差の影響を受けやすく，また，ビームがパルス的に通過するとき，電磁場の特性が安定しないなどの欠点がある．

　これに対して，π/2モードは群速度が最も大きく，電磁場の安定性（各セルごとの電場の強さや位相の一様性）の点から優れている．しかし，このモードでは，一つおきに電場の発生していないセルが存在するので平均の加速電場が低く，シャントインピーダンスが低くなる．そこで，この加速に寄与していない結合セルの構造を工夫して，単に電磁波を伝搬させる結合セルとし，この結合空洞の長さを短くすることにより，シャントインピーダンスを上げ加速管全体を短くしている．その典型的な例が，側結合構造（side-coupled structure）定在波型リニアックである．これを図4.21に示す．定在波型リニアックは構造が複雑で費用がかかるが，加速効率がよく，同じエネルギーを得るのに小型にできるため，現在では大部分の医療用電子リニアックはこの定在波型を用いている．

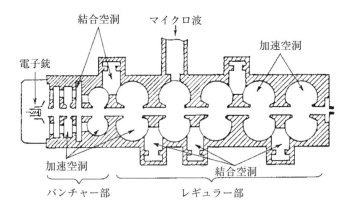

図4.21 側結合定在波型加速管（side-coupled standing wave structure linac）の断面構造

8.2 サイクロトロン

8.2.1 サイクロトロンの原理

一様な磁場Bを速度vで回転している電荷qeの粒子には，粒子の受けるローレンツ力と遠心力の釣り合いから，次の関係が成り立つ．

$$qevB = \frac{mv^2}{\rho} \qquad (4.52)$$

ここに，mは荷電粒子の質量，vは速度，ρは軌道半径である．これより半径ρの円軌道を速度vで運動している荷電粒子の回転周期τ_{rev}は，次式のようになる．

$$\tau_{\mathrm{rev}} = \frac{2\pi\rho}{v} = \frac{2\pi m}{qeB} \qquad (4.53)$$

一様な磁場Bと，加速粒子の質量および電荷の変化がなければ，回転周期は半径によらず一定になる．これが最初のサイクロトロン（cyclotron）の原理である．

8.2.2 サイクロトロンの動作原理

サイクロトロンには，図4.22（a）に示すように，円形電磁石の磁極間の真空槽の中に置いた2つの偏平な中空半円筒の電極（その形状からディー（Dee）と呼ばれている）がある．その一方をディー1とし，他方をディー2（一般にダミーディーといわれ，アース電位になる）とする．これを一定の周波数で励振すると，この2つの電極に高周波電圧が加えられ，両電極間隙（gap）に高周波電場が発生する．両ディー電極の内部は，電場から遮蔽され電場はできない．ディー1が正電位にあるとき，真空槽の中央部のディー1側に置かれたイオン源から引き出された荷電粒子（陽イオン）は，電極間隙で加速されアース電極のディー2の内部に引き込まれる（gap①）．ディー電極の内部には電場がないので加速はされないが，磁場はあるので荷電粒子は電極に引き込まれた時の速度を保ったまま円運動する．半周後，加速粒子は180°回転し，進行方向は逆向きとなる．再び電極間隙を通過する時高周波の位

第4章 荷電粒子の加速原理

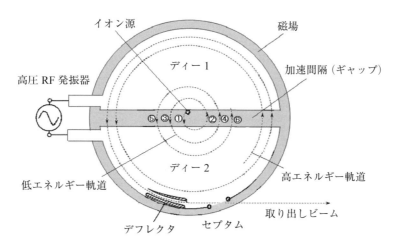

(a) 一様磁場サイクロトロンにおけるイオンの加速を示す図

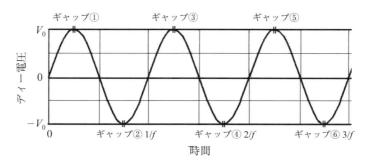

(b) ディー1およびディー2電極間の高周波電圧変化を示す図を示す図

図4.22 サイクロトロン原理図

相も180°進行し，ディー1が負電極となるので，ディー2電極間との加速電場も逆向きになり，荷電粒子は再び両ディー電極間隙で加速され，ディー2からディー1に引き込まれる（gap②）．加速された荷電粒子の軌道半径はその分大きくなり，次の半周期で両電極間隙の加速電場の向きは再度入れ替わり，粒子はディー1とディー2間で加速される（gap③）．このように荷電粒子は電極間隙を通過するたびに加速され，軌道半径は大きくなる．すなわちディーの励振周波数を粒子の周回周期に同調させることにより，両電極間隙を通過するたびに，高周波電場を受ける粒子は，螺旋状の軌跡を画きながら高エネルギーに加速される．また，サイクロトロンで加速されているエネルギーの異なる粒子は，それぞれgap①，③，⑤……，で同時に加速されていることになる．それぞれの粒子はエネルギーを上げて次の軌道を半周し，gap②，④，⑥……で同時に加速される．所定の到達エネルギーに達した粒子は，ディーの出口に配置された静電デフレクタ（electrostatic deflector）によって軌道を曲げられ，外に取り出される．

8.2.3 クラシックサイクロトロンの限界

クラシックサイクロトロンの加速エネルギーには限界がある．加速された粒子はエネルギーが高くなると，相対論的効果のため加速粒子の質量が増加し，回転周期は長くなる．また，クラシックサイクロトロンの磁場は，弱集束の条件を保つため，半径が大きくなるにしたがい，徐々に弱くなるので，Bも小さくなり，さらに回転周期は長くなる．このため，一定周波数で加速するためには，外側に行くほど磁場を強くして粒子の回転半径を小さくし，軌道長を短くする必要があるが，これでは外側にいくほど磁場を弱くするクラシックサイクロトロンの考え方に反することになる．

サイクロトロンの加速エネルギーが上昇しても，粒子の回転周波数と加速周波数を同期させるには2つの方法がある．
1. 加速周波数を回転周波数に合わせて変化させる方法
2. 磁場の強さを半径の増大と共に強くする方法

以下，それぞれの方法について述べる．

8.2.4 シンクロサイクロトロン

クラシックサイクロトロンの加速の限界を超えるために最初にとられた方法は，加速粒子の質量の増加に伴い，速度の増加率が減少することにより生じた加速位相のずれを，高周波の周波数変調（frequency modulation）を行うことで，粒子の回転速度，すなわち角速度ωに同期させ，加速位相に乗せることであった．これをシンクロサイクロトロン（synchrocyclotron），あるいは周波数変調を行っていることから，FMサイクロトロン（frequency modulated cyclotron）と呼んでいる．

このシンクロサイクロトロンは，相対論の壁を破ってエネルギーを上げることに成功したが，一定磁場の中で，粒子の相対論的変化に同期するように，加速途中で高周波の周波数変調を行っていることから，すべて軌道上で粒子を同時に加速することはできない．したがって，取り出しビームは連続ではなく，間欠的になるためビーム電流は，後述のAVFサイクロトロンに比べると大幅に少ない．

8.2.5 AVFサイクロトロン

加速粒子の回転周波数と加速周波数を同期させるもう一つの方法は，磁場の強さを半径が大きくなるほど強くすることにより，粒子の周回軌道長を短くし，回転周期を短縮する方法である．式（4.53）から，磁極の中心部（$\rho \approx 0$）の磁場をB_0，粒子の静止質量をm_0とすると，非相対論的領域の回転周波数f_0は次式のようになる．

$$f_0 = \frac{qeB_0}{2\pi m_0} = \frac{qe}{2\pi\rho} \tag{4.54}$$

粒子は加速されて外側にいくほどその質量mは大きくなるので，相対論的影響を考慮して，ローレンツ因子を用い式（4.54）の回転周波数を次のように書き換える．

第4章 荷電粒子の加速原理

$$f_{\text{rev}} = \frac{qeB(\rho(E))}{2\pi m(E)} = \frac{1}{\gamma} \cdot \frac{qeB(\rho(E))}{2\pi m_0} \tag{4.55}$$

上式は，エネルギーとともに増加する質量の効果を補正するように，偏向磁場が半径とともに増加する場合に限りサイクロトロンでの同調が維持され，周波数一定の高周波で加速できることを示している．$f_{\text{rev}} = f_0$であるので，式（4.54）と式（4.55）から

$$B(\rho(E)) = \gamma \cdot B_0 \tag{4.56}$$

となる．このような条件を満足する磁場を等時性磁場（isochronous field）と呼び，等時性磁場を用いたサイクロトロンを等時性サイクロトロン（isochronous cyclotron）と呼んでいる．しかし，等時性磁場は半径が大きくなるにつれて磁束密度が高くなる正の磁場勾配を持っている．正の磁場勾配は，負の磁場指標に相当するので，垂直方向に発散を引き起こし，加速粒子の安定性が得られない．等時性磁場では，ほぼ加速粒子の運動エネルギーに比例して，垂直方向の発散力の増大する点が問題である．

もし，垂直方向に余分な集束源ができれば，サイクロトロンに等時性磁場が許される．集束させる1つの方法は，偏向磁場の強度を方位角方向に変化させることである．

サイクロトロンの円形の磁極に，図4.23に示すようなウェッジ型の磁極間隔の広い部分（谷: valley）と狭い部分（山: hill）を交互に作る．垂直方向の磁場の大きさは，ほぼ磁極間距離に反比例するので，磁場は山の領域でより強くなり谷の領域で低くなる．こうすると，磁束密度の強い部分と弱い部分の境界においてビームに対する集束力を得ることができる．このような集束方法をセクター集束（sector focusing）と呼び，等時性サイクロトロンは，この集束方法にちなんでセクター集束サイクロトロン（sector focused cyclotron, SFサイクロトロン）と呼ぶ．あるいは，加速粒子の回転軌道に沿って（方位角方向に）変化する磁場（azimuthally varying field: AVF）によりビームを集束させるので，AVFサイクロトロンと呼んでいる．

AVFサイクロトロンの特徴は，加速粒子の回転周波数と加速周波数が同期しているので，位相安定の原理が働き，ビームの加速に対しても安定で，加速電圧も低くできる．一方，ク

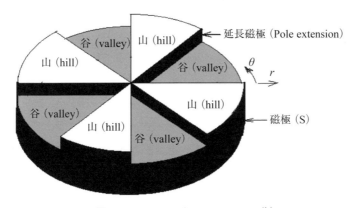

図4.23 AVFサイクロトロンの磁極

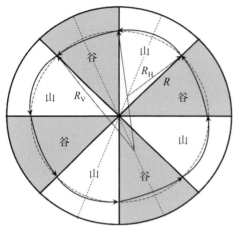 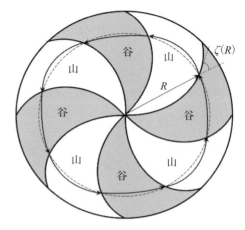

(a) ラジアルセクターサイクロトロン　　　(b) スパイラルセクターサイクロトロン

図4.24　セクターサイクロトロン

ラシックサイクロトロンの特徴も引き継いでいる．つまり，加速周波数は一定で，連続運転ができ，荷電粒子を高いエネルギーまで加速することが可能になると同時に，大きな電流値が得られる．

粒子軌道に沿った磁場変化の1周期はセクターと呼ばれ，セクターは1つの山と1つの谷を含む．セクターの数は，磁極の山の数に等しく，Nで表され，図4.24（a）は，$N=4$の場合のラジアルセクターサイクロトロン（radial sector cyclotron）を示している．さらに強い垂直方向の集束は，山と谷の境界が左図の簡単な直径方向の線から，図4.24（b）に示すような螺旋状の拡がりを持つ磁極により得られる．このようなサイクロトロンをスパイラルセクターサイクロトロン（spiral sector cyclotron）と呼んでいる．

8.2.6　リングサイクロトロン

相対論の壁を破って加速エネルギーを増加し，サイクロトロンが大型化すると，集束力を大きくとるため磁場の強弱を一層大きくつける必要がある．回転半径が増すと磁石も大きくなるが，磁場の弱い部分をゼロ磁場にすれば，磁石は磁場の強い部分にだけ置けばよいことになる．このように電磁石を分割して配置するサイクロトロンをSSC（separated sector cyclotron）と呼んでいたが，加速器の分野では，超電導スーパーコライダー（Superconducting Super Collider: SSC）と混同されることから，現在ではリングサイクロトロン（ring cyclotron）と呼ばれている．

8.3　シンクロトロン

サイクロトロンで問題となった相対論的効果による周回周期の遅れと，それに伴う加速位相のずれを解決したのは，ソ連のV.I.ベクスラーと米国カリフォルニア大学バークレー校のE.C.マクミランが1945年に，それぞれ独立に発表した位相安定性原理である．この発見によってシンクロトロン（synchrotron）が開発され，相対論的高エネルギーへの加速が可能に

第4章　荷電粒子の加速原理

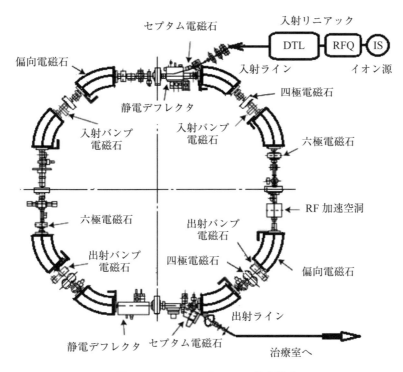

図4.25　シンクロトロンの基本構成

なってきた．さらに，1952年E. D.クーラント（E. D. Courant），M.S.リビングストン（M. S. Livingston），H. S.スナイダー（H. S. Snyder）は，強集束シンクロトロン（strong focusing synchrotron）を提案し，シンクロトロンの大きさは，従来の弱集束シンクロトロン（weak focusing synchrotron）に比べてさらに小型化された．

8.3.1　シンクロトロンの構成

シンクロトロンは複合加速器で，イオン源（ion source），ライナック等の入射器（injector）およびシンクロトロンで構成される．シンクロトロンは，サイクロトロンと同様に円形加速器の1つであるが，サイクロトロンが静磁場を利用するのに対し，シンクロトロンは加速粒子のエネルギーに応じて変化する変動磁場を利用している．シンクロトロンの基本構成は，図4.25に示されているとおり，荷電粒子を加速する高周波加速空洞と，粒子の軌道を一定に保つために，半径Rの円周軌道に配置された電磁石系（偏向電磁石，四極電磁石など），さらにビーム入出射系で構成される．シンクロトロンは，サイクロトロンと異なり，粒子は最初からある決められた一定の大きな半径を回転するため，シンクロトロンで加速する前に，一定のエネルギーまで粒子を加速する入射器が必要になる．一般に，入射器としてはRFQ（radio frequency quadrupole）リニアックとDTL（drift tube linac）リニアックを組み合わせた線形加速器がよく使われる．

主加速器となるシンクロトロンは，図4.25に示すように，電磁石や高周波加速空洞を一定の半径の円周上に配置し，粒子を加速する．電磁石には，ビームを偏向し一定の周回軌道を構成する偏向電磁石（bending magnet），ビームにレンズ効果で集束作用を及ぼす4極電

磁石（quadrupole magnet），わずかな運動量の広がりによる集束作用のズレから生ずる色収差を補正するための6極電磁石（sextupole magnet）があり，高周波加速空洞（rf cavity）では，粒子の周回周期に同期した高周波電場を発生し，ビームを加速する．

8.3.2 シンクロトロンの動作

シンクロトロンで加速される荷電粒子は，一周すると，また元の位置に戻る閉軌道（closed orbit）を形成し，同じ位置（加速空洞）で繰り返し加速される．シンクロトロンの軌道半径は一定（R）で，粒子が加速される間，運動量，磁場，加速周波数が同期して変動する．つまり，周回軌道長（円周 $C = 2\pi R$）は一定で，加速とともに粒子の速度が増加するので，周回時間が短くなり，周回周波数 $f_{rev}(t)$ が上がり，加速の高周波電場の周波数 $f_{acc}(t)$ もそれにつれて上げる必要がある．すなわち，周回周波数と高周波電場の周波数は同調している．

$$f_{acc}(t) = (integer) \cdot f_{rev}(t) = (integer) \cdot \frac{v(t)}{2\pi R} \tag{4.57}$$

また，速度の増加は，運動量が増加していることになるので，軌道を一定半径に保つために磁場も強度を上げなくてはならない．すなわち，運動量と磁場も同調している．

$$p(t) = qeB(t)\rho \tag{4.58}$$

式（4.57）と式（4.58）の両方を常に満足しなければならない．このためシンクロトロンと呼ばれている．

シンクロトロンの運転パターンには，早い取り出し運転と遅い取り出し運転のパターンがある．医療用のシンクロトロンでは，一般に後者が採用されている．遅い取り出しでは，加速・ビーム取り出し・減速の繰り返し数は，一般に0.5 Hz以下で，取り出しビームのパルス幅も状況に応じて可変で，2～3秒が一般的である．

図4.26は，遅いビーム取り出しの運転パターンの例を示しており，加速とともに磁場は上昇し，エネルギーの上昇とともに速度が増し，周回周波数が増加するので，周回粒子数は変化しなくてもビーム電流は増加することを示している．ビームを取り出す間は，エネルギーは一定で，磁場も一定である．また，ビームを取り出すことによって，周回ビーム電流は減少し，取り出しが終了すると磁場を下げて，入射粒子の周回磁場に戻す．

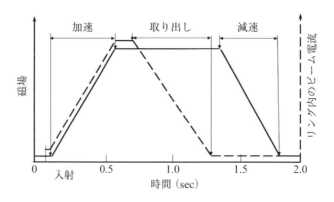

図4.26 遅いビーム取り出しの運転パターン

8.3.3 シンクロトロンの位相安定性原理

この原理は，円形加速器における加速粒子の周回時間に同期した加速高周波には，ある適切な高周波位相が存在し，エネルギーのばらついた粒子の群れが，その位相の周りに捕獲され，集群（bunching）し，安定に高エネルギーまで加速できるというものである．

シンクロトロンでは，ある任意の運動量p_sを持った同期粒子は，周長Cの周回軌道を回転しているが，同期位相近傍の粒子の運動量がp_sよりΔpだけわずかにずれた粒子の軌道がΔCだけずれたとする．直観的には，磁場強度は同期粒子の運動量に合わせてあるので，それよりエネルギーの高い粒子は，基準周回軌道の外側を大回りし，周回時間は長くなる．また，エネルギーの低い粒子は内側を回るので，周回時間は短くなる．そこで運動量の違いによる周長の違いを次式で表す．

$$\frac{\Delta C}{C} = \alpha_p \frac{\Delta p}{p_s} \tag{4.59}$$

上式のα_pは，運動量圧縮係数（momentum compaction factor）と呼ばれ，運動量が変化したとき，周回軌道長C（あるいは平均軌道半径R）がどの程度変わるかを示す係数で，加速器中の磁場分布によって決定される．ビームバンチの中の粒子の運動量は，中心値p_sの周りに分布しているが，α_pが小さければ，運動量の異なる多数の粒子が同一半径の周囲に密に詰まっていることを意味する．

いま，位相振動を伴わない同期粒子（synchronous particle）の速度をv_s，その周回軌道長をCとすれば，その周回時間τ_sとの間には，$\tau_s = C/v_s$の関係がある．速度がわずかにΔvだけずれたとき，粒子の周回軌道長はΔCだけずれ，回転周期も$\Delta\tau$だけずれたとし，それぞれの変化分はきわめて小さいとすれば，近似的に次式のような関係が得られる．

$$\frac{\Delta\tau}{\tau_s} = \frac{\Delta C}{C} - \frac{\Delta v}{v_s} \tag{4.60}$$

また，粒子の運動量と速度の間には，$p = m_0\gamma v$の関係があるので，次式が得られる．

$$\frac{dp}{p} = \gamma^2 \frac{dv}{v} \tag{4.61}$$

式（4.59），式（4.60），式（4.61）より

$$\frac{\Delta\tau}{\tau_s} = \left(\alpha_p - \frac{1}{\gamma^2}\right)\frac{\Delta p}{p_s} = \eta\frac{\Delta p}{p_s} \tag{4.62}$$

式（4.60）より$\alpha_p - \frac{1}{\gamma^2} > 0$であれば，$\Delta p > 0$の粒子は周回時間が増加するので，よりゆっくり周回する．$\alpha_p - \frac{1}{\gamma^2} < 0$であれば，$\Delta p > 0$の粒子は周回時間が短くなるので，より速

く周回することになる．両者の境目となる $\alpha_p = \dfrac{1}{\gamma^2} \equiv \dfrac{1}{\gamma_{tr}^2}$ と表すと，γ_{tr}はトランジションガンマ（transition gamma）といわれるシンクロトロン設計パラメータの1つである．

$$\gamma_{tr} = \frac{1}{\sqrt{\alpha_p}} \tag{4.63}$$

トランジションガンマ係数は，複雑な格子構造をもった完全な円形ではない装置について，数値的に評価しなくてはならない．

　加速粒子が，空洞の位相$\phi_s = \pi/2$の時，空洞を通過すると最大のエネルギーを得る．しかしながら，それより早く到着した粒子は少ないエネルギーしか得ず，遅く到着した粒子も少ないエネルギーしか得ない．これでは，粒子の縦方向への"復元力（restoring force）"は得られない．しかし，加速高周波を正弦波として，その直線領域にϕ_sを保つことによって，縦方向に"位相が集束"し，粒子は集群する．その時の加速電圧V_aは次式で与えられる．

$$V_a = V_0 \sin\phi_s \tag{4.64}$$

加速を行う場合は，加速電圧が正となる$0 < \phi_s < \pi$の範囲に選ぶので，高周波の1周期の間に，この式を満たすϕ_sは，図4.27に示すようにϕ_sとϕ_s'の2個あることになる．これらϕ_sとϕ_s'のうち，1個だけが粒子を捕獲できる安定位相で，もう一方の位相は，粒子が離散する不安定位相で，ϕ_sとϕ_s'のどちらが安定位相であるかは，加速粒子のエネルギーに依存する．

　まず，粒子のエネルギーが比較的低く，非相対論的領域のエネルギーであれば，ほとんど粒子の質量変化はないとみなして，その速度はエネルギーに依存する．このエネルギー領域では，粒子の速度変化による周回時間の変化が優勢で，加速粒子の安定位相は$0 < \phi_s < \pi/2$の範囲にある．（図4.27）図4.28に示すようにこの領域の同期粒子（synchronous particle）Cは，ϕ_sという位相の電圧を受け，一周してわずかに高い周波数となった波の位相ϕ_sでまた加速される．しかし，加速される粒子群の運動量には幅があり，Cより高いエネルギーを持つ運動量の大きなAの粒子はCより早く加速ギャップに到着し，ϕ_sより前の位置Aの電圧を受ける．これはCの受けた電圧より低いので，次の一周では少し遅れることになり，Cの

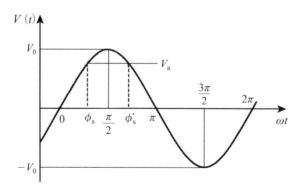

図4.27　加速高周波の安定位相

位相に近づいていく．一方，Cより低いエネルギーを持つ運動量の小さなBの粒子はCより遅れて加速ギャップに到着し，ϕ_sよりも高い電圧を受けることになり，次の一周では少し早く到着することになり，徐々にCの位相に近づくことになる．こうして復元力は確保できるが，C粒子近傍の非同期粒子のエネルギーは振動する．

次に，加速粒子のエネルギーが相対論的領域になると，粒子は加速されエネルギーが増加すると，質量の増加を伴い，エネルギーすなわち運動量の増加に比して速度の増加割合は小さくなり，粒子の周回軌道長の変化が周回時間の主な決定要因になる．この場合，安定位相の範囲は，$\pi/2 < \phi'_s < \pi$になる．（図4.27）この領域における同期粒子C'は，ϕ'_sという位相の電圧を受けるが，C'よりもエネルギーの高い粒子A'は，C'よりも早く加速ギャップに到着し，A'の電圧を受ける．A'の電圧はC'の電圧よりも高いので運動量の増加が大きく，軌道長の増加分はC'より大きくなり，速度の増加割合は軌道長の増加割合より小さいので，次の一周では少し遅く到着し，C'に近づくことになる．また，C'よりエネルギーの低い粒子B'は，C'よりも遅く到着して，ϕ'_sより低いB'の位置の電圧を受け，C'よりもエネルギー増加分は小さいので，運動量の増加も小さく，軌道長はC'より短くなり，さらに，速度の増加割合はC'より大きいので，次の一周では少し早く到着しC'に近づくことになる．

つまり，前者は速度変化が優勢で周回時間が変化するが，後者の場合，速度変化よりも軌道長の変化が優勢に周回時間に影響する．

粒子群はそれぞれの領域で，同期位相の周りを行きつ，戻りつしながら振動する．これをシンクロトロン振動（synchrotron oscillation）という．粒子が集群する位相を安定位相といい，その位相幅を高周波バケット（radio-frequency bucket）という．つまり，シンクロトロン振動は，同期粒子の運動量から少しずれた運動量を持った非同期粒子が，同期粒子の加速位相の前後に振動することをいう．これがシンクロトロンの位相安定性原理（principle of phase stability）である．

安定位相を分けるエネルギーをトランジションエネルギー（transition energy）と呼んでおり，トランジションエネルギーを通過するシンクロトロンでは，ビームのバンチ構造が失われる前に，高周波電場の位相をシフトさせる必要がある．ただ，電子シンクロトロンの場合，電子は常にトランジションエネルギーより高いところで入射されるため，この効果は重

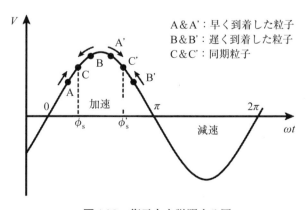

図4.28　復元力を説明する図

要ではない．なお，トランジションエネルギーは，トランジションガンマ係数から求めることができる．

8.3.4 弱集束シンクロトロンと強集束シンクロトロン

初期のシンクロトロンは，サイクロトロンの軌道安定性に基づく，いわゆる弱集束の原理による比較的エネルギーの低いシンクロトロンであったが，同じ到達エネルギーに対する電磁石の重量はサイクロトロンに比べ格段に軽減された．しかし，弱集束の原理に基づく軌道安定性は，ビームに対する集束力が弱いため，加速されるビームのベータトロン振動の振幅が大きく，ビームアパーチャの増大に応じて電磁石も大型になる．弱収束シンクロトロンのビームアパーチャは軌道半径にほぼ比例するため，ビームエネルギーとともに電磁石総重量が増加する．弱収束シンクロトロンに要求される電磁石の重量はエネルギーのほぼ三乗に比例するといわれる．

弱集束型のシンクロトロンに使われる電磁石は，機能結合型の偏向電磁石で，磁極形状を適当に選ぶことにより，動径方向の磁場成分を作り出すと，垂直方向の集束効果が得られ，1台の電磁石に横方向の集束と偏向という2つの機能を併せ持つことが可能になる．シンクロトロンは比較的コンパクトになり，制御も簡単になる．円軌道の動径方向に磁場の傾きがあり，その磁場指標値 n が $0 < n < 1$ の場合，水平，垂直両方向が同時に集束作用として働く．このような集束作用をCG（constant gradient）集束といい，弱集束シンクロトロンは，CGシンクロトロンとも呼ばれている．

強集束シンクロトロンの始まりは，$|n| > 1$ であるような偏向電磁石を，n の符号が交互に変化するように並べても，系全体として集束効果の得られることが分かったことである．この集束方式は，磁場の勾配が交互に変化することからAG（alternating gradient）集束方式といわれ，n値を十分大きくとることにより，水平，垂直両方向に強い集束力を得ることが可能になった．この集束方式を採用したAGシンクロトロンは，大型になっても，電磁石をそれほど大きくする必要がないため，近代的高エネルギーのシンクロトロンでも広く採用された．

最近では，機能結合型シンクロトロンのコンパクトさや制御の容易さよりも，調整の自由度を重視し，半径方向の偏向電磁石と横方向の集束を独立した四極電磁石で行う機能分離型シンクロトロン（separated function type synchrotron）が一般的になり，ほとんどの強集束シンクロトロンで採用されている．しかし，陽子線治療用シンクロトロンには，小型化と制御の容易さの観点から，弱集束シンクロトロンも用いられている．

（河内清光）

参考文献
- 田坂皓他：放射線医学大系第34巻　放射線物理学（治療）．1984，中山書店，東京
- バルデマール・シャーフ：医生物学用加速器総論．1994，医療科学社，東京
- Livingston MS, Blewett JP: Particle Accelerators. 1962, McGraw-Hill, New York
- Humphries S Jr.: Principles of Charged Particle Acceleration. 1999, John Wiley and Sons
- 河内清光：Jpn. J. Med. Phys. **33**: 2, 2013
- 河内清光：Jpn. J. Med. Phys. **33**: 145, 2013
- 河内清光：Jpn. J. Med. Phys. **34**: 167, 2014

第4章　荷電粒子の加速原理

・関心のある方は，次の Web site が参考になります．
高エネルギー加速器セミナー OHO
http://accwww2.kek.jp/oho/OHOtxt1.html（accessed Dec. 20, 2018）
http://accwww2.kek.jp/oho/OHOtxt2.html（accessed Dec. 20, 2018）
http://accwww2.kek.jp/oho/OHOtxt3.html（accessed Dec. 20, 2018）
http://accwww2.kek.jp/oho/OHOtxt4.html（accessed Dec. 20, 2018）

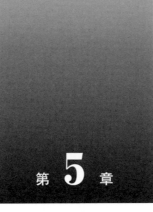

第5章
荷電粒子と物質との相互作用

放射線と物質の相互作用は，放射線が電荷を持つかどうかで大きく異なる．光子や中性子とは異なり，電荷を持つ荷電粒子は，原子核反応を除き，主にクーロン力を介して，自らのエネルギーを与え，運動エネルギーを失っていく．ここでは，一般的に医学物理分野で必要とされる荷電粒子と物質との相互作用について説明する．

第1節 相互作用の種類

荷電粒子と物質の相互作用は，弾性衝突（elastic collision）および非弾性衝突（inelastic collision）に分類される．弾性衝突とは，衝突の前後において，運動エネルギー（kinetic energy）と内部エネルギーがともに不変に保たれるものであり，一方，非弾性衝突は，入射粒子の運動エネルギーが励起，電離エネルギーのような他のエネルギーになるものである．

荷電粒子の中で，電子・陽電子と陽子，α線のような"重"荷電粒子では，物質中の振舞が異なる．これは，粒子の質量に起因しており，たとえば，電子の静止質量 m_e が 9.11×10^{-31} kg であるのに対し，陽子の静止質量 m_p は 1.67×10^{-27} kg と，約1800倍異なっている．

質量が起因する1つの例として，図5.1に示すような軌道電子（orbital electron）と入射荷電粒子の衝突を考える．ここでは，簡単のため非相対論的な範囲とする．
エネルギー保存の法則より

$$T_1 + m_e c^2 = T_2 + T_3 \tag{5.1}$$

非相対論的なエネルギー範囲では運動エネルギー保存則となり，

$$\frac{|\boldsymbol{p}_1|^2}{2M} = \frac{|\boldsymbol{p}_2|^2}{2m_e} + \frac{|\boldsymbol{p}_3|^2}{2M} \tag{5.2}$$

また，運動量保存則より

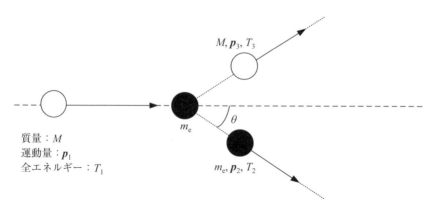

図5.1 軌道電子と入射荷電粒子の衝突

第5章　荷電粒子と物質との相互作用

$$p_1 = p_2 + p_3 \tag{5.3}$$

であるから，余弦定理

$$|p_3|^2 = |p_1|^2 + |p_2|^2 - 2|p_1|\cdot|p_2|\cos\theta \tag{5.4}$$

を考え，式(5.4)を式(5.2)に代入すると，

$$|p_2| = \frac{2m_e}{M + m_e}|p_1|\cdot\cos\theta \tag{5.5}$$

が導かれる．

$M \approx m_e$ の場合，つまり，入射粒子が電子・陽電子の場合は，式(5.5)は

$$|p_2| = |p_1|\cdot\cos\theta \tag{5.6}$$

となるので，$0 \leq \frac{|p_2|}{|p_1|} \leq 1$ 関係となる．入射粒子が電子の場合，衝突後の2つの電子の区別をつけることはできないので，通常は $0 \leq \frac{|p_2|}{|p_1|} \leq 1/2$ となる．これは，1回の衝突で入射粒子が大きなエネルギーを失う可能性があることを意味する．

一方，$M \gg m_e$ の場合，つまり，入射粒子が"重"荷電粒子の場合は，同様に，$0 \leq \frac{|p_2|}{|p_1|} \leq \frac{2m_e}{M}$ の関係となるので，1回の衝突で入射粒子が失うエネルギーは非常に小さいことがわかる．

表5.1に，荷電粒子と物質の主な相互作用をまとめる．

1.1　弾性衝突

・クーロン散乱（Coulomb scattering）（ラザフォード散乱）

原子核のクーロン場との相互作用により入射粒子は軌道を曲げられるが，放射線の放出や核の励起は伴わない．この散乱は，ラザフォード散乱とも呼ばれる．

・ラザフォード（Rutherford）の散乱公式

図5.2に示すように，入射粒子の質量 M_1，速度 V_0，電荷 ze，衝突される原子核のそれらを M_2, Ze とする．後者は初め静止しているものとし，さらに，$M_2 \gg M_1$ であるため衝突によっ

表5.1　荷電粒子と物質の主な相互作用

衝突	対象	キーワード
弾性衝突	軌道電子 原子核	クーロン散乱*（入射粒子が電子の場合） クーロン散乱*
非弾性散乱	軌道電子 原子核	電離，励起，衝突損失 制動放射，クーロン励起，放射損失

（*：ラザフォード散乱と呼ぶこともある．）

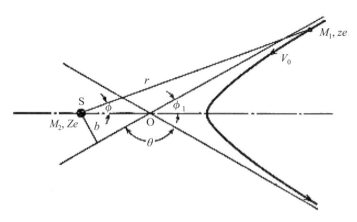

図5.2 クーロン場による散乱

て，動かないものとする．図5.2のSを起点とする極座標での運動方程式および角運動量Lは，以下のとおりとなる．

$$F = M_1 \left[\frac{d^2 r}{dt^2} - r^2 \left(\frac{d\phi}{dt} \right)^2 \right] = k \frac{Zze^2}{r^2} \tag{5.7}$$

$$L = M_1 r^2 \frac{d\phi}{dt} = M_1 V_0 b \tag{5.8}$$

ここで，$k = \frac{1}{4\pi\varepsilon_0}$，$\varepsilon_0$：真空の誘電率（permittivity）である．bはクーロン力のないときに，等速直線運動をする入射粒子が原子核に最も近づく距離であり，衝突径数（impact parameter）と呼ばれる．衝突径数は，入射粒子のエネルギーをEとすると

$$b = \frac{L}{\sqrt{2M_1 E}} \tag{5.9}$$

となり，エネルギーが一定の時は衝突径数と角運動量の大きさは比例する．
ここで，式(5.7)，式(5.8)より，$\left(\frac{d\phi}{dt}\right)$を消去した微分方程式が得られ，その解として入射粒子の軌道が得られる．すなわち，

$$r = \frac{a}{\varepsilon \cos \phi - 1} \tag{5.10}$$

ここで，

$$a = \frac{L^2}{kZze^2 M_1}, \quad \varepsilon^2 = 1 + \frac{2EL^2}{k^2 Z^2 z^2 e^4 M_1} \tag{5.11}$$

$r \to \infty$のときに$\phi \to \phi_1$となるので，$\cos \phi_1 = 1/\varepsilon$となる．$\theta$と$\phi_1$は$\phi = \pi - 2\phi_1$の関係があるので，

$$\tan^2\frac{\theta}{2} = \frac{1}{\varepsilon^2 - 1} \tag{5.12}$$

となり，続いて，散乱角θと衝突径数bの関係を下式のとおり得ることができる．

$$\tan\frac{\theta}{2} = k\frac{Zze^2}{M_1 V_0^2 b} = k\frac{Zze^2}{2Eb} \tag{5.13}$$

図5.3に示すように入射粒子が厚さxの十分に薄い物質を通過する場合，1つ粒子がいずれかの原子核に対して$b \sim b+db$の間にある確率は，物質の単位体積当たりの原子数をNとすると，$2\pi Nxb\,db$となる．入射粒子の数をn_0とすると，θ方向の$d\Omega = \sin\theta\,d\theta d\phi$の立体角内に散乱される粒子の数$n(\theta)d\Omega$は

$$n(\theta)d\Omega = n_0\frac{d\phi}{2\pi}\cdot Nx 2\pi b\,db = n_0\frac{d\Omega}{\sin\theta}\cdot Nxb\left|\frac{db}{d\theta}\right| \tag{5.14}$$

である．式(5.13)，式(5.14)より

$$n(\theta)d\Omega = n_0 Nx\left(k\frac{Zze^2}{4E}\right)^2\frac{d\Omega}{\sin^4\frac{\theta}{2}} \tag{5.15}$$

ここで，入射粒子がθ方向の単位立体角内に散乱される原子1個当たりの確率（微分断面積と呼ばれる）$\sigma(\theta)$は

$$\sigma(\theta)d\Omega = \frac{n(\theta)d\Omega}{n_0 Nx} \tag{5.16}$$

で与えられるので，式(5.15)から，

$$\sigma(\theta) = \left(k\frac{Zze^2}{4E}\right)^2\frac{1}{\sin^4\frac{\theta}{2}} \tag{5.17}$$

となる．この式をラザフォードの散乱公式という．なお，ここではラザフォード散乱公式を古典力学から導出したが，量子力学からこの公式を導入した場合，偶然にも，式(5.17)と一致することがわかっている．

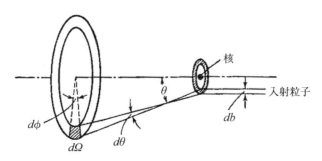

図5.3 散乱の立体角

1.2 非弾性衝突

・電離（ionization），励起（excitation）

　入射粒子が軌道電子と衝突してその運動エネルギーを失い，衝突された軌道電子が外側の軌道に移って原子が励起状態なるか，または，原子からその電子が放出され原子が電離する場合，これによるエネルギー損失を衝突損失（collision loss）という．この衝突過程では，入射粒子の最近接距離が原子の大きさと比べて遠い場合（soft collsition）と同じくらいの場合（hard collsion）の2つがある（図5.4）．遠い場合には，原子全体を点電荷とみなせる入射粒子のクーロン相互作用が主な働きをし，同じくらいの場合には入射粒子と軌道電子1個との衝突で電子が原子から放出される．また，電離において，入射荷電粒子による直接の電離を一次電離という．電離された電子のうち，入射粒子から十分なエネルギーを与えられた電子は，引き続き，物質中の原子を励起，電離させる．この電離を二次電離と呼び，また，二次電離を引き起こす電子をδ線（δ ray）と呼ぶ．

・制動放射（bremsstrahlung）

　図5.4に示すように入射粒子が原子半径より小さく原子核の近くを通過するとき，原子核の強いクーロン場により粒子の軌道が大きく曲げられて，その運動エネルギー失い，失ったエネルギーを電磁波（X線）として放出する．入射粒子が電子の場合は，この断面積が大きいが，重荷電粒子では非常に小さい．これによるエネルギー損失を放射損失と呼ぶ．制動放射について第1節第3項でさらなる説明を加える．

・クーロン励起

　原子核に荷電粒子を衝突させたとき，クーロン相互作用によって，標的核が励起される現象．この断面積は重荷電粒子のほうが大きい．

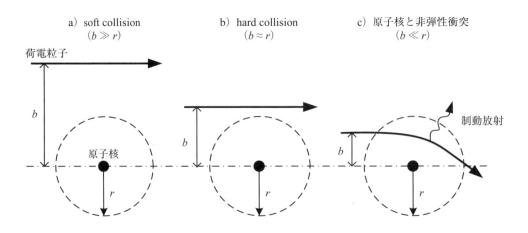

図5.4　荷電粒子と原子の3種類の衝突
a) soft collision, b) hard collision, c) 原子核との非弾性衝突
r, bはそれぞれ原子半径と最近接距離（衝突径数：impact parameter）を表す．

1.3 制動放射

荷電粒子が加速度を受けたとき，エネルギーを電磁波（制動X線）として放出する．一般に，物質中を進行する荷電粒子が，物質の原子核のクーロン力を受けたときにおこる．放射の確率は荷電粒子の加速度の大きさの二乗に比例するので，同じ大きさのクーロン力を受けるときには，放射の確率は粒子の質量の二乗に反比例することになる．したがって，制動放射が問題となるのは電子のような軽い荷電粒子である．実際，高エネルギー電子が物質中を通過する際には，エネルギーを失う過程として重要である．

最初の電子のエネルギーをE，曲げられた後の電子のエネルギーをE'，制動X線のエネルギーを$h\nu$とすると，$E = E' + h\nu$となる．実際の制動放射では，$h\nu$は0からEの間に分布している．制動X線のエネルギー分布や角度分布は，量子力学の計算により求めることができるが，その際，入射電子と原子核の最も近づいた時の距離が重要でなる．なぜなら，電子が，原子核の周りの軌道電子半径より小さければ，入射電子は核のクーロン力をそのまま受ける（核の場は点電荷Zeと考えられる）が，軌道電子の半径より大きければ，核のクーロン力は軌道電子によって弱められる（遮蔽，スクリーニング）からである．このスクリーニング（screening）の効果は次のγで規定される．

$$\gamma = 100 \frac{m_e c^2 h\nu}{T(T-h\nu)} Z^{-1/3}, \quad T = E + m_e c^2 \tag{5.18}$$

Tが小さくなるとγは大きくなり，スクリーニングは無視できる．逆に電子のエネルギーが大きくなると，γが小さくなり，スクリーニングの影響が大きくなる．BetheとHeitlerによれば，運動エネルギーEの電子が原子核のクーロン場により$h\nu$から$h\nu + d(h\nu)$の光子を放出する確率$\phi_{rad}^n(E, h\nu)\,d(h\nu)$は次式で与えられる．

a) $\gamma \gg 1$：スクリーニングなし

$$\phi_{rad}^n(E, h\nu)d(h\nu) = \alpha Z^2 r_e^2 \frac{d(h\nu)}{h\nu} 4\left[1 + \left(\frac{T'}{T}\right)^2 - \frac{2}{3}\frac{T'}{T}\right]\left[\ln\left(\frac{2TT'}{m_e c^2 h\nu}\right) - \frac{1}{2}\right] \quad [\text{m}^2] \tag{5.19}$$

b) $\gamma \simeq 0$：完全スクリーニング

$$\phi_{rad}^n(E, h\nu)d(h\nu) = \alpha Z^2 r_e^2 \frac{d(h\nu)}{h\nu} 4\left[1 + \left(\frac{T'}{T}\right)^2 - \frac{2}{3}\frac{T'}{T}\right]\left[\ln(183 Z^{-\frac{1}{3}}) + \frac{1}{9}\frac{T'}{T}\right] \quad [\text{m}^2] \tag{5.20}$$

ここで，$T' = T - h\nu$, $T = E + m_e c^2$, αは微細構造定数（fine-structure constant）であり，$\alpha = e^2/(4\pi\varepsilon_0 \hbar c) = 1/137$, r_eは古典電子半径（classical electron radius）であり，$r_e = \dfrac{e^2}{4\pi\varepsilon_o^2 m_e c^2} = 2.818 \times 10^{-15}$ m．

軌道電子の場による制動放射もある．電子のエネルギーが小さく，スクリーニングが無視できるような場合の確率は，

$$\phi_{\text{rad}}^{\text{e}} = \frac{1}{Z}\phi_{\text{rad}}^{\text{n}} \qquad (5.21)$$

となる．また，完全スクリーニングの場合には，

$$\phi_{\text{rad}}^{\text{e}}(E, h\nu)d(h\nu)\\ = 4\alpha Z r_{\text{e}}^{2}\frac{d(h\nu)}{h\nu}\left[1 + \left(\frac{T'}{T}\right)^{2} - \frac{2}{3}\frac{T'}{T}\right]\left[\ln(1440Z^{-\frac{1}{3}}) + \frac{1}{9}\frac{T'}{T}\right]\;[\text{m}^{2}] \qquad (5.22)$$

となる．
よって，$\phi_{\text{rad}}\,(=\phi_{\text{rad}}^{\text{n}}+\phi_{\text{rad}}^{\text{e}})$ は，

a) $\gamma \gg 1$：スクリーニングなし

$$\phi_{\text{rad}}(E, h\nu)d(h\nu)\\ = 4\alpha Z(Z+1)r_{\text{e}}^{2}\frac{d(h\nu)}{h\nu}\left[1 + \left(\frac{T'}{T}\right)^{2} - \frac{2}{3}\frac{T'}{T}\right]\left[\ln\left(\frac{2TT'}{m_{\text{e}}c^{2}h\nu}\right) - \frac{1}{2}\right]\;[\text{m}^{2}] \qquad (5.23)$$

b) $\gamma \fallingdotseq 0$：完全スクリーニング

$$\phi_{\text{rad}}(E, h\nu)d(h\nu)\\ = 4\alpha Z(Z+\xi)r_{\text{e}}^{2}\frac{d(h\nu)}{h\nu}\left[1 + \left(\frac{T'}{T}\right)^{2} - \frac{2}{3}\frac{T'}{T}\right]\left[\ln(183Z^{-\frac{1}{3}}) + \frac{1}{9}\frac{T'}{T}\right]\;[\text{m}^{2}] \qquad (5.24)$$

ここで，$\xi = Z\,(\phi_{\text{rad}}^{\text{e}}/\phi_{\text{rad}}^{\text{n}})$ である．

1.4　電子対消滅（陽電子）

　陽電子（positron）も電子と同様，電離・励起や制動放射をしながら運動エネルギーを物質中で失う．ほとんどの運動エネルギーを失った陽電子は電子と結合して消滅する．この現象を電子対消滅（electron pair annihilation）と呼ぶ．この際，解放されるエネルギーは光子（消滅放射線（annhilation radiation））として放出される．運動量保存則を考えれば，2個以上の光子を放出しなければならないが，3光子が放出される確率は2光子が放出される確率より2桁小さく，2光子消滅が圧倒的に多い．2光子消滅では，電子，陽電子の静止エネルギーに相当する0.511 MeVのエネルギーを持った2つの光子が，互いに180°の方向に放出される．

1.5　チェレンコフ放射

　物質中を通過する荷電粒子の速度vが，その物質中での光速度c/n（c：真空中の光速度，n：物質の屈折率）より大きい時，粒子の飛跡沿って物質が発する弱い光のことをチェレン

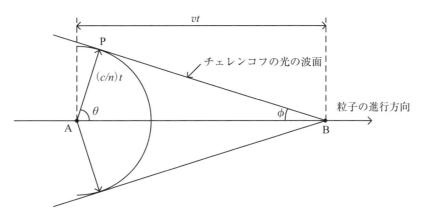

図5.5 チェレンコフ光

コフ放射 (Cherenkov radiation) と呼ぶ. 図5.5に示すように, 時間 t の間に荷電粒子がA点からB点に進むとき, A点から出たチェレンコフ光はA点を中心とする半径 $(c/n)t$ の球面上に到達する. このようにチェレンコフ光は粒子の進行方向と角度 ϕ の円錐上に到達し波面を形成する. 言い換えれば, チェレンコフ光は粒子の進行方向と角度 θ をなす方向に放出される. ここで, 図5.5に示すとおり,

$$\cos\theta = \frac{(c/n)t}{vt} = \frac{c}{nv} = \frac{1}{n\beta} \tag{5.25}$$

の関係が成り立つ.

チェレンコフ光についての古典電磁気学による理論的説明はI.M. FrankとI.E. Tammにより与えられており, 粒子の電荷を ze とすると粒子飛跡の単位距離当たりに発生する振動数 (v, dv) の光子数 Ndv は,

$$Ndv = \frac{4\pi^2 z^2 e^2}{4\pi\varepsilon_0 hc^2}\left\{1 - \frac{1}{\beta^2 n^2}\right\}dv = \frac{2\pi z^2 \alpha}{c}\sin^2\theta\, dv = \frac{2\pi z^2}{137c}\sin^2\theta\, dv \tag{5.26}$$

である. ここで, α は微細構造定数であり, $\alpha = \dfrac{e^2}{4\pi\varepsilon_o^2 \hbar c} = \dfrac{1}{137}$. 荷電粒子が物質中を通過する際, チェレンコフ放射によってエネルギーを失うが, その量は, 一般的に電離損失や放射損失に比べてはるかに小さい.

第2節 エネルギー損失

粒子が物質中を通過するとき, 物質内で上記の衝突過程によりエネルギーを失う. 通常, 粒子が物質中で距離 dx 進んだときに失うエネルギー dE として, 単位長さ当たりに失うエネ

ルギー $-(dE/dx)$ でエネルギー損失を表す．

2.1 衝突損失（電離損失）

　荷電粒子は物質内で軌道電子とのクーロン相互作用により原子を電離，励起し，エネルギーを失う．これを衝突損失（collision loss）（電離損失（ionization loss））と呼ぶ．この過程は粒子の速度がきわめて低い場合を除き，すべてのエネルギー領域で最も重要な過程である．衝突損失の最初の理論は1913年ボーア（Bohr）によって古典電磁気学的に計算された．

　荷電粒子（原子番号および質量：z, M）が入射する物質中の1個の軌道電子（静止質量：m_e）と，速度 v で衝突するものとする．入射粒子の速度 v は電子の原子内の運動速度と比較して十分大きく，電子は入射荷電粒子の進路軸と垂直方向に b 離れた位置に静止しているものと考える．また，v が衝突により得る速度と比較して大きいと仮定することにより，衝突により電子は位置を変えないものとし，電子の受ける力の大きさは最初の位置で計算できる．図5.6のように入射粒子の進路を軸として取り囲む半径 b の無限円筒を考える．電子は静止しているものと仮定したので，入射荷電粒子から電子が受ける力のうち，進路と平行方向の成分は打ち消しあい，結果として，電子の受ける力は進路と垂直方向の成分だけになる．これを F_y とすると，衝突により電子の得る運動量 p は以下で表せる．

$$p = \int_{-\infty}^{\infty} F_y dt \tag{5.27}$$

ここで，図5.6に示す無限円筒の表面上の点における電荷 ze による電場の強さを E とする．垂直方向 y の成分 E_y に対して，ガウスの定理より，$k = \dfrac{1}{4\pi\varepsilon_0}$，ただし ε_0 は真空の誘電率とすると，

$$\int_S E dS = \int_{-\infty}^{\infty} E_y 2\pi b dx = 4\pi kze \tag{5.28}$$

であり，したがって，

$$\int_{-\infty}^{\infty} E_y dx = k\frac{2ze}{b} \tag{5.29}$$

となる．
一方，電子の位置での E_y の時間的変化は，速度 v で点を動かした際の E_y の変化と同じであ

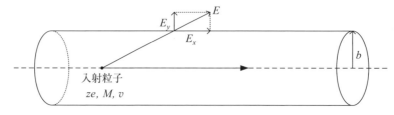

図5.6　入射粒子近傍の電場

るので,

$$\int_{-\infty}^{\infty} E_y(t)dt = \int_{-\infty}^{\infty} E_y(x)\frac{dx}{v} = \frac{1}{v}\int_{-\infty}^{\infty} E_y(x)dx = k\frac{2ze}{vb} \tag{5.30}$$

従って,式(5.27)は

$$p = \int_{-\infty}^{\infty} F_y dt = \int_{-\infty}^{\infty} eE_y dt = k\frac{2ze^2}{vb} \tag{5.31}$$

となり,電子の得るエネルギーΔEは,

$$\Delta E = \frac{1}{2}m_e v^2 = \frac{p^2}{2m_e} = \frac{2z^2}{m_e v^2 b^2}\left(\frac{e^2}{4\pi\varepsilon_0}\right)^2 \tag{5.32}$$

となる.

bが$b \sim b+db$の間にある場合,入射荷電粒子の進路方向の単位長さ当たりの衝突の数は,物質の単位体積当たりの原子数を$N(=N_A\rho/A, N_A$:アボガドロ数,ρ:物質の密度)とすると,その電子の数はNZとなるので,$2\pi NZbdb$となる.ただし,Zは物質を構成する原子の原子番号である.よって,この衝突で入射粒子が単位長さ当たりに失うエネルギーは

$$-dE(b) = 2\pi NZbdb \times \frac{2z^2}{m_e v^2 b^2}\left(\frac{e^2}{4\pi\varepsilon_0}\right)^2 = \frac{4\pi z^2 NZ}{m_e v^2}\left(\frac{e^2}{4\pi\varepsilon_0}\right)^2 \frac{db}{b} \tag{5.33}$$

式(5.33)を積分することにより,$-dE/dx$が導ける.

$$-\frac{dE}{dx} = 4\pi NZ\left(\frac{e^2}{4\pi\varepsilon_0}\right)^2 \frac{z^2}{m_e v^2} \ln\left(\frac{b_{\max}}{b_{\min}}\right) \tag{5.34}$$

また,式(5.34)は,式(5.32)の$b \propto \sqrt{1/\Delta E}$の関係を用いて,以下のように変換できる.ただし,$b_{\max}$は$\Delta E_{\min}$に対応し,$b_{\min}$は$\Delta E_{\max}$に対応することを注意する.

$$-\frac{dE}{dx} = 2\pi NZ\left(\frac{e^2}{4\pi\varepsilon_0}\right)^2 \frac{z^2}{m_e v^2} \ln\left(\frac{\Delta E_{\max}}{\Delta E_{\min}}\right) \tag{5.35}$$

ここで,$\Delta E_{\min}$は平均励起ポテンシャル(mean excitation potential)Iに相当し,$\Delta E_{\max}$は図5.1および式(5.5)の$\theta=0$に相当する.つまり,

$$\Delta E_{\max} = \frac{\left(\frac{2m_e}{M+m_e} \times Mv\right)^2}{2m_e} = 2m_e v^2\left(\frac{M}{M+m_e}\right)^2 \tag{5.36}$$

であり,$M \gg m_e$のとき,$\Delta E_{\max} = 2m_e v^2$となる.これらを,式(5.35)に代入すると,

$$-\frac{dE}{dx} = 2\pi NZ\left(\frac{e^2}{4\pi\varepsilon_0}\right)^2 \frac{z^2}{m_e v^2} \ln\left(\frac{2m_e v^2}{I}\right) \tag{5.37}$$

が導かれる.この式がBohrによる衝突損失の理論式である.この式は,Betheの式(5.40)

の最後から二つめの式に対して，非相対論（$\beta \to 0$）の場合，ちょうど1/2であり，実験と合わない．これは古典論では軌道電子の挙動を正確に解析できないことによる．それにもかかわらず，ファクター1/2を除いて式の形が一致することはおもしろい．

Betheは量子力学的な計算によりBohrの衝突損失理論式を改良し，広い範囲のEに対して実験値によく一致する理論式を導出した．重荷電粒子について軌道電子に与えうるエネルギー（ΔE）をsoft collisionとhard collsionに分けて（境界エネルギー：η），以下の式を導出した．

$$\left(-\frac{dE}{dx}\right)^{\text{soft}}_{\Delta E < \eta} = 2\pi NZ \left(\frac{e^2}{4\pi\varepsilon_0}\right)^2 \frac{z^2}{m_e v^2} \left\{\ln\frac{2m_e v^2 \eta}{I^2} - \ln(1-\beta^2) - \beta^2\right\} \quad (5.38)$$

$$\begin{aligned}\left(-\frac{dE}{dx}\right)^{\text{hard}}_{\Delta E > \eta} &= 2\pi NZ \left(\frac{e^2}{4\pi\varepsilon_0}\right)^2 \frac{z^2}{m_e v^2} \left\{\ln\frac{\Delta E_{\max}}{\eta} - \beta^2\right\} \\ &= 2\pi NZ \left(\frac{e^2}{4\pi\varepsilon_0}\right)^2 \frac{z^2}{m_e v^2} \left\{\ln\frac{2m_e v^2}{\eta} - \ln(1-\beta^2) - \beta^2\right\}\end{aligned} \quad (5.39)$$

ここで，Z, Aは物質の原子番号および質量数，Nは物質の単位体積当たりの原子数（$= N_A \rho/A$，N_A：アボガドロ数，ρ：物質の密度），z, vは入射荷電粒子の原子番号および速度，e, m_eは電子の電荷および静止質量，ε_0は真空の誘電率，cは光速，$\beta = v/c$，Iは物質の平均励起エネルギーである．また，上述のとおり，$\Delta E_{\max}$は入射粒子が1回の衝突によって軌道電子に与えうる最大のエネルギーであり，古典的には$\Delta E_{\max} = 2m_e v^2$，相対論的には$\Delta E_{\max} = 2m_e c^2 \cdot \beta^2 /(1-\beta^2)$である．なお，式(5.38)は重および軽荷電粒子について適用できるが，式(5.39)は重荷電粒子にしか適用できない．

最終的にBetheよる衝突損失は，重荷電粒子に対しては式(5.38)と式(5.39)の和であり，以下のようになる．

$$\begin{aligned}-\frac{dE}{dx} &= \left(-\frac{dE}{dx}\right)^{\text{soft}}_{\Delta E < \eta} + \left(-\frac{dE}{dx}\right)^{\text{hard}}_{\Delta E > \eta} \\ &= 2\pi NZ \left(\frac{e^2}{4\pi\varepsilon_0}\right)^2 \frac{z^2}{m_e v^2} \left\{\ln\frac{2m_e v^2 \eta}{I^2} + \ln\frac{2m_e v^2}{\eta} - 2\ln(1-\beta^2) - 2\beta^2\right\} \\ &= 4\pi NZ \left(\frac{e^2}{4\pi\varepsilon_0}\right)^2 \frac{z^2}{m_e v^2} \left\{\ln\frac{2m_e v^2}{I} - \ln(1-\beta^2) - \beta^2\right\} \\ &= \frac{4\pi z^2 r_e^2 m_e c^2 NZ}{\beta^2} \left\{\ln\frac{2m_e v^2}{I} - \ln(1-\beta^2) - \beta^2\right\}\end{aligned} \quad (5.40)$$

ここで，r_eは古典電子半径であり，$r_e = \dfrac{e^2}{4\pi\varepsilon_o m_e c^2} = 2.818 \times 10^{-15}$ m

式(5.40)の大体の様子を概念的に図5.7に示す．BCDの範囲が式(5.40)で与えられる範囲で，BCの範囲は$1/v^2$に比例して減少する範囲，CDの範囲はlnの項が効いてきて緩やか

第5章　荷電粒子と物質との相互作用

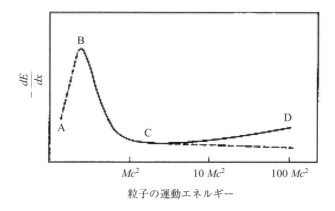

図5.7　粒子のエネルギーとエネルギー損失の関係[1]

に上昇する範囲である．式(5.40)はターゲット原子内の束縛電子の速度に比べ，入射粒子の速度が大きい場合に正しい．入射粒子の速度が遅くなると，K殻の電子との相互作用の寄与が減少しはじめ，さらに速度が下がるとL殻以上の寄与も減少するため，shell correctionと呼ばれる補正項が必要となり，式(5.40)において，{ }内に（−C/Z）として加えられる．shell correctionについては，複数のモデルが存在する[3]．さらに低い速度については，式(5.38)の理論式の適用範囲外であり，Lindhardらによると，衝突損失は入射粒子の速度に比例する．また，ほかにも複数の補正項が存在する（Bloch correction, Barkas correction, etc.）．たとえば，密度効果補正（density-effect correction, δ）は，エネルギーの増加に伴う補正である．密度効果は，入射粒子が物質中で分極化を起こすことで，結果的にエネルギー損失の低下が起きる現象である．この補正は，入射粒子の運動エネルギーが入射粒子の静止エネルギーと同じオーダーか大きいとき必要となり，式(5.40)において，{ }内に（$-\delta$）として加えられる．式(5.40)を低エネルギー入射粒子について適用させる二つの補正項（shell correctionおよびdensity-effect correction）はFano correctionと呼ばれ，重荷電粒子に対する衝突損失は一般的にそれらを含んだ以下の式で表される．

$$-\frac{dE}{dx} = \frac{4\pi z^2 r_e^2 m_e c^2 NZ}{\beta^2} \left\{ \ln\frac{2m_e v^2}{I} - \ln(1-\beta^2) - \beta^2 - \frac{C}{Z} - \delta \right\} \quad (5.41)$$

電子および陽電子についても重荷電粒子と同じようにhard collsionとsoft collsionを分けて計算される．上述のとおり，soft collsionについては式(5.38)が適用できるが，hard collsionについては重荷電粒子より複雑であり，次の式により表される．

$$\left(-\frac{dE}{dx}\right)_{\Delta E > \eta}^{\text{hard}} = NZ \int_\eta^{\Delta E_{\max}} \Delta E d\sigma_{\text{col}} = NZ \int_\eta^{\Delta E_{\max}} \Delta E \frac{d\sigma_{\text{col}}}{d(\Delta E)} d(\Delta E) \quad (5.42)$$

微分断面積について，電子はMøllerによって，陽電子はBhabhaによって与えられている．また，$\Delta E_{\max}$は陽電子の場合，入射粒子の運動エネルギーと等価であるのに対し，電子の場合は第1節に示したように入射粒子の運動エネルギーの1/2となる．電子，陽電子の衝突損失は，以下で表される．

$$-\frac{dE}{dx} = \frac{2\pi r_e^2 m_e c^2 NZ}{\beta^2}\left\{\ln\left(\frac{E}{I}\right)^2 + \ln\left(1+\frac{\tau}{2}\right) + F^{\pm}(\tau)\right\} \tag{5.43}$$

ここで

$$\tau = \frac{E}{m_e c^2} \tag{5.44}$$

$$F^{-}(\tau) = (1-\beta^2)\left[1 + \frac{\tau^2}{8} - (2\tau+1)\ln 2\right] \tag{5.45}$$

$$F^{+}(\tau) = 2\ln 2 - \left(\frac{\beta^2}{12}\right)\left[23 + \frac{14}{(\tau+2)} + \frac{10}{(\tau+2)^2} + \frac{4}{(\tau+2)^3}\right] \tag{5.46}$$

である.式(5.43)〜(5.45)および$E = (\gamma-1)m_e c^2$, $\gamma = 1/\sqrt{1-\beta^2}$の関係を用いて,電子の衝突損失は,通常,以下の式で表される.

$$-\frac{dE}{dx} = \frac{2\pi r_e^2 m_e c^2 NZ}{\beta^2}\left\{\begin{array}{l}\ln\left(\dfrac{m_e v^2 E}{2I^2(1-\beta^2)}\right) - (2\sqrt{(1-\beta^2)} - 1 + \beta^2)\ln 2 + 1 - \beta^2 \\ + \dfrac{1}{8}(1 - \sqrt{1-\beta^2})^2\end{array}\right\} \tag{5.47}$$

上記式(5.43)〜(5.47)は補正項を含まない場合であるが,より一般的には,電子と陽電子に対する衝突損失はdensity-effect correctionを含んだ以下の式で表される[3].

$$-\frac{dE}{dx} = \frac{2\pi r_e^2 m_e c^2 NZ}{\beta^2}\left\{\ln\left(\frac{E}{I}\right)^2 + \ln\left(1+\frac{\tau}{2}\right) + F^{\pm}(\tau) - \delta\right\} \tag{5.48}$$

補正項の詳細については,ICRU37[2],ICRU49[3],J. Beringerら[4],Podgoršakの教科書[5],および本教科書シリーズの『放射線治療物理学』[6]などを参考にしていただきたい.

2.2 放射損失

制動放射によるエネルギー損失は,放射損失(radiation loss)と呼ばれる.第1節第3項で述べたとおり,制動放射が問題となるのは電子のような軽い荷電粒子であり,高エネルギー電子が物質中を通過する際には,エネルギーを失う過程として重要である.

放射損失は以下の式で表せる.

$$-\frac{dE}{dx} = NT\int_0^E \phi_{rad}(E, h\nu)d(h\nu) \tag{5.49}$$

ここで,Nは単位体積当たりの原子数,Tは入射電子の全エネルギー,ϕ_{rad}($= \phi_{rad}^n + \phi_{rad}^e$)は第1節第3項で説明した制動放射の原子断面積である.電子の場による制動放射を無視す

ると ($\phi_{rad} = \phi_{rad}^n$),式 (5.19) および式 (5.20) から以下の式を導くことができる.
 a) $\gamma \gg 1$:スクリーニングなし($m_e c^2 \ll T \ll 137 m_e c^2 Z^{-1/3}$)

$$-\frac{dE}{dx} = 4\alpha NZ(Z+1) r_e^2 T \left[\ln\left(\frac{2T}{m_e c^2}\right) - \frac{1}{3} \right] \quad (5.50)$$

 b) $\gamma \fallingdotseq 0$:完全スクリーニング($T \gg 137 m_e c^2 Z^{-1/3}$)

$$-\frac{dE}{dx} = 4\alpha NZ(Z+\xi) r_e^2 T \left[\ln(183 Z^{-\frac{1}{3}}) + \frac{1}{18} \right] \quad (5.51)$$

これらの式から,放射損失によるエネルギー損失は,T の広い範囲にわたって T にあまり関係しない量であり,ξ は原子番号の関数でおおよそ 1.1 から 1.4 の間にあるため,ほとんど Z^2 に比例することとなる.

第 3 節　阻止能と飛程

3.1 阻止能

荷電粒子が物質中を通過する際に失うエネルギーは,実際には,確率的な揺らぎがあるが,単位長さあたりに失うエネルギーの平均値を物質の線阻止能(linear stopping power)と言い,S で表す.S は,上述のエネルギー損失,$-(dE/dx)$ を用い,以下のように表せる.

$$S = S_{col} + S_{rad} = \left(-\frac{dE}{dx}\right)_{col} + \left(-\frac{dE}{dx}\right)_{rad} \quad (5.52)$$

ここで,$S_{col} = \left(-\frac{dE}{dx}\right)_{col}$ は衝突損失による阻止能,$S_{rad} = \left(-\frac{dE}{dx}\right)_{rad}$ は放射損失による阻止能を意味する.この S の単位は J/m, eV/cm, KeV/μm 等である.

一般には,線阻止能を物質の密度で除した質量阻止能(mass stopping power)S_m がよく用いられる.これは,

$$\left(-\frac{dE}{dx}\right)_{col} \propto NZ = \frac{N_A Z \rho}{A} \quad (5.53)$$

であるので,放射損失が問題となる電子のような軽い荷電粒子以外の陽子より重い荷電粒子では,S_m($= S_{col}/\rho$)は $\left(\frac{Z}{A}\right)$ にほぼ比例して物質による変化があまりないためである.例として,図 5.8 に電子,陽子,α 粒子に対する水の質量阻止能を示す.一方,電子では,図 5.8 からもわかるように,エネルギーの増加と共に S_{rad} の影響を考える必要がある.

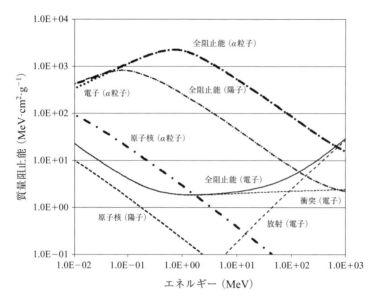

図5.8 各粒子に対する水の質量阻止能
陽子とα粒子の電子阻止能はそれぞれの全阻止能とほぼ重なる．
http://www.nist.gov/pml/data/star/index.cfm 掲載のデータベース Estar, Pstar, Astar による．

$$\left(-\frac{dE}{dx}\right)_{\text{rad}} \propto (Z+1)\left(\frac{Z}{A}\right) \approx Z\left(\frac{Z}{A}\right) \quad \text{もしくは} \quad \left(-\frac{dE}{dx}\right)_{\text{rad}} \propto (Z+\xi)\left(\frac{Z}{A}\right) \approx Z\left(\frac{Z}{A}\right)$$

であるので，近似的に物質の原子番号，Z に比例する．Bethe と Heitler によれば，電子の場放射損失と衝突損失との比は近似的に

$$\frac{S_{\text{rad}}}{S_{\text{col}}} \approx \frac{TZ}{1600 m_e c^2} \tag{5.54}$$

となる．この式から，両者が等しくなるエネルギー（臨界エネルギー，E_c）は以下の式で表すことができる．

$$E_c \approx \frac{1600 m_e c^2}{Z} \tag{5.55}$$

3.2 飛程

上記のように物質中を荷電粒子が通過する際，物質との相互作用によって荷電粒子は運動エネルギーを失いながら進む．この運動が停止するまでに通過する物質中の到達距離を飛程（range）と呼ぶ．ここで，注意が必要なのは飛程にはいくつかの定義が存在し，その定義によって値が異なるということである．最も一般的に使われる飛程は，平均飛程（(continuous-slowing-down approximation: CSDA) range）であり，次の式で表される．

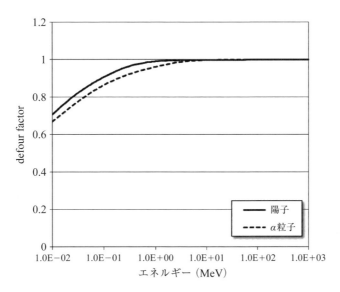

図5.9 水中を通過する陽子，α線の detour factor（＝projected range/CSDA range）
http://www.nist.gov/pml/data/star/index.cfm 掲載のデータベース Pstar, Astar による．

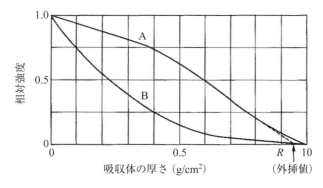

A 曲線：単一エネルギー電子（1.9 MeV）の場合
B 曲線：連続エネルギースペクトルを持つβ線
（E_{max}＝1.9 MeV）の場合

図5.10 吸収曲線[1]

$$R(E_0) = \int_0^{E_0} \frac{1}{S(E)} dE \tag{5.56}$$

　実際には，入射粒子のエネルギーが単一であっても，荷電粒子の飛程は平均飛程の周りに分布を持つ．この現象を飛程のゆらぎ（ストラグリング（straggling））と呼ぶ．これは，荷電粒子と物質との相互作用は本質的には確率的現象であることに由来する．また，粒子は多重散乱等の影響により完全に直進することはない．よって，実際に観測される平均飛程（projected range）は上記の式で表される平均飛程（CSDA range）とは異なる．この比（detour factor）を図5.9に示す．図からわかるように，より低エネルギーで差が顕著にある．

　電子の場合，質量が小さいためにエネルギー損失が小さく，飛程が非常に長くなる．また，

制動放射によるエネルギー損失（放射損失）や多重散乱によって飛跡がジグザグになるので，飛程のバラつきが大きい．よって，平均飛程ではなく，実用飛程（practical range）（外挿飛程（extraporated range））R_pを用いることが多い．図5.10に単一エネルギーの電子および連続エネルギー分布を持つβ線の吸収曲線を示す．単一エネルギーの吸収曲線には直線で減衰する部分があるので，この直線部を0まで外挿した深さ（厚さ）がR_pとなる．

電子のR_p [g/cm^2] は物質にあまり依存せず，電子のエネルギーE [MeV] に対して実験的に以下の式で近似される．

$$R_p = 0.542E - 0.133 \quad (0.8\,\text{MeV} < E < 3\,\text{MeV}) \tag{5.57}$$

$$R_p = 0.407E^{1.38} \quad (0.15\,\text{MeV} < E < 0.8\,\text{MeV}) \tag{5.58}$$

連続エネルギー分布を持つ場合にも，最大エネルギー$E_{\max}$について上式が成り立つ．

（米内俊祐）

第4節　多重散乱

荷電粒子が物質中を進行すると，第1節第1項で述べたように標的物質中の原子からクーロン相互作用を受けて軌道の変化（散乱）が生じる．式(5.17)で与えられたように，クーロン散乱の断面積は角度θの四乗に反比例するため，殆どは微小角の散乱で，1回の散乱で大きく軌道が変化することはまれである．厚い物質を進行する際は微小な散乱が積み重なり，結果としてそれなりに大きな散乱を示す．このように統計的な取り扱いが適用できるほど多数回の散乱が積み重なる場合を多重散乱（multiple scattring）という．多重散乱はモリエール（Molière）によって理論[7]が提唱された．Molière理論に基づく散乱角は，散乱角が小さい領域では角度広がりはガウス（Gauss）分布に従い，大角度散乱領域ではラザフォード（Rutherford）散乱のように，ガウス分布よりも大きな裾野を引く．

Molièreの散乱理論では，原子番号z，運動量p [MeV/c]，速度βの入射粒子が原子番号Z，質量数A，密度ρ，厚さxの物質を進行する際の多重散乱の極角θを以下で与える．電子については$z=1$とおいて取り扱うことができる．

$$P(\theta)d\Omega = \eta d\eta \left[2\exp(-\eta^2) + \frac{F_1(\eta)}{B} + \frac{F_2(\eta)}{B^2} + \cdots \right] \tag{5.59}$$

式(5.59)の第一項が図5.11のガウス分布の成分に，第2項以降は裾野の広がりの成分に対応する．但し，

$$F_k(\eta) = \frac{1}{k!} \int J_0(\eta y) \exp\left(-\frac{y^2}{4}\right) \left(\frac{y^2}{4}\log_e \frac{y^2}{4}\right)^k y\,dy \tag{5.60}$$

第5章 荷電粒子と物質との相互作用

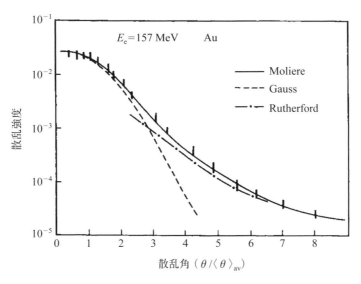

図5.11 散乱角の分布

であり，J_0 は第一種ベッセル関数である．

B は1回の散乱で生じる最大角度に対応する特性角（characteristic angle）χ_c と最小角度に対応するスクリーニング角（screening angle）χ_a を用いて b を

$$b = \log_e\left(\frac{\chi_c^2}{1.167\chi_a^2}\right) \tag{5.61}$$

と現した場合に $B - \log_e B = b$ を満たす値である．η は B および特性角 χ_c を用いると以下のように書き表すことができる．

$$\eta = \theta/(\chi_c\sqrt{B}) \tag{5.62}$$

e^b は典型的には1,000から100,000となるので，b は7から12となり B はほぼ b に等しい．また，χ_c^2 は ρx に比例するので，b 従って B は $\log_e \rho x$ に比例する．結局，B は $\log_e \rho x$ に比例する10前後の数値として求めることができる．

また，Scott[8] によると B は $(\chi_c/\chi_a)^2$ が 10^2 から 10^9 の範囲で以下の式で3%以内の精度で近似することができる．

$$B = 1.153 + 2.583\log_{10}(\chi_c/\chi_a)^2 \tag{5.63}$$

多重散乱角のうちGauss分布に従う角度分散の二乗平均平方根（root mean square, RMS）θ_{RMS} は，これを用いると次式で簡便に見積もることができる[9]．

$$\theta_{\mathrm{RMS}} = \chi_c\sqrt{B} = \chi_c\sqrt{1.153 + 2.583\log_{10}(\chi_c/\chi_a)^2} \tag{5.64}$$

なお，χ_c はBethe[10] によって整理された表式に従うと

$$\chi_c^2 = 4\pi N x e^4 Z(Z+1)\left(\frac{z}{pv}\right)^2 \tag{5.65}$$

$$= 4\pi \frac{N_A}{A}\rho x e^4 Z(Z+1)\left(\frac{z}{p\beta c}\right)^2 \tag{5.66}$$

Nは原子の数密度（cm^{-3}），N_Aはアボガドロ数（6.02×10^{23}），Aは原子量，eは電気素量（4.8×10^{-10} esu），cは光速である（本節では原論文と整合させるため，CGS単位系を用いる）．N_Aとeを用いて，$4\pi N_A e^4$を計算し，分母のpcの単位をergからMeVに変換する係数1.60×10^{-6}で割ると

$$\chi_c^2 = 0.157\left[\frac{Z(Z+1)\rho x}{A}\right]\left(\frac{z}{p\beta}\right)^2 \tag{5.67}$$

が得られる．分母のcは，変換の際に1となるので，省いてある．

また，χ_aは

$$\chi_a^2 = \left(\frac{\hbar}{pa}\right)^2(1.13+3.76\alpha'^2) = \left(\frac{\hbar}{0.885 a_0 Z^{-\frac{1}{3}}p}\right)^2 (1.13+3.76\alpha'^2) \tag{5.68}$$

ここで，

$$\alpha' = \frac{zZe^2}{\hbar v} = \frac{zZ}{\beta}\frac{e^2}{\hbar c} = \frac{zZ\alpha}{\beta} \tag{5.69}$$

上記のaとa_0は原子のフェルミ半径とボーア半径，$\hbar = h/(2\pi)$（hはプランク定数），αは微細構造定数（1/137.036）である．$a_0 = 0.529\times10^{-8}$ cm，$h = 6.63\times10^{-27}$ erg·sを用い，運動量をg·cm/sからMeV/cに変換する係数5.33×10^{-17}を用いると

$$\begin{aligned}\chi_a^2 &= \left(\frac{6.63\times10^{-27}}{0.885\times 2\times 3.14\times 0.529\times10^{-8}\times 5.33\times10^{-17}}\right)^2 \times Z^{\frac{2}{3}}\left(\frac{1.13+3.76\alpha'^2}{p^2}\right)\\ &= 1.79\times10^{-5}\times 1.13\times Z^{\frac{2}{3}}\frac{1+3.34(zZ\alpha/\beta)^2}{p^2}\\ &= 2.01\times10^{-5}\times Z^{\frac{2}{3}}\frac{1+3.34(zZ\alpha/\beta)^2}{p^2}\end{aligned} \tag{5.70}$$

で与えられる．

これらの計算は一般に煩雑であることから，Highland[11]はMolièreの散乱理論による計算結果を簡単に扱えるよう，物質の放射長（radiation length）X_0[g/cm^2]をパラメータとした経験式を提案した．これによると，θ_{RMS}は

$$\theta_{\text{RMS}} = 15.8z\frac{\sqrt{X/X_0}}{p\beta}\left[1+0.048\log_e\frac{X}{X_0}\right] \tag{5.71}$$

で与えられる．但し，$X=\rho x$である．

　放射長X_0は物質中を進行する電子のエネルギーが$1/e$になる平均距離であり，低Zの物質中では長く，逆に高Zの物質中では短くなる．N_A, r_eをそれぞれアボガドロ数と古典的電子半径として，近似的に次式で見積もることができる．

$$\frac{1}{X_0} = 4\alpha \frac{N_A}{A} Z(Z+1) r_e^2 \log(183 Z^{1/3}) \tag{5.72}$$

　例として，水，コンクリート，鉄中での放射長はそれぞれ約39.3，11.6，1.7 cmである．放射長自体は多重散乱と物理的に直接つながる因子ではないが，式(5.67)の特性角χ_cと同様に$Z(Z+1)/A$に比例することから，多重散乱を評価する際の代用物とされていることに注意を払う必要がある．

　なお，LynchとDahl[12]による以下の派生式は，オリジナルのHighlandの式(5.70)よりも2%近似精度が改善しているとの報告[13]がある．

$$\theta_{\mathrm{RMS}} = 13.6z \frac{\sqrt{X/X_0}}{p\beta} \left[1 + 0.038 \log_e \frac{X}{X_0} \right] \tag{5.73}$$

θ_{RMS}を用いて，標的中の距離xを通過した後の横方向の変位y_{RMS}は次式で表される．

$$y_{\mathrm{RMS}} = \frac{1}{\sqrt{6}} \theta_{\mathrm{RMS}} \cdot x \tag{5.74}$$

　陽子線や重粒子線（総称して粒子線という）の場合，水中での多重散乱による広がりは粒子線の飛程R[cm]の関数として，以下の近似式によって簡便に見積もることができる．

$$P(y) = \frac{1}{\sqrt{2\pi}\,\sigma_y} \exp\left[-\frac{y^2}{2\sigma_y^2} \right] \tag{5.75}$$

$$\sigma_y[\mathrm{cm}] = \frac{0.0294 R^{0.896}}{z^{0.207} A^{0.396}} \tag{5.76}$$

　電子線のペンシルビームが物質中を通過する場合には，その散乱角分布は，裾野を除いてθ_{RMS}を標準偏差とするガウス分布となる．ここで，θ_{RMS}^2は式(5.67)に示すように，特性角を介してρxに比例する．ρxの寄与を消去した物質の定数として，質量散乱能（mass scattering power）T/ρを以下のように定義する．

$$\frac{T}{\rho} = \frac{\theta_{\mathrm{RMS}}^2}{\rho x} \tag{5.77}$$

　Fermi-Eyges[14]によると無限に厚い平板に電子線のペンシルビームが入射した場合，点(x, y, z)の線量$d(r, z)$は次式で与えられる．

$$d(r, z) = d(0, z)\exp\left[-\frac{r^2}{2\sigma_r^2(z)}\right] \qquad (5.78)$$

ここで，ペンシルビームの中心軸をz軸とし，平板への入射位置を原点とする円筒座標系を用いており，rはz軸からの距離を表し，$r = \sqrt{x^2 + y^2}$である．zは媒質の深さを表し，$d(0, z)$は中心軸の線量を表す．（円筒座標を用いたため，ビームの進行方向が，今まで述べてきたx軸ではなく，z軸となっていることに注意）$\sigma_r^2(z)$は，深さzにおける多重散乱による電子の広がりの分散であり，Fermi-Eygesによると

$$\sigma_r^2(z) = \frac{1}{2}\int_0^z \frac{T}{\rho}(z')\rho(z')(z-z')^2 dz' \qquad (5.79)$$

電子線の広いビームの線量分布は，ペンシルビームの集まりと考え，それぞれの線量分布を重ね合わせることで求めることができる．

第5節 ストラグリング

多数回の相互作用において生じる統計的な揺らぎである飛程ストラグリング（range straggling）もまた多重散乱と同様に空間的な広がりをもたらす一因である．粒子線の場合，ストラグリングの分布形状は，荷電粒子が一回の軌道電子との衝突で失い得る最大のエネルギーE_{max}と，平均のエネルギー損失量ξとの比κで特徴づけられる．

$$\kappa = \frac{\xi}{E_{max}} \qquad (5.80)$$

$$E_{max} = \frac{2m_e\beta^2\gamma^2}{1 + 2\gamma\dfrac{m_e}{m_x} + \left(\dfrac{m_e}{m_x}\right)^2} \qquad (5.81)$$

$$\xi = \frac{2\pi z^2 e^4 N_A Z\rho x}{m_e\beta^2 c^2 A} = 153.4\frac{z^2 Z\rho x}{\beta^2 A}[\text{keV}] \qquad (5.82)$$

κは衝突でエネルギーが失われる回数に従って変化し，物質の厚さxが増すか，βが小さいほど大きく，逆にxが小さいか，βが大きいほど小さくなる．

厚い物質を通過する場合には非常に多くの衝突が生じるため，大数の法則によりエネルギーストラグリング（energy straggling）はガウス分布によく従う．

$$f(\varepsilon) \sim \frac{1}{\xi\sqrt{\frac{2\pi}{k}\left(1-\frac{\beta^2}{2}\right)}} \exp\left[-\frac{(\varepsilon-\bar{\varepsilon})^2}{2}\cdot\frac{\kappa}{\xi^2\left(1-\frac{\beta^2}{2}\right)}\right] \qquad (5.83)$$

$$= \frac{1}{\sqrt{2\pi}\sigma}\exp\left[-\frac{(\varepsilon-\bar{\varepsilon})^2}{2\sigma^2}\right]$$

$$\sigma^2 = \frac{\xi^2}{\kappa}\left(1-\frac{\beta^2}{2}\right) = \xi E_{\max}\left(1-\frac{\beta^2}{2}\right) \qquad (5.84)$$

多重散乱と同様,ガウス分布に従うとみなせる場合の水中での飛程ストラグリング $S(x)$ は R [cm] を飛程として以下の式によって簡便に見積もることができる.

$$S(x) = \frac{1}{\sqrt{2\pi}\sigma_x}\exp\left[-\frac{(x-R)^2}{2\sigma_x^2}\right] \qquad (5.85)$$

$$\sigma_x [\text{cm}] = 0.0120\frac{R^{0.951}}{\sqrt{A}} \qquad (5.86)$$

第6節 線量分布

　物質に入射した荷電粒子は,これまでに述べてきたさまざまな相互作用を通じて物質にそのエネルギーを受け渡しながら,最後には停止する.深部線量分布(depth dose disribution)はこの過程を通じて,物質に付与されたエネルギー量(吸収線量)を物質の厚さ(深さ)の関数として示したものである.

　密度 ρ の物質中におけるフルエンス Φ の放射線の吸収線量 D は,阻止能を S として

$$D = \int \Phi(E)\cdot\frac{1}{\rho}S(E)dE \qquad (5.87)$$

で与えられる.したがって,深部線量分布の形状にかかわる主な要素には,阻止能 S,すなわち衝突阻止能または放射阻止能で示されるエネルギー損失とフルエンス Φ,すなわち原子核反応などによるフルエンスの減少と二次粒子の生成がある.加えて,これらの空間的・エネルギー的な広がりにつながる多重散乱やストラグリングがある.

　荷電粒子の種類によってこれらの影響が異なることから,深部線量分布の形状もそれぞれ特徴的な違いが現れる.以下,陽子,重イオン,電子について深部線量分布の特徴を説明する.

6.1 陽子

第1節第3項で述べたように,陽子やそれよりも重たいイオンビームでは物質を進行する際のクーロン相互作用に伴う軌道の変化は限定的であるため,阻止能のうち放射阻止能については事実上無視でき,衝突損失に従ってエネルギーが付与されていく.衝突損失のエネルギー依存性については図5.7に示したように,高エネルギーではほぼ一定値(区間CD)であるが,そこからエネルギーが下がると急激に増加する(区間BC).すなわち,物質に入射した陽子の衝突損失を物質の深さの関数で表すと,丁度図5.7のグラフを右から左へと逆に辿るように,有る深さまで一定の割合で進んだ後に急激に損失が大きくなり,ピークを形成した後にすべてのエネルギーを失って停止する形状となる.この,荷電粒子に特徴的な,単位長さ当たりの付与エネルギーのピークをブラッグピーク(Bragg peak)と呼び,また深さの関数として示した曲線をブラッグカーブ(Bragg curve)と呼ぶ.

次に多重散乱,ストラグリングの影響を考える.前節で述べたように荷電粒子の多重散乱やストラグリングによる広がりは入射粒子の質量数に反比例することから,イオンにあっては陽子がその影響を最も大きく受け,衝突阻止能で形作られるブラッグカーブとその終端のブラッグピークはガウス分布を畳み込んで鈍った形状となる.

最後に原子核反応の影響である.陽子が物質を構成する原子核と衝突すると,衝突された物質中の原子核はより細かな原子核であるフラグメント(fragment)に破壊され,陽子や中性子などの二次粒子が放出され,残りの標的核フラグメント(target fragment)は衝突点の近傍で局所的にエネルギーを付与して停止する.また,物質中に水素原子核が存在する場合には,入射陽子との弾性散乱によって二次陽子が放出される.いずれにしても,二次粒子としての陽子は各反応点における入射陽子のエネルギーを上回ることはないため,前方に放出

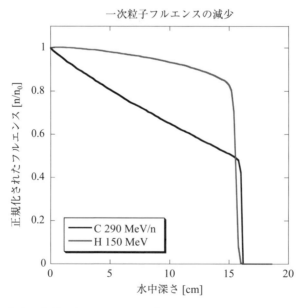

図5.12 水中に入射したC-290MeV/nとH-150MeVビームのフルエンスの変化
モンテカルロ計算コードPHITS[15]によるシミュレーション.

第5章　荷電粒子と物質との相互作用

された場合でもブラッグピークを超えて飛散することはない．

水中で飛程 R [mm] を有する陽子ビームの深さ Z [mm] でのフルエンスについては，Leeらによって示されている以下の簡便な直線近似での経験式によると，水を1 cm進むごとにおよそ1%が減少するとみなされる．

$$\Phi(R, Z) = \frac{0.0012(R - Z) + 1}{0.0012R + 1} \tag{5.88}$$

図5.13には，モンテカルロ計算コードPHITSでシミュレーションした，点線源から放出される150MeV陽子線の水中の深部線量分布を示す．衝突損失のエネルギー依存性に基づい

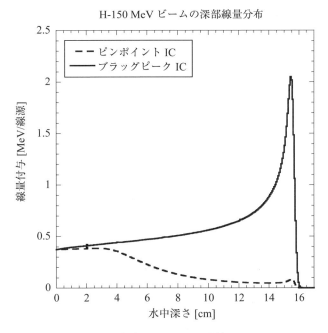

図5.13 H-150MeVビームの深部線量分布（モンテカルロ計算コードPHITSによるシミュレーション）
実線はブラッグピーク電離箱相当，破線はピンポイント電離箱相当の領域への線量付与を示す．

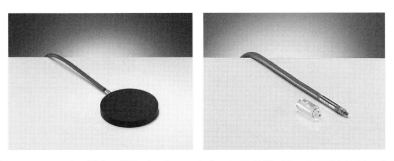

図5.14 ブラッグカーブの測定に適したブラッグピーク電離箱（左，PTW 34070，有感領域直径81.6 mm）と，照射野内の微小領域の線量測定に適したピンポイント電離箱（右，PTW 31014，有感領域直径2 mm）
（PTW社ホームページより）（口絵参照）

て飛程終端付近でブラッグピークを示すが，多重散乱やストラグリングの影響によりその幅はやや広がっている．

なお，図中実線はビーム軸の周囲直径81.6 mmの領域，破線は直径2 mmを対象としたものである．陽子線の場合では多重散乱やストラグリングの影響が無視できず，測定領域が小さい場合には散乱に伴うフルエンスの低下によってブラッグピークの高さが低くなることがわかる．このため，図5.14に示すように，市販の電離箱（ionization chamber）にはブラッグカーブの形状を正しく測定することを目的につくられたブラッグピーク電離箱や，照射野内の細かな領域の線量を測ることに適したピンポイント（pinpoint）電離箱などが用意されている．

6.2 重イオン

炭素など重イオンの場合，陽子よりも放射損失の影響やストラグリング，多重散乱の影響は小さくなることから，一義的には衝突損失の形状がより強く深部線量分布に反映されることとなる．しかし，陽子の場合にはない特有の要素として，原子核反応に伴うフルエンスの劇的な変化がある．図5.12に示したように，ほぼ同程度の水中飛程を有する炭素と陽子では，入射原子核の大きさの違いによる原子核反応断面積の違いから，炭素のほうがより多く失われる．原子核反応の描像は第1章で示したところであるが，入射粒子が炭素など複数の核子から構成される原子核である場合には，入射核由来のフラグメント粒子（入射核フラグメント，projectile fragment）が生成される．入射核フラグメントでは，核反応点における入射粒子の速度や方向がある程度保存される．これらは入射粒子よりも阻止能が小さいため

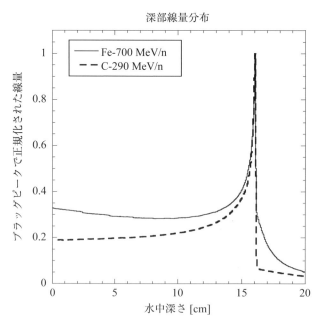

図5.15 Fe-700MeV/n（実線）とC-290MeV/n（破線）ビームの水中深部線量分布の比較（モンテカルロ計算コードPHITSによるシミュレーション）．

入射粒子よりも飛程が長くなる．結果として，重イオンの深部線量分布ではブラッグピークの先にフラグメントテール（fragment tail）と呼ばれる，入射核フラグメントによって線量が付与される領域が形成される．

フラグメント粒子の空間分布については，核反応点までを一次粒子の多重散乱，核反応点以降を当該核種の多重散乱として輸送し，これに核反応点で入射粒子からフラグメント粒子に入射粒子の核内フェルミ運動量の分与に相当する運動量の付与を考慮することで広がりを評価することが可能である．

なお，鉄などより重たい入射粒子の場合には原子核反応に伴う一次粒子の減少が顕著となる．図5.15には，図5.13の ^{1}H-150MeVビームとほぼ等しい水中飛程を持つ ^{12}C-290MeV/nと ^{56}Fe-700MeV/nについて，ブラッグピーク電離箱相当の有感領域に対する深部線量分布のシミュレーション結果をブラッグピークの線量付与量で規格化して示す．原子核反応断面積は鉄が炭素を更に上回って大きい．その結果，フラグメントテールは鉄ビームのほうがより大きくなり，またプラトー部では鉄ビームのフルエンスの減少が衝突阻止能の増加を上回るため深部線量分布が緩やかに減少に転じる．

6.3 電子

電子線の深部線量分布の例を図5.16に示す．このように，陽子や重イオンに比べて非常に軽い電子で観察される深部線量分布は大きく様相が異なり，阻止能の形状やフルエンスの変化を読み取ることは難しい．その理由として第一に，1回の相互作用で時としては入射してきた元の方向に散乱される後方散乱（backscatter）が生じるなど，クーロン散乱が軌道に強く影響することが挙げられる．このため，荷電粒子のような明確なブラッグピークは生じない．また，同じエネルギーの重い粒子に比べて速度が大きいことから衝突阻止能が小さい一方で，軌道の変化による制動放射を通じてエネルギーを失う，放射損失が無視できない．正確な電子線の線量分布の計算には，EGS5などのモンテカルロ法が用いられることが多い．

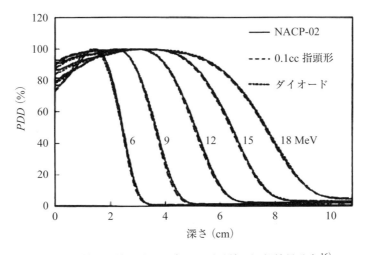

図5.16 種々の線量計で測定した電子線の深部線量分布[16]

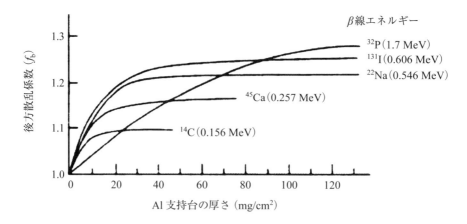

図5.17 Al支持台の厚さに対する後方散乱係数と電子エネルギーとの関係[17]

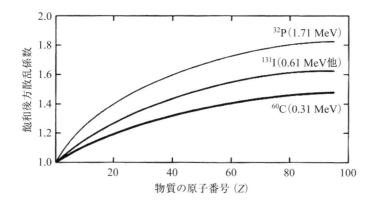

図5.18 飽和後方散乱係数と電子のエネルギー，物質の原子番号との関係[18]

後方散乱の指標として，後方散乱係数（backscatter factor）（またはアルベド（albedo）ともいう）がある．後方散乱係数f_bは，散乱源としての支持台上に設置した場合（n_s）と支持台がない場合（n_b）とで電子線源の直上で電子の計数率を測定した際の比（$f_b = n_s/n_b$）で与えられる．図5.17に示すように，後方散乱係数は低エネルギーの電子ほど，また支持台の厚さが増すほど増加するが，電子の飛程が有限であることから，後方散乱で戻ってくる電子数はある厚さ以上で飽和する．この飽和した値を飽和後方散乱係数（saturated backscatter factor）と呼ぶ．飽和後方散乱係数は図5.18に示すように標的の原子番号が大きいほど大きくなることがわかる．Zの大きな物質では，約80％の電子が反射されてしまう．

（松藤成弘）

第5章引用文献

第1節～第3節
1) 中村尚司：加速器物理と加速器安全の工学．2001，地人書館，東京
2) International Commission on Radiation Units and Measurements: Report 37 Stopping Poweres for Electrons and Positrons, 1984
3) International Commission on Radiation Units and Measurements: Report 49 Stopping Powers and

Ranges for Protons and Alpha Particles, 1993
4) J. Beringer et.al: Phys. Rev. **D 86**: 010001, 2012
5) E. B. Podgoršak: Radiation Physics for Medical Physicist. 2010, Springer, Berlin Heiderberg
6) 荒木不次男：放射線治療物理学　第2章第4節：陽子線・炭素線．2016，国際文献社，東京

第4節〜第6節
7) Molière GZ: Naturforsch. **3a**, 78, 1948
8) Scott W T: Phys. Rev. **85**, 245, 1952
9) Mustafa AAM and Jackson DF: Phys. Med. Biol. **26**, 461, 1981
10) Bethe HA: Phys. Rev. **89**, 1256, 1953
11) Highland VL: Nucl. Instr. Meth. **129**, 497, 1975
12) Lynch GR, Dahl OI: Nucl. Instr. Meth. **B58**, 6, 1991
13) Gottschalk B, et al.: Nucl. Instr. Meth. **B74**, 467, 1993
14) Eyges L: Phys. Rev. **74**, 1534, 1948
15) Sato T, et al.: J. Nucl. Sci. Technol. **50**, 913, 2013
16) 日本医学物理学会編：外部放射線治療における水吸収線量の標準計測法．2012，通商産業研究社，東京
17) 三枝健二他：改訂版放射線基礎計測学．2008，医療科学社，東京
18) 遠藤真広，西臺武弘：放射線技術学シリーズ　放射線物理学．2006，オーム社，東京

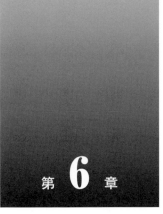

第6章
光子と物質の相互作用

光子と物質との相互作用は，量子電磁力学（quantum electrodynamics: QED）と呼ばれる理論体系ができあがっており，理論と実験とはきわめてよく一致することが知られている．この理論体系は第二次世界大戦直後に朝永，シュウィンガー，ファインマンらによって完成され，相互作用の断面積はファインマン・ダイアグラムを用いた相対論的摂動論により得られる．しかしながら，この計算は難解であり，ここでは弾性散乱と光電効果については半古典論により近似計算を行い，コンプトン散乱，電子対生成については結果のみを示す．

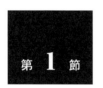

第1節　弾性散乱

1.1　トムソン散乱

　弾性散乱（elastic scattering）は，古典力学においてはトムソン散乱（Thomson scattering）と呼ばれており，最初J. J. Thomsonにより弾性球間の散乱過程として取り扱われた．ここでは，古典電磁気学により，まず直線偏光した単色平面波が自由電荷に入射し，球面波が散乱される場合（図6.1）について考える．

　入射平面波は，波数ベクトル$\boldsymbol{k}$，角周波数ωとしたとき

$$\boldsymbol{E} = \boldsymbol{E}_0 e^{i(\boldsymbol{k}\cdot\boldsymbol{r} - \omega t + \alpha)} \tag{6.1}$$

と表すことができる．電荷が座標原点の回りに振動するものとすれば，電荷に働く場は常に座標原点におけるものと同じである．すなわち，

$$\boldsymbol{E} = \boldsymbol{E}_0 e^{-i\omega t} = \boldsymbol{\varepsilon}_1 |\boldsymbol{E}_0| e^{-i\omega t} \tag{6.2}$$

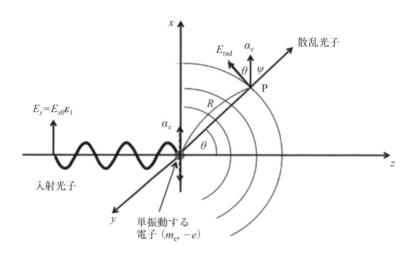

図6.1　トムソン散乱（直線偏光の場合）

第6章 光子と物質の相互作用

と仮定することができる．ここで，ε_1 は偏極ベクトルと呼ばれる電場の進行方向に対して垂直な2成分のうちの x 軸方向を向いた単位ベクトルである．

一般に，原点から速さ c で外向きに進む球面波 ψ は次の式で表される．

$$\psi(t) = \frac{f\left(t - \dfrac{r}{c}\right)}{r} \tag{6.3}$$

ここで，$t' = t - r/c$ は，観測時刻 t よりも光の到達時間だけ早い過去の時点を示し，振幅が距離に逆比例，すなわち，振幅の二乗で表される強度は距離の逆二乗則に従うことを示している．原点での電荷振動の x 方向の加速度 a_x，原点からの距離 R の位置 P で時刻 t に観測される電場の強さ E_{rad} は，それよりも電場の伝達時間 R/c だけ過去の時刻 t' における電荷の振動によってもたらされるので，

$$E_{\mathrm{rad}}(R,t) = \frac{e a_x(t')}{4\pi\epsilon_0 c^2 R} \tag{6.4}$$

原点での電荷の電場による振動の運動方程式 $m_e \boldsymbol{a} = e\boldsymbol{E}$ より，電場の進行方向を z 軸にとり，z 軸と散乱方向の間の角 θ で原点からの距離 R の位置 P で観測した時刻 t' での加速度の x 方向成分 a_x は，

$$m_e a_x(t') = eE_{x0} e^{-i\omega t'} \cos\theta = eE_{x0} e^{-i\omega\left(t - \frac{R}{c}\right)} \cos\theta \tag{6.5}$$

$a_x(t') = \dfrac{e}{m_e} E_{x0} e^{-i\omega t} e^{i\omega\left(\frac{R}{c}\right)} \cos\theta$ を代入して，

$$E_{\mathrm{rad}}(R,t) = \frac{e}{4\pi\epsilon_0 c^2 R}\left(\frac{e}{m_e}\right) E_{x0} e^{-i\omega t} e^{i\omega\left(\frac{R}{c}\right)} \cos\theta \tag{6.6}$$

ここで，$E_{\mathrm{in}} = E_{x0} e^{-i\omega t}$ とおくと

$$E_{\mathrm{rad}}(R,t) = \frac{e}{4\pi\epsilon_0 c^2 R}\left(\frac{e}{m_e}\right) E_{\mathrm{in}} e^{i\omega\left(\frac{R}{c}\right)} \cos\theta \tag{6.7}$$

$\dfrac{\omega}{c} = k$ を用いて，

$$\frac{E_{\mathrm{rad}}(R,t)}{E_{\mathrm{in}}} = \frac{e^2}{4\pi\epsilon_0 m_e c^2} \frac{e^{ikR}}{R} \cos\theta \tag{6.8}$$

電場の振幅の絶対値の二乗が強度となること，および原点からの距離 R，立体角 $d\Omega$ の断面積は $R^2 d\Omega$ となることから，

$$d\sigma = \frac{|E_{\mathrm{rad}}|^2 R^2 d\Omega}{|E_{\mathrm{in}}|^2} = r_e^2 \cos^2\theta\, d\Omega \tag{6.9}$$

すなわち，

$$\frac{d\sigma}{d\Omega} = r_e^2 \cos^2\theta \tag{6.10}$$

ここで，$r_e = \dfrac{e^2}{4\pi\epsilon_0 m_e c^2}$は古典電子半径（classical electron radius）と呼ばれる長さの次元を持った量であり，その大きさは2.8179×10^{-15} mである．

散乱方向と電場（偏極ベクトルε_1）の間の角度をψとすると，図6.1より明らかなように$\theta + \psi = \dfrac{\pi}{2}$であることから，

$$\frac{d\sigma}{d\Omega} = r_e^2 \sin^2\psi \tag{6.11}$$

と表すことができる．この式からわかるように，電場ベクトルと同じxz平面内では，z軸上の位置で観測した場合に強度は最大となり，x軸上（$\psi = 0$）では強度は0となる．一方，yz平面の点については，この平面内のどの位置（$\psi = \pi/2$）で観測しても，原点の電荷振動の加速度は変わらず，強度は一定となる．

$$\frac{d\sigma}{d\Omega} = r_e^2 \tag{6.12}$$

放射光（synchrotron radiation）においては，電子軌道が水平な偏向磁石光源の場合には水平面上において直線偏光となっており，水平方向での弾性散乱強度は角度によって変化する．

次に，入射光子が偏光していない場合については，入射方向に垂直な平面（xy平面）内で，電場ベクトル$\boldsymbol{E}$のあらゆる偏極ベクトル方向について式(6.11)を平均しなければならない．図6.1の座標軸を，図6.2に示すように光子が下からz軸方向に向かって入射するように見方を変える．x, y軸方向の2組の直交する偏極ベクトル$\varepsilon_1, \varepsilon_2$が$z$軸回りに$\varphi$だけ回転したとす

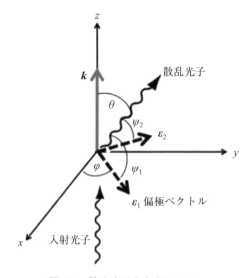

図6.2 散乱光子と偏極ベクトル

る．散乱光子と偏極ベクトル ε_1, ε_2 の間の角度を ψ_1, ψ_2 とし，式(6.11)を適用して断面積を求める．このとき，ふたつの偏極ベクトルについては平均をとり，角度 φ について $0 \sim 2\pi$ まで積分して平均をとると，

$$\frac{d\sigma}{d\Omega} = \frac{\frac{1}{2\pi}\int_0^{2\pi} r_e^2 \sin^2\psi_1 d\varphi + \frac{1}{2\pi}\int_0^{2\pi} r_e^2 \sin^2\psi_2 d\varphi}{2} = \frac{1}{2}r_e^2(\sin^2\psi_1 + \sin^2\psi_2) \quad (6.13)$$

ところで，一般に，任意の3次元ベクトルと xyz 軸の間の角度を α, β, γ としたとき，方向余弦 $\cos\alpha$, $\cos\beta$, $\cos\gamma$ の間に以下の関係が成り立つ．

$$\cos^2\alpha + \cos^2\beta + \cos^2\gamma = 1 \quad (6.14)$$

この関係を ε_1, ε_2, k によってつくられる直交座標系に用いて，

$$\cos^2\psi_1 + \cos^2\psi_2 + \cos^2\theta = 1 \quad (6.15)$$

これより，

$$(1 - \sin^2\psi_1) + (1 - \sin^2\psi_2) + \cos^2\theta = 1 \quad (6.16)$$

これを式(6.13)に代入すると，光子の電子に対するトムソン散乱の微分断面積 $\frac{d\sigma}{d\Omega}$ は散乱角 θ に対して以下の式で与えられる．

$$\frac{d\sigma}{d\Omega} = \frac{r_e^2}{2}(1 + \cos^2\theta) \quad (6.17)$$

ここで，r_e は電子の古典半径であった．

この式を全立体角について積分すると，全断面積 σ_0 が得られる．

$$\sigma_0 = \iint \frac{r_e^2}{2}(1 + \cos^2\theta) d\Omega = \int_0^{2\pi} d\varphi \int_0^{\pi} \frac{r_e^2}{2}(1 + \cos^2\theta) \sin\theta d\theta = \frac{8}{3}\pi r_e^2 \quad (6.18)$$

この値は0.66525 barnとなり，トムソンの古典散乱係数と呼ばれている．

原子は，古典力学的な球体とは異なり，量子論的に波動性を有する状態として扱わなければならない．光子の原子による弾性散乱は，レイリー散乱（Rayleigh scattering），または干渉性散乱（coherent scattering）と呼ばれ，その微分断面積 $\frac{d\sigma_R}{d\Omega}$ は原子形状因子（atomic form factor）$F(x, Z)$ を用いて以下のように表される．

$$\frac{d\sigma_R}{d\Omega} = \frac{d\sigma}{d\Omega}[F(x, Z)]^2 = \frac{r_e^2}{2}(1 + \cos^2\theta)[F(x, Z)]^2 \quad (6.19)$$

ここで，$F(x, Z)$ は原子の形状を表す係数で，$x = \dfrac{\sin\dfrac{\theta}{2}}{\lambda}$，$\lambda$ は光子の波長，Z は物質の原子番号である．干渉性散乱断面積は，数10 keV以上の領域では光子エネルギー $h\nu$ および原子

番号Zに対して近似的に$(h\nu)^{-2}$, $Z^{8/3}$に比例する．

第2節 光電効果

2.1 光電効果

光電効果（photoelectric effect）は，入射光子のエネルギーをすべて原子に与えて光電子を放出させ，みずからは吸収消滅する過程である．まず，エネルギー関係，次に断面積を考える．

入射光子のエネルギーを$h\nu$，標的原子（target atom）の質量をM_X，反跳原子（recoil atom）の質量，運動量，運動エネルギーをM_Y, p_Y, E_Y，放出される光電子（photoelectron）の運動量と運動エネルギーをp_e, E_e，軌道電子（orbital electron）の結合エネルギー（binding energy）をI，電子の静止質量をm_eとすると（図6.3），

$$\frac{h\nu}{c} = p_e + p_Y \tag{6.20}$$

$$h\nu + M_X c^2 = M_Y c^2 + M_e c^2 + I + E_e + E_Y \tag{6.21}$$

これより，

$$h\nu = (M_Y + m_e - M_X)c^2 + I + E_e + E_Y = I + E_e + E_Y \tag{6.22}$$

一般に，反跳原子の運動エネルギーE_Yと光電子の運動エネルギーE_eの間には，

$$E_Y = \frac{(P_Y)^2}{2M_Y} \cong \frac{m_e}{M_Y} E_e \tag{6.23}$$

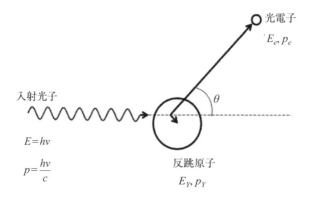

図6.3 光電効果の概念図

反跳原子の運動エネルギーを無視すると，光電子の運動エネルギーE_eは以下の式で与えられる．

$$E_e = h\nu - I = \hbar\omega - I \tag{6.24}$$

2.2 光電効果の断面積

　光電効果は，量子論的には電子の束縛された原子（始状態）から原子がイオン化された状態（終状態）への遷移と考えることができる．これを取り扱うには光子の吸収を伴う遷移断面積を求める必要があるが，電磁場を半古典的に，電子の運動を非相対論的に取り扱う近似により求める．なお，ここでは電磁気学との対応を考慮して，SI単位系を用いる．

（1）始めの電子状態はK電子（1s）とする．原子番号Zに対して，水素原子の波動関数（wave function）のボーア半径（Bohr radius）a_0を$a(=Z/a_0)$で置き換える．ここで，

$$a_0 = \frac{4\pi\epsilon_0 \hbar^2}{m_e e^2} \tag{6.25}$$

$$a = \frac{Z}{a_0} \tag{6.26}$$

$$|\psi_i\rangle = |\psi_{1s}\rangle = \frac{2}{\sqrt{4\pi}} a^{\frac{3}{2}} e^{-ar} \tag{6.27}$$

原子の波動関数については，第2章の式(2.17)を参照されたい．また，$|\psi_i\rangle$, $\langle\psi_f|$などの表記については，付録6.1（269ページ）を参照されたい．なお，この章では真空の誘電率の表記にϵ_0を用いる．

（2）放出電子は運動量$\boldsymbol{p}$の平面波とする．これをボルン近似（Born approximation）という．

$$|\psi_f\rangle = \frac{1}{\sqrt{V}} e^{i\boldsymbol{p}\cdot\boldsymbol{r}/\hbar} \tag{6.28}$$

　吸収断面積（absorption cross section）をσ_a，単位時間当たりの遷移確率（transition probability）をW，フラックスをΦ_0とする．吸収の場合は，粒子は全方向4πに放出されるので，この遷移確率を$W_{4\pi}$とすると，断面積の定義より，

$$W_{4\pi} = \Phi_0 \sigma_a \tag{6.29}$$

入射光子フラックスΦ_0は，規格化体積を$V(=L^3)$とすると，単位時間，単位面積当たり，

$$\Phi_0 = c/V \tag{6.30}$$

また，遷移確率$W_{4\pi}$は，量子力学の時間に依存する摂動論から導かれるフェルミの黄金律（Fermi's golden rule）により，

$$W_{4\pi} = \frac{2\pi}{\hbar} \int |\langle 0f|H'|1i\rangle|^2 \rho(E_f) \delta(E_f - E_i) dE_f \tag{6.31}$$

と表されることが知られている．

この式で，$|1i\rangle$，$\langle 0f|$ はそれぞれ最初（initial）および最後（final）の状態を示し，その状態における光子数も表している．しかし，光子数の変化は自明であるので，以後は電子の状態だけを扱い，$|1i\rangle = |\psi_i\rangle$，$\langle 0f| = \langle \psi_f|$ と置く．H' は状態間の遷移をもたらす相互作用の演算子（operator）であり，光電効果で状態間の遷移を引き起こす電磁相互作用（electromagnetic interaction）は，ベクトルポテンシャル（vector potential）$\boldsymbol{A}$，電子の運動量 $\boldsymbol{p}$ で次のように記述されることが知られている．

$$H' = \frac{e}{m_e} \boldsymbol{p} \cdot \boldsymbol{A} \tag{6.32}$$

ベクトルポテンシャル $\boldsymbol{A}$ は以下のように表される．

$$\boldsymbol{A} = A_0 \boldsymbol{\varepsilon} e^{i\boldsymbol{k} \cdot \boldsymbol{r}} \tag{6.33}$$

規格化定数 A_0 は，電磁場の全エネルギーと振動数 ω（波数 $k = \omega/c$）の調和振動子のエネルギー（$\hbar\omega$）の関係から求められ，SI単位系では次のようになる．

$$A_0 = \sqrt{\frac{\hbar}{2\epsilon_0 \omega V}} \tag{6.34}$$

式（6.34）の導出については付録3.2（264ページ）を参照されたい．また，式（6.31）の E_i と E_f は，それぞれ最初と最後の状態のエネルギーであり，δ 関数は状態が遷移するとき，エネルギー保存則が満たされた条件で積分が行われることを示している．$\rho(E_f)$ は電子が立体角 $d\Omega$ の方向に，運動量 $\boldsymbol{p}$ で放出されるときのエネルギー状態密度である．

以下では，式（6.31）を計算し，それにより断面積を求める．$E_f = \frac{\boldsymbol{p}^2}{2m_e}$ より $dE_f = \frac{pdp}{m_e}$ となることを使うと，

$$\rho(E_f) = \frac{V}{(2\pi\hbar)^3} \frac{p^2 dp d\Omega}{dE_f} = \frac{Vm_e p d\Omega}{(2\pi\hbar)^3} \tag{6.35}$$

断面積の計算では，$d\Omega$ は以下の式で置き換えて計算する．

$$d\Omega = \sin\theta d\theta d\varphi \tag{6.36}$$

遷移行列要素を M_{if} とおくと，

$$M_{if} = \langle \psi_f | H' | \psi_i \rangle \tag{6.37}$$

これを用いると，断面積は，

$$d\sigma_a = \frac{W}{\Phi_0} = \frac{V}{c} \frac{2\pi}{\hbar} \frac{V}{(2\pi\hbar)^3} \int |M_{if}|^2 m_e p d\Omega \delta(E_f - E_i) dE_f$$

$$= \frac{2\pi}{\hbar c} \frac{V^2}{(2\pi\hbar)^3} \int |M_{if}|^2 m_e p d\Omega \delta(E_f - E_i) dE_f \tag{6.38}$$

となる．ここで，δ 関数は式（6.38）が，$E_f = E_i$ のときのみ意味を持つことを示している．ま

た，この式では式(6.29)の全断面積σ_aが微分断面積になっていることに注意する．

$|\psi_i\rangle$, $|\psi_f\rangle$ に式(6.27), 式(6.28)を代入すると，

$$\begin{aligned}M_{if} &= \frac{e}{m_e} A_0 \langle \psi_f | \hat{\boldsymbol{p}} \cdot \boldsymbol{\varepsilon} e^{i\boldsymbol{k}\cdot\boldsymbol{r}} | \psi_i \rangle \\ &= \frac{e}{m_e} A_0 \langle \frac{1}{\sqrt{V}} e^{i\boldsymbol{k}_f\cdot\boldsymbol{r}} | \hat{\boldsymbol{p}} \cdot \boldsymbol{\varepsilon} e^{i\boldsymbol{k}\cdot\boldsymbol{r}} | \frac{2}{\sqrt{4\pi}} a^{\frac{3}{2}} e^{-ar} \rangle \end{aligned} \quad (6.39)$$

終状態の放出電子の平面波$\frac{1}{\sqrt{V}}e^{i\boldsymbol{k}_f\cdot\boldsymbol{r}}$は，運動量演算子$\hat{\boldsymbol{p}} = -i\hbar\nabla$の固有関数（eigen function）なので，その固有値（eigen value）を$\hbar\boldsymbol{k}_f = \boldsymbol{p}$とおくと，演算子$\hat{\boldsymbol{p}}$を左側に作用させて，

$$\langle e^{i\boldsymbol{k}_f\cdot\boldsymbol{r}} | \hat{\boldsymbol{p}} = (-i\hbar)(i\boldsymbol{k}_f)\langle e^{i\boldsymbol{k}_f\cdot\boldsymbol{r}} | = \boldsymbol{p} \langle e^{i\boldsymbol{k}_f\cdot\boldsymbol{r}} | \quad (6.40)$$

演算子をブラケットから外し，$\langle e^{i\boldsymbol{k}_f\cdot\boldsymbol{r}}|$を積分するとき，複素共役をとることに注意して行列要素を積分すると，

$$\begin{aligned} M_{if} &= \frac{e}{m_e} A_0 (\boldsymbol{p}\cdot\boldsymbol{\varepsilon}) \langle \frac{1}{\sqrt{V}} e^{i\boldsymbol{k}_f\cdot\boldsymbol{r}} | e^{i\boldsymbol{k}\cdot\boldsymbol{r}} | \frac{2}{\sqrt{4\pi}} a^{\frac{3}{2}} e^{-ar} \rangle \\ &= \frac{e}{m_e} A_0 (\boldsymbol{p}\cdot\boldsymbol{\varepsilon}) \frac{2}{\sqrt{4\pi V}} a^{\frac{3}{2}} \int e^{-i\boldsymbol{k}_f\cdot\boldsymbol{r}} e^{i\boldsymbol{k}\cdot\boldsymbol{r}} e^{-ar} d\boldsymbol{r} \\ &= \frac{e}{m_e} A_0 (\boldsymbol{p}\cdot\boldsymbol{\varepsilon}) \frac{2}{\sqrt{4\pi V}} a^{\frac{3}{2}} \int e^{i(\boldsymbol{k}_f-\boldsymbol{k})\cdot\boldsymbol{r}} e^{-ar} d\boldsymbol{r} \\ &= \frac{e}{m_e} A_0 (\boldsymbol{p}\cdot\boldsymbol{\varepsilon}) \frac{2}{\sqrt{4\pi V}} a^{\frac{3}{2}} \cdot I \end{aligned} \quad (6.41)$$

ただし，

$$I = \int e^{i(\boldsymbol{k}_f - \boldsymbol{k})\cdot\boldsymbol{r}} e^{-ar} d\boldsymbol{r} \quad (6.42)$$

ここで，$-(\boldsymbol{k}_f - \boldsymbol{k}) = \boldsymbol{q}/\hbar$とおくと，$\boldsymbol{q}$は，入射光子から原子へ移行する運動量である．$z$軸を$\boldsymbol{q}$の方向にとり，$d\boldsymbol{r}$を極座標表示して積分すると，

$$\begin{aligned} I &= \int e^{i(\boldsymbol{k}_f-\boldsymbol{k})\cdot\boldsymbol{r}} e^{-ar} d\boldsymbol{r} = \int e^{-\left(\frac{i}{\hbar}\right)\boldsymbol{q}\cdot\boldsymbol{r}} e^{-ar} d\boldsymbol{r} = \int_0^\infty \int_0^\pi \int_0^{2\pi} e^{-ar} e^{-\left(\frac{i}{\hbar}\right)qr\cos\theta'} r^2 \sin\theta' dr d\theta' d\varphi' \\ &= 2\pi \int_0^\infty r^2 e^{-ar} \int_{-1}^1 e^{-\left(\frac{i}{\hbar}\right)qr\cos\theta'} d(\cos\theta') dr \\ &= 4\pi \frac{\hbar}{q} \int_0^\infty r e^{-ar} \sin(qr/\hbar) dr \end{aligned} \quad (6.43)$$

これは，次の複素積分の虚部から求められる．

$$I = \frac{4\pi\hbar}{q} \operatorname{Im} \int_0^\infty r e^{\left(-a + \left(\frac{i}{\hbar}\right)q\right)r} dr = \frac{4\pi\hbar}{q} \frac{2aq/\hbar}{(a^2 + (q/\hbar)^2)^2} \quad (6.44)$$

簡単のため，$a' = \hbar a$の置き換えを行うと

$$I = \frac{8\pi a}{(a^2+(q/\hbar)^2)^2} = \frac{8\pi a'\hbar^3}{(q^2+a'^2)^2} \tag{6.45}$$

式(6.45) および式(6.34) を式(6.41) に代入して，遷移行列要素は以下のようにまとめられる．

$$M_{if} = \frac{e}{m_e}\sqrt{\frac{\hbar}{2\epsilon_0\omega V}}(\boldsymbol{p}\cdot\boldsymbol{\varepsilon})\frac{2}{\sqrt{4\pi V}}\frac{a'^{\frac{3}{2}}}{\hbar^{\frac{3}{2}}}\frac{8\pi a'\hbar^3}{(q^2+a'^2)^2} \tag{6.46}$$

これを式(6.38) に代入して，

$$\begin{aligned}d\sigma_a &= \frac{2\pi}{\hbar c}\frac{V^2}{(2\pi\hbar)^3}\int |M_{if}|^2 m_e p d\Omega \delta(E_f - E_i) dE_f \\ &= \frac{2\pi}{\hbar c}\frac{V^2}{(2\pi\hbar)^3}\left[\frac{e}{m_e}\sqrt{\frac{\hbar}{2\epsilon_0\omega V}}(\boldsymbol{p}\cdot\boldsymbol{\varepsilon})\frac{2}{\sqrt{4\pi V}}\frac{a'^{\frac{3}{2}}}{\hbar^{\frac{3}{2}}}\frac{8\pi a'\hbar^3}{(q^2+a'^2)^2}\right]^2 m_e p d\Omega \\ &= \frac{e^2}{m_e}\frac{32(\boldsymbol{p}\cdot\boldsymbol{\varepsilon})^2}{4\pi\epsilon_0\omega c}\frac{p}{\hbar^3}\frac{a'^5}{(q^2+a'^2)^4}d\Omega\end{aligned} \tag{6.47}$$

また，$r_e = \dfrac{e^2}{4\pi\epsilon_0 m_e c^2}$，$\alpha = \dfrac{e^2}{4\pi\epsilon_0 \hbar c}$ より，$\dfrac{r_e^2}{\alpha} = \dfrac{e^2\hbar}{4\pi\epsilon_0 m_e^2 c^3}$
これを代入して，

$$d\sigma_a = r_e^2 \frac{32}{\alpha}\frac{m_e c^2}{\hbar\omega}p(\boldsymbol{p}\cdot\boldsymbol{\varepsilon})^2\frac{a'^5}{(a'^2+q^2)^4}d\Omega \tag{6.48}$$

ここで，$\alpha\left(\alpha = \dfrac{1}{137}\right)$ は微細構造定数（fine-structure constant）と呼ばれる電磁相互作用の強さを表す定数である．

座標軸を図6.4のようにとると，断面積を電子の放射角 θ, φ を用いて表すことができる．$\boldsymbol{q} = \hbar\boldsymbol{k} - \boldsymbol{p}$ は，反跳原子への運動量移行であり．

$$(\boldsymbol{p}\cdot\boldsymbol{\varepsilon})^2 = p^2\sin^2\theta\cos^2\varphi \tag{6.49}$$

$$q^2 = \hbar^2 k^2 + p^2 - 2\hbar kp\cos\theta \tag{6.50}$$

式(6.48) に式(6.49) を代入して，

$$d\sigma_a = r_e^2\frac{32}{\alpha}\frac{m_e c^2}{\hbar\omega}p^3\sin^2\theta\cos^2\varphi\frac{a'^5}{(a'^2+q^2)^4}d\Omega \tag{6.51}$$

この式の最後の項の分母は，式(6.50) を代入して

第6章 光子と物質の相互作用

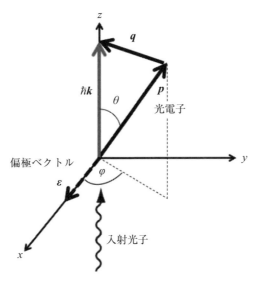

図6.4 光子から原子への運動量移行

$$(a'^2+q^2)^4 = a'^8\left(1+\left(\frac{q}{a'}\right)^2\right)^4 = a'^8\left\{1+\frac{1}{2m_e I}\left(\hbar^2 k^2 + p^2 - 2\hbar k p\cos\theta\right)\right\}^4$$

$$= a'^8\left\{1+\frac{(\hbar\omega)^2}{2m_e c^2 I}+\frac{p^2}{2m_e I}-\frac{\hbar\omega}{I}\beta\cos\theta\right\}^4 \tag{6.52}$$

ここで，Iは第2節第1項で述べた電子の結合エネルギーであり，

$$a_0 = \frac{4\pi\epsilon_0\hbar^2}{m_e e^2}, \quad a = \frac{Z}{a_0} = \frac{Zm_e e^2}{4\pi\epsilon_0\hbar^2} \tag{6.53}$$

より，

$$I = \frac{Z^2 m_e e^4}{(4\pi\epsilon_0)^2 2\hbar^2} = a^2\frac{\hbar^2}{2m_e} = \frac{a'^2}{2m_e} \tag{6.54}$$

および，$k=\omega/c$の関係を用いた（Iについては，第2章の水素原子のイオン化エネルギーも参照のこと）．式(6.54)は第2章の式(2.8)にZ^2を乗じたものとなっている（ただし，$\hbar$とhの表現の差に注意すること）．

最初の仮定より，$I \ll \hbar\omega \ll m_e c^2$．また，エネルギー保存則より，

$$\hbar\omega = \frac{p^2}{2m_e}+I \tag{6.55}$$

ここで，放出電子が平面波で近似（ボルン近似）されるためには，電子の運動エネルギーが電子の結合エネルギーIよりも十分大きくなければならない．すなわち，$\frac{p^2}{2m_e} \gg I$であるの

で，$\hbar\omega \approx \dfrac{p^2}{2m_e}$ となる．これらを考慮すれば，式(6.52) 括弧内の第1項に比べて第3項ははるかに大きい．また，第2項は第3項に因子 $\hbar\omega/2m_ec^2$ がかかるため，これを無視することができる．第4項は $|\cos\theta| \leq 1$ に注意すると，$(\hbar\omega/I)\beta \approx (p^2/2m_eI)\beta$ となり，第3項に β がかかった大きさの程度となる．結局，式(6.52) 括弧内を β について一次までとって第3項と第4項で近似すれば，

$$\left(1+\left(\dfrac{q}{a'}\right)^2\right)^4 \cong \left(\dfrac{p^2}{2m_eI} - \dfrac{\hbar\omega}{I}\beta\cos\theta\right)^4 \cong \left(\dfrac{\hbar\omega}{I}\right)^4 (1-\beta\cos\theta)^4 \tag{6.56}$$

これを式(6.52)に代入して，

$$\dfrac{d\sigma_a}{d\Omega} = r_e^2 \dfrac{32}{\alpha} \dfrac{m_ec^2}{\hbar\omega} p^3 \sin^2\theta\cos^2\varphi \dfrac{a'^{-3}}{\left(\dfrac{\hbar\omega}{I}\right)^4 (1-\beta\cos\theta)^4} \tag{6.57}$$

また，$p = \sqrt{2m_e\hbar\omega}$ を用いて，

$$\dfrac{d\sigma_a}{d\Omega} = r_e^2 \dfrac{32}{\alpha} \dfrac{m_ec^2}{\hbar\omega} \dfrac{(2m_e\hbar\omega)^{\frac{3}{2}} a'^{-3}}{\left(\dfrac{\hbar\omega}{I}\right)^4 (1-\beta\cos\theta)^4} \sin^2\theta\cos^2\varphi \tag{6.58}$$

$I = a^2 \dfrac{\hbar^2}{2m_e}$，$a' = \hbar a$ を用いて整理し，さらに $a = \dfrac{Zm_ee^2}{4\pi\epsilon_0\hbar^2} = \dfrac{Zm_ec\alpha}{\hbar}$ を用いることにより，

$$\dfrac{d\sigma_a}{d\Omega} = r_e^2 \dfrac{4\sqrt{2}\alpha^4 Z^5 \sin^2\theta\cos^2\varphi}{\left(\dfrac{\hbar\omega}{m_ec^2}\right)^{\frac{7}{2}} (1-\beta\cos\theta)^4} = r_e^2 \dfrac{4\sqrt{2}\alpha^4 Z^5 (m_ec^2)^{\frac{7}{2}} \sin^2\theta\cos^2\varphi}{(h\nu)^{\frac{7}{2}} (1-\beta\cos\theta)^4} \tag{6.59}$$

電磁場を半古典論で扱ったこれらの結果は量子電磁力学を用いた結果と一致する．

放射光の単色光のように光子が偏光（偏極）している場合，この角分布は次のことを示している．すなわち，$\varphi = \pi/2$，$\theta = 0, \pi$ で0になり，入射光の偏光面に垂直な平面内および入射光の進行方向へは光電子は放出されない．また，$\varphi = 0$ かつ $\theta = \pi/2$ の方向で最大となる．しかし，相対論的効果がきいてくると断面積は $\theta = 0$ すなわち，前方方向にずれてくる．

入射光子が偏光していない場合，すなわち，異なった方向に偏極した多数の光子の集合の場合は，断面積は光の偏極方向 φ について平均する．

$$\overline{\cos^2\varphi} = \dfrac{1}{2\pi}\int_0^{2\pi} \cos^2\varphi \, d\varphi = \dfrac{1}{2} \tag{6.60}$$

より，$\beta \to 0$ の非相対論の極限では，

$$\dfrac{d\sigma_a}{d\Omega} = 2\sqrt{2} r_e^2 \alpha^4 Z^5 \left(\dfrac{m_ec^2}{h\nu}\right)^{\frac{7}{2}} \sin^2\theta \tag{6.61}$$

すなわち，この場合，$\theta = 0, \pi$ の方向には光電子は放出されず，$\theta = \dfrac{\pi}{2}$ で最大となる．

光電効果の全断面積は，非相対論的な場合は式(6.61)を全立体角 $d\Omega = \sin\theta d\theta d\varphi$ について積分し，K電子が2個存在することより因子2をかけて次のように求められる．

$$\sigma_{\text{tot}} = 4r_e^2 \frac{\sqrt{2}\alpha^4 Z^5 (m_e c^2)^{\frac{7}{2}}}{(h\nu)^{\frac{7}{2}}} \int_0^\pi \int_0^{2\pi} \sin^2\theta \sin\theta d\theta d\varphi$$

$$= r_e^2 \frac{2\sqrt{2}\alpha^4 Z^5 (m_e c^2)^{\frac{7}{2}}}{(h\nu)^{\frac{7}{2}}} \int_{-1}^1 (1-\cos^2\theta) d(\cos\theta) \int_0^{2\pi} d\varphi$$

$$= \frac{8\pi}{3} r_e^2 \frac{4\sqrt{2}\alpha^4 Z^5 (m_e c^2)^{\frac{7}{2}}}{(h\nu)^{\frac{7}{2}}} = \frac{4\sqrt{2}\alpha^4 Z^5 (m_e c^2)^{\frac{7}{2}}}{(h\nu)^{\frac{7}{2}}} \sigma_0 \qquad (6.62)$$

ここで，

$$\sigma_o = \frac{8\pi}{3} r_e^2 \qquad (6.63)$$

であり，σ_o はトムソン散乱断面積である．

以上のように放出電子が非相対論的に扱える程度の，低いエネルギーについて半古典論的計算により得られた光電効果断面積は光子エネルギーの3.5乗に逆比例し，エネルギーとと

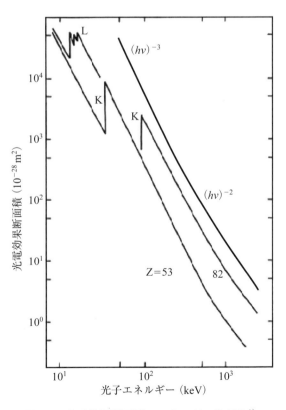

図6.5 光電効果断面積のエネルギー依存性[1]
ヨウ素（$Z=53$）および鉛（$Z=82$）について示す．

もに急激に減少する．また，原子番号の5乗に比例し，被写体の構成元素の原子番号のわずかの変化が大きく反映される

代表的な元素として，ヨウ素（$Z=53$）と鉛（$Z=82$）の光電効果微分断面積のエネルギー依存性を図6.5に示す．ヨウ素は血管造影に用いられるが，33.2 keVにあるK吸収端の存在は，K吸収端差分とよばれるエネルギー差分法で重要な役割を演ずる．鉛はX線，γ線の遮蔽によく用いられるが，88 keVのK吸収端の存在には注意が必要である．

2.3 吸収端

光電効果は内殻電子ほど起こりやすく，最も内側のK電子の関与する割合は全光電効果のおよそ80%に達する．また，この式から明らかなように，光電効果は入射光子のエネルギーが軌道電子の結合エネルギーよりも高い場合にのみ起こる．すなわち，光電効果の断面積は軌道電子の結合エネルギーのところで不連続的に変化し，このエネルギーのことを吸収端（absorption edge）と呼ぶ．光電効果の断面積の計算は，多くの吸収端が存在することからも分かるように，全エネルギー範囲にわたる解析的な式は知られていない．

第3節 コンプトン散乱

コンプトン散乱（またはコンプトン効果）（Compton scattering, Compton effect）は，1923年にA. Comptonによって詳細なX線散乱実験と解析が行われ，光子の粒子説を決定づけたことからこの名が用いられるようになった．この過程は，光子の電子による弾性散乱であるが，レイリー散乱と異なり，散乱光子に干渉性がないことから非干渉性散乱（incoherent scattering）とも呼ばれる．相互作用の対象となる電子は，自由電子または入射光子エネルギーに対して結合エネルギーが無視できるくらい小さい最外殻付近の軌道電子であり，軌道電子が強く結合した内殻電子の場合には主に光電効果による吸収過程が起こる．軌道電子による散乱の場合，原子の励起過程となり原子との非弾性散乱となるが，原子の質量は電子に比べてはるかに大きいので反跳運動量は無視することができる．また，入射光子エネルギーが軌道電子の結合エネルギーよりもはるかに大きい場合には，結合エネルギーも無視することができ，図6.6のような簡単化されたモデルが適用できる．

コンプトン散乱におけるエネルギー・運動量保存則より以下の式が成り立つ．

$$h\nu = h\nu' + E_e \tag{6.64}$$

$$\frac{h\nu}{c} = \frac{h\nu'}{c}\cos\theta + p_e \cos\phi \tag{6.65}$$

$$0 = \frac{h\nu'}{c}\sin\theta - p_e \sin\phi \tag{6.66}$$

第6章 光子と物質の相互作用

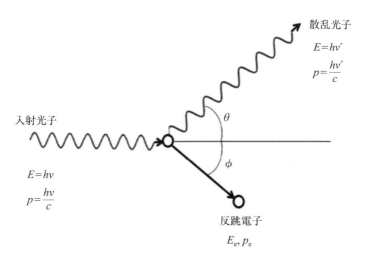

図6.6 コンプトン効果の概念図

ここで，入射光子，散乱光子のエネルギーを $h\nu, h\nu'$，散乱光子の散乱角を θ，反跳電子の運動エネルギー，運動量，散乱角をそれぞれ E_e, p_e, ϕ とした．

これらの連立方程式を解くと，以下の関係式が導かれる．

$$h\nu' = \frac{h\nu}{1+\varepsilon(1-\cos\theta)} \tag{6.67}$$

$$E_e = h\nu - h\nu' = \frac{h\nu\varepsilon(1-\cos\theta)}{1+\varepsilon(1-\cos\theta)} \tag{6.68}$$

ここで，

$$\varepsilon = \frac{h\nu}{m_e c^2} \tag{6.69}$$

とした．

散乱角 θ と反跳角 ϕ の間には以下の関係がある．

$$\cot\phi = (1+\varepsilon)\tan\frac{\theta}{2} \tag{6.70}$$

エネルギー・運動量の関係は上述したように簡単に求めることができるが，現象の起こる確率関係を記述する散乱断面積の計算は非常に複雑である．この散乱断面積の計算はDiracによる相対論的電子方程式の発見直後に，当時ドイツに留学していた仁科芳雄が共同研究者のKleinとともに行ったのでクライン・仁科の式と呼ばれている．その後，計算方法は次第に改良され，現在では洗練された相対論的摂動論が用いられる．

光子の自由電子による散乱断面積は，以下のようになる．

$$\frac{d\sigma_{KN}}{d\Omega} = \frac{r_e^2}{2}\left(1+\cos^2\theta\right)\left[\frac{1}{1+\varepsilon(1-\cos\theta)}\right]^2\left[1+\frac{\varepsilon^2(1-\cos\theta)^2}{\{1+\varepsilon(1-\cos\theta)\}(1+\cos^2\theta)}\right] \tag{6.71}$$

最初の項はトムソン散乱の断面積と同じであり，低エネルギー極限（$\varepsilon\to 0$）ではトムソン散

乱に一致する．図6.7にコンプトン散乱断面積のエネルギー・角度依存性を示す．

全断面積は θ について積分し，

$$\sigma_{KN} = 2\pi r_e^2 \left\{ \frac{1+\varepsilon}{\varepsilon^3} \left[\frac{2\varepsilon(1+\varepsilon)}{1+2\varepsilon} - \ln(1+2\varepsilon) \right] + \frac{\ln(1+2\varepsilon)}{2\varepsilon} - \frac{1+3\varepsilon}{(1+2\varepsilon)^2} \right\} \quad (6.72)$$

この式は1個の自由電子との散乱断面積であるから当然原子番号Zは現れない．実際には自由電子だけではなく，原子の最外殻付近の緩く結合した軌道電子との間でコンプトン散乱が起きるので，原子についての断面積にはZをかけなければならない．入射光子エネルギー $h\nu$ が電子の束縛エネルギーに近いときは，微分断面積は非干渉性散乱関数（incoherent scattering function）$S(x, Z)$ による補正が必要となり，次式で表される．

$$\frac{d\sigma_{incoh}}{d\Omega} = \frac{d\sigma_{KN}}{d\Omega} \times S(x, Z) \quad (6.73)$$

σ_{KN} および式(6.73)を積分して求めた非干渉性散乱の全断面積 σ_{incoh} のエネルギー依存性を図6.8に示す．

図6.9に20 keV光子の水に対する干渉性散乱とコンプトン散乱を合わせた全散乱断面積とクライン-仁科の式によるコンプトン散乱断面積を示す．干渉性散乱は，前方に多く散乱されるのに対し，コンプトン散乱は横方向成分が多いことが分かる．

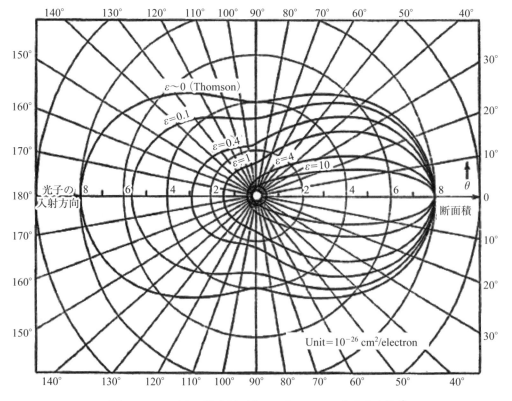

図6.7 コンプトン散乱断面積のエネルギー・角度依存性[2]

第6章 光子と物質の相互作用

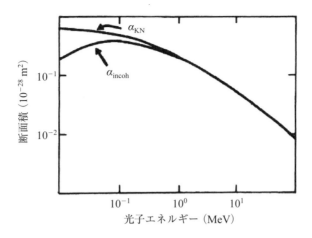

図6.8 コンプトン散乱（σ_{KN}）および軌道電子の束縛エネルギーの影響を補正した非干渉性散乱（σ_{incoh}）の全断面積のエネルギー依存性[1]

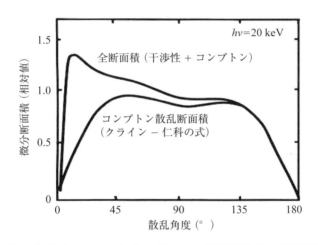

図6.9 コンプトン散乱（クライン-仁科の式）および干渉性散乱の全断面積の角度依存性[1]

コンプトン散乱によって反跳を受けた電子のエネルギーは式（6.68）により与えられる。電子が最大のエネルギーを受けるのは，$\theta=\pi$のときであり，そのときのエネルギーは$E_e = h\nu \dfrac{2\varepsilon}{1+2\varepsilon}$で与えられる。図6.10はコンプトン反跳電子のエネルギー分布を示したものである。図に示すようにエネルギー分布は最大エネルギーで鋭いエッジを形成する。これをコンプトンエッジ（Compton edge）という。また，反跳電子のエネルギー分布は放射線検出器のレスポンスにおいて重要な意味を持つ。異なったエネルギーの単色光子が物質に入射した場合，角度ごとに異なるエネルギーで検出器から脱出するため，連続スペクトルとなる。従って，検出器で得られた光子エネルギースペクトルは検出器レスポンスを考慮してアンフォールディングにより元の光子スペクトルにもどさなくてはならない。

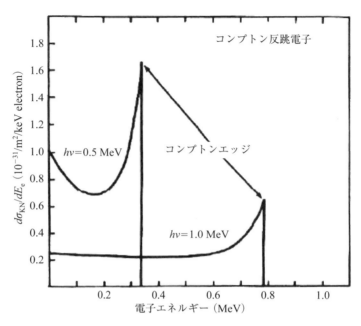

図6.10 コンプトン反跳電子のエネルギー分布
入射光子のエネルギーが$h\nu = 0.5$ Mevおよび$h\nu = 1.0$ Mevの場合を示す[1].

第 4 節 電子対生成

電子対生成（electron pair production）は高エネルギー領域で主要な光子の吸収過程であり、原子核（または電子）近傍で光子が消滅し、電子・陽電子対を生成する。この過程は、真空中ではエネルギー・運動量保存則を同時に満たすことができないので起こらない。原子核近傍の強い電場との相互作用で電子対生成が起きる場合のエネルギー・運動量保存則は以下のようになる。ここで、図6.11に示すように生成した陽電子、電子の運動量の大きさと運動エネルギー、全エネルギーをそれぞれ$p_+, p_-, E_+, E_-, T_+, T_-$、散乱角を$\theta_+, \theta_-$、原子核（または電子）の質量、運動量、運動エネルギー、散乱角をそれぞれM_X, p_X, E_X, θ_Xとする。エネルギーの保存則から、

$$h\nu + M_X c^2 = T_+ + T_- + M_X c^2 + E_X$$
$$= \sqrt{(p_+c)^2 + (m_e c^2)^2} + \sqrt{(p_-c)^2 + (m_e c^2)^2} + M_X c^2 + E_X \quad (6.74)$$

ここで、全エネルギーと運動量の関係$T_+^2 = (p_+c)^2 + (m_e c^2)^2$などを使った。また、運動量の保存則から、

$$\frac{h\nu}{c} = p_+ \cos\theta_+ + p_- \cos\theta_- + p_X \cos\theta_X \quad (6.75)$$

この反応が起こる最小エネルギーは、上記の式(6.74)、式(6.75)から求めることもでき

第6章 光子と物質の相互作用

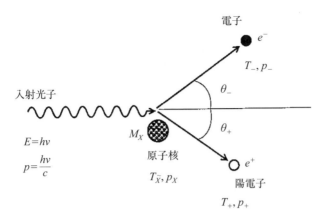

図6.11 電子対生成の概念図[3]

るが，見通しが悪いので，以下に示す反応前後の不変量を利用する．

すなわち，全エネルギー T（＝静止エネルギー＋運動エネルギー＋励起エネルギー），運動量 p のとき，任意の座標系において反応前後で以下の量が不変であることが知られている．（不変量については付録第1節260ページを参照されたい）

$$s = T^2 - (pc)^2 \tag{6.76}$$

反応前を実験室系で考えると，エネルギー $h\nu_{th}$ の光子が静止している原子核（質量 M_X）に入射するので，

$$\begin{aligned} s_i &= (h\nu_{th} + M_X c^2)^2 - \left(\frac{h\nu_{th}}{c} \times c\right)^2 \\ &= 2h\nu_{th} M_X c^2 + (M_X c^2)^2 \end{aligned} \tag{6.77}$$

反応後の電子1個，陽電子1個および原子核は重心系において最小エネルギー状態，すなわち静止しているとすると $s_f = (2m_e c^2 + M_X c^2)^2$, $s_i = s_f$ より

$$2h\nu_{th} M_X c^2 + (M_X c^2)^2 = (2m_e c^2)^2 + 4m_e c^2 \times M_X c^2 + (M_X c^2)^2 \tag{6.78}$$

したがって，

$$h\nu_{th} = 2m_e c^2 \left(1 + \frac{2m_e c^2}{2M_X c^2}\right) = 2m_e c^2 \left(1 + \frac{m_e}{M_X}\right) \tag{6.79}$$

原子核の質量は電子に比べてはるかに大きいので，反跳項は無視すると，

$$h\nu \geq 1.022 \,[\text{MeV}] \tag{6.80}$$

電子の近傍で電子対生成が起こると，軌道電子は電離電子となって原子を飛び出し，対生成した電子・陽電子と合わせて3個が放出される．このためこの現象を3対子生成というが，実際に生成されるのはレプトン数保存則からも明らかなように電子・陽電子の2個である．電子対生成と同様の方法で3対子生成の起こる最小エネルギー，すなわち，しきい値 $h\nu_{th}$ を

求めることができ，

$$hv_{th} = 4m_e c^2 \tag{6.81}$$

が得られる．すなわち，3対子生成のいき値は，

$$hv \geq 2.044 \text{ [MeV]} \tag{6.82}$$

また，電子対生成の全断面積はBethe-Heitlerによって以下のように求められた．

$$\sigma_{pair} = \alpha Z^2 r_e^2 \left(\frac{28}{9} \ln \frac{2hv}{m_e c^2} - \frac{218}{27} \right) \quad \left(m_e c^2 \ll hv \ll \frac{137 m_e c^2}{Z^{1/3}} \right) \tag{6.83}$$

$$\sigma_{pair} = \alpha Z^2 r_e^2 \left(\frac{28}{9} \ln \frac{183}{Z^{1/3}} - \frac{2}{27} \right) \quad \left(hv \gg \frac{137 m_e c^2}{Z^{1/3}} \right) \tag{6.84}$$

図6.12に電子対生成断面積の入射光子エネルギー依存性を示す．式(6.83)，式(6.84)の式からもわかるように，断面積はいき値を超えたところからエネルギーとともにゆるやかに単調増加し，原子番号Zに対してZ^2に依存して増加する．

図6.13に光電効果，コンプトン効果，電子対生成の起こる確率の光子エネルギーおよび原子番号依存性を示す．図で，実線はふたつの相互作用が同じ確率で起こる境界を表す．光電効果，コンプトン効果，電子対生成の断面積の光子エネルギー，および原子番号依存性は，あまり正確さを要求されない定性的な議論では以下のように表すことができる．

光電効果　　　$\sigma_K \propto Z^5 (hv)^{-3.5}$
コンプトン効果　$\sigma_{KN} \propto Z (hv)^{-1}$
電子対生成　　$\sigma_{pair} \propto Z^2 \ln(hv)$

これより，光電効果は低エネルギー，高原子番号のどちらの方向についても他の相互作用よりもはるかに急激に断面積が増加するが，これは図6.13の2次元マップ上の光電効果が優

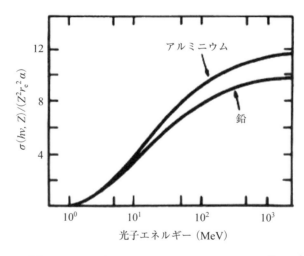

図6.12　電子対生成断面積のエネルギー依存性[4]

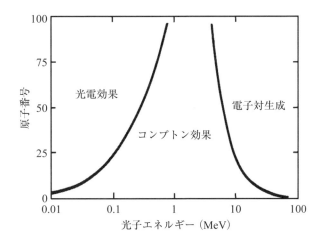

図6.13 光子と物質の相互作用のエネルギー・原子番号依存性
実線はそれぞれの相互作用が等確率となる境界を示す[2]

勢な領域の位置から明らかである．一方，1 MeV以上の光子エネルギー領域では，光電効果ほど急激ではないものの高エネルギー，高原子番号のどちらに対しても電子対生成断面積が増加することが領域の位置からあきらかである．コンプトン効果はこの両者の中間の領エネルギー領域で断面積が優勢となることがわかる．

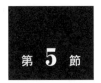
光核反応

　光核反応（photonuclear reaction）は，光子と原子核との核反応である．原子核内の核子の平均結合エネルギーは核子当たり7～8 MeVであるので，これを超えると光核反応が起こる．光核反応には（γ, p），（γ, n），（γ, d），（γ, α），（γ, fission）など，種々の反応があり，それぞれの核反応でいき値エネルギーは異なる．放射線治療においては，10～15 MVのX線が発生する場合にこの光核反応が起こる．このとき発生する中性子を光中性子（photoneutron）と呼び，照射中の被ばく，およびこの中性子により加速器周辺の物質が放射化された場合の残留放射能が問題となっている．

　いま，図6.14のように光子γが原子核X（質量M_X）に入射し，原子核Y（M_Y）が生成され中性子n（質量m_n）が放出されたとする．入射光子のエネルギー，運動量を$h\nu$, p_γ（$= h\nu/c$），生成核の運動エネルギー，運動量をE_Y, p_Y，中性子のエネルギー，運動量をE_n, p_nとする．エネルギー，運動量の保存則より，

$$h\nu + M_X c^2 = M_Y c^2 + E_Y + m_n c^2 + E_n \tag{6.85}$$

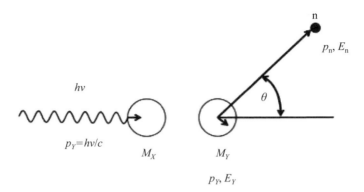

図6.14 光核反応の概念図

$$p_\gamma = p_Y + p_n \tag{6.86}$$

式(6.85)より,

$$h\nu = (M_Y + m_n - M_X)c^2 + E_Y + E_n \tag{6.87}$$

中性子の結合エネルギーをΔE_nとすると

$$\Delta E_n = (M_Y + m_n - M_X)c^2 \tag{6.88}$$

生成核Yの基底状態と励起状態の質量をM_{Y0}, M_Y^*, 励起エネルギーをE^*とすると

$$M_Y^* c^2 = M_{Y0} c^2 + E^* \tag{6.89}$$

次に光核反応の起こる閾値エネルギー$h\nu_{\min}$を求めよう.これは,生成核と中性子が重心系で静止した場合,すなわち実験室系でみれば,合体された状態で入射光子の進行方向に同じ速度で進む場合となる.なぜなら,これ以外の2次元運動の場合にはすべて,放出粒子に余分な運動エネルギーが必要となるからである.したがって,運動量の方程式は直線上のスカラー方程式となる.式(6.85),式(6.86)より,$T_Y = \sqrt{(p_Y c)^2 + M_Y^2 c^4}$などを使って

$$\begin{aligned}
&h\nu_{\min} + M_X c^2 \\
&= \sqrt{(p_Y c)^2 + M_Y^2 c^4} + \sqrt{(p_n c)^2 + m_n^2 c^4} \\
&= \sqrt{\frac{M_Y^2 (h\nu_{\min})^2}{(M_Y + m_n)^2} + M_Y^2 c^4} + \sqrt{\frac{m_n^2 (h\nu_{\min})^2}{(M_Y + m_n)^2} + m_n^2 c^4} \\
&= \sqrt{\frac{M_Y^2 (h\nu_{\min})^2}{(M_Y + m_n)^2} + 2\frac{M_Y m_n (h\nu_{\min})^2}{(M_Y + m_n)^2} + \frac{m_n^2 (h\nu_{\min})^2}{(M_Y + m_n)^2} + M_Y^2 c^4 + 2 M_Y m_n c^4 + m_n^2 c^4} \\
&= \sqrt{(h\nu_{\min})^2 + (M_Y + m_n)^2 c^4} \tag{6.90}
\end{aligned}$$

これより,

第6章 光子と物質の相互作用

$$2M_X c^2 h\nu_{\min} + M_X^2 c^4 = (M_Y + m_n)^2 c^4 \tag{6.91}$$

したがって,

$$\begin{aligned}
h\nu_{\min} &= \frac{(M_Y + m_n)^2 c^4 - M_X^2 c^4}{2M_X c^2} \\
&= (M_Y + m_n - M_X)c^2(M_Y + m_n + M_X)c^2 \left[\frac{1}{2M_X c^2}\right] \\
&= (M_Y + m_n - M_X)c^2 \left[1 + \frac{(M_Y + m_n - M_X)c^2}{2M_X c^2}\right] \\
&= \Delta E_n \left[1 + \frac{\Delta E_n}{2M_X c^2}\right]
\end{aligned} \tag{6.92}$$

式(6.92)より,いき値エネルギーは中性子の結合エネルギーよりやや大きい.しかしながら,多くの場合,$\Delta E_n \ll 2M_X c^2$ であり,第2項は無視できる.なお,式(6.92)は,運動量とエネルギーの保存則から,やや強引に求めたが,式(6.76)の不変量を用いれば,より容易に得ることができる.

(豊福不可依,遠藤真広)

第6節 減衰(減弱)(attenuation)

6.5節まではミクロな量(電子の断面積)を取り扱ったが,この6.6節ではマクロな量(線減衰(減弱)係数など)について述べる.

6.1 減衰(減弱)係数(attenuation coefficient)とエネルギー吸収係数(energy absorption coefficient)

図6.15に示すように,単色X線光子が物質に垂直に入射するとき,その入射X線光子の強度を I_0,物質の厚さ x, $x + dx$ 間で減衰(減弱)するX線光子の強度を $-dI$ とすると,厚さ x でのX線光子の強度 I は,次の微分方程式

$$dI/dx = -\mu I \tag{6.93}$$

これを解くと

$$I = I_0 \exp(-\mu x) \tag{6.94}$$

と表せる(μ:比例定数).これを指数関数の法則(exponential law)という.ここで使用した比例定数 μ [m^{-1}] を線減衰(減弱)係数(linear attenuation coefficient)といい,入

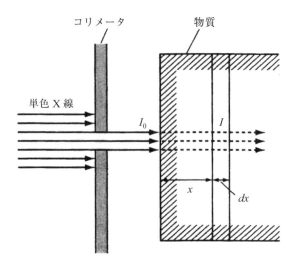

図6.15 物質との相互作用による減衰（減弱）

射X線光子のエネルギー，物質の種類，密度で異なる．そのため通常，μを密度ρ[kg/m³]で割った質量減衰（減弱）係数（mass attenuation coefficient）μ/ρ [m²/kg] を用いる．また，ひとつの物質を構成する成分が何種類もあるとき，その物質のμ/ρは構成成分の重量の加重平均，

$$\mu/\rho = \sum_i w_i \mu_i/\rho_i \tag{6.95}$$

となる（w_i：構成成分iの重量比）．

このμ/ρは，5節までに述べたようにX線光子と物質の相互作用である光電効果τ/ρ，コヒーレント（レイリー）散乱σ_{coh}/ρ，コンプトン散乱σ_c/ρおよび電子対生成（電子対創生）κ/ρからなり，それらの和として，次式のように表せる．（光核反応の寄与は無視している）

$$\mu/\rho = \tau/\rho + \sigma_{coh}/\rho + \sigma_c/\rho + \kappa/\rho \tag{6.96}$$

この例として，物質が鉛の場合のエネルギーに対する各係数の変化を図6.16に示す．図6.16で，コンプトン散乱が支配的なエネルギー領域においては，

$$\mu/\rho \approx \sigma_c/\rho \approx (ZN_A/A)\sigma_c \approx (1/2)N_A\sigma_c \tag{6.97}$$

と近似できるので，μ/ρは物質によらず一定となる（N_A：アボガドロ数）．

次に，図6.17に示すように，X線光子と物質と種々の相互作用によって放出された二次電子はその運動エネルギーがなくなるまで物質中を進み，その経路に沿ってイオンを作る．ここで，物質との種々の相互作用により，エネルギーEのうち二次電子の運動エネルギーE_{tr}に転換した割合E_{tr}/Eに，線減衰（減弱）係数μを乗じたものを線エネルギー転移係数（linear energy transfer coefficient）μ_{tr} [m⁻¹] といい，次式で定義される．

$$\mu_{tr} = \mu \cdot E_{tr}/E \tag{6.98}$$

同様に，質量エネルギー転移係数（mass energy transfer coefficient）μ_{tr}/ρ [m²/kg] は，

第6章　光子と物質の相互作用

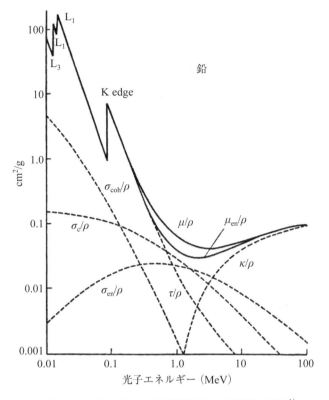

図6.16　鉛に対する各種質量減衰（減弱）係数[1]
μ/ρ：質量減衰係数（$\tau/\rho, \sigma_{coh}/\rho, \sigma_c/\rho, \kappa/\rho$：それぞれ$\mu/\rho$に対する光電効果，コヒーレント散乱，コンプトン散乱，電子対生成の寄与），μ_{en}/ρ：質量エネルギー吸収係数，σ_{en}/ρ：質量コンプトンエネルギー吸収係数

$$\mu_{tr}/\rho = \mu/\rho (E_{tr}/E) \tag{6.99}$$

と定義される．

　さらに，二次電子の運動エネルギーのすべてが励起，電離などにより消費されるのではなく，ときには制動放射線として，その物質外に放出される場合もある．結局，二次電子の運動エネルギーに転換されたエネルギーE_{tr}のうち，制動放射線に与えられたエネルギーを差し引いたものが，その物質に吸収されるエネルギーとなる．制動放射線に与えられたエネルギーの割合をgとすると，X線光子の線エネルギー吸収係数（linear energy absorption coefficient）μ_{en} [m^{-1}] は，次式で定義される．

$$\mu_{en} = \mu_{tr}(1-g) \tag{6.100}$$

同様に，質量エネルギー吸収係数（mass energy absorption coefficient）μ_{en}/ρ [m^2 kg^{-1}] は，

$$\mu_{en}/\rho = (\mu_{tr}/\rho)(1-g) \tag{6.101}$$

と定義される．

　連続スペクトルをもつ制動放射線のエネルギー吸収係数は，それぞれのX線光子エネル

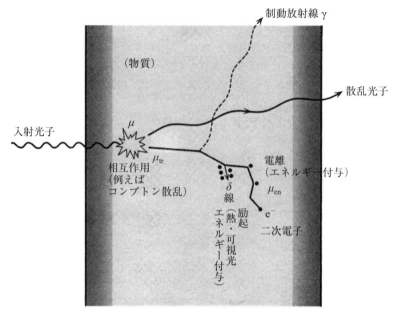

図6.17 物質中でのX線エネルギーの吸収過程[2]

ギーに対する各相互作用のエネルギー吸収係数から求めることができる．すなわち，全質量エネルギー吸収係数μ_{en}/ρは，式(6.96)と同様に，

$$\mu_{en}/\rho = \tau_{en}/\rho + \sigma_{en}/\rho + \kappa_{en}/\rho \tag{6.102}$$

と表せる．ここで，τ_{en}/ρは質量光電エネルギー吸収係数，σ_{en}/ρは質量コンプトンエネルギー吸収係数，κ_{en}/ρは質量電子対エネルギー吸収係数である．図6.16に，物質が鉛の場合のエネルギーに対する質量エネルギー吸収係数μ_{en}/ρの変化を示す．

6.2 線質（quality）とフィルタリング（filtering）

図6.18に示す医学診断で使用されるX線管の陽極ターゲットから発生したX線光子は連続X線と特性X線からなり，図6.19に示すようなX線光子の強度分布（エネルギースペクトル）を持っている．このエネルギースペクトルをX線光子の線質という．X線管の窓から放射されるX線光子のエネルギースペクトル$\Psi(E)$は式(6.94)から，

$$\Psi(E) = \Psi_0(E)\exp\left[-\sum_i \mu_{0i}(E)x_{0i}\right] \tag{6.103}$$

で表される．ここで，$\Psi_0(E)$はX線管のターゲットから放射されるX線のスペクトル，$\mu_{0i}(E)$は光子エネルギーEでのX線管を構成する各物質iの線減衰（減弱）係数，x_{0i}は各物質iの厚さである．

第6章　光子と物質の相互作用

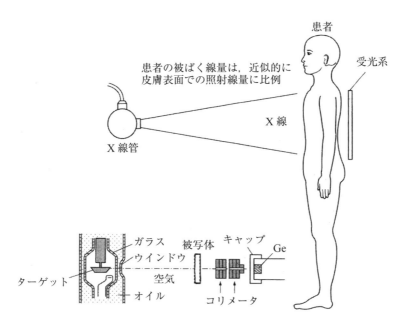

図6.18　医学診断で使用されるX線装置

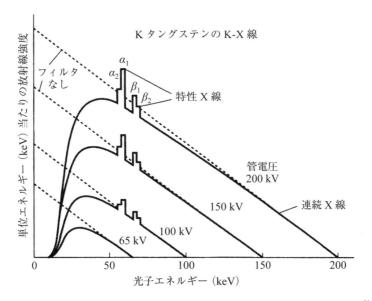

図6.19　Wターゲットから発生するX線光子のエネルギースペクトル[3]

この $\Psi(E)$ が，さらにフィルタ，空気，被写体（患者）などを透過するときに，それらを構成する物質と相互作用して減衰（減弱）する．フィルタ，空気，被写体（患者）などを透過した後のX線光子のエネルギースペクトル $\Psi(E, x)$ は，次式のようになる．

$$\Psi(E, x) = \Psi(E) \exp\left[-\sum_i \mu_i(E) x_i\right] \tag{6.104}$$

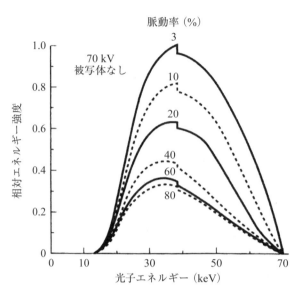

図6.20 管電圧70 kVのX線光子のエネルギースペクトル（付加フィルタ，被写体なし）

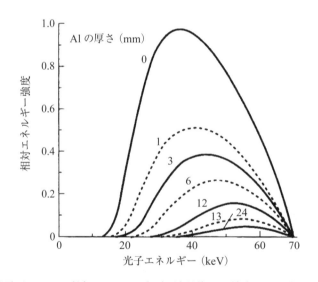

図6.21 管電圧70 kVの付加フィルタ（Al）透過後のX線光子のエネルギースペクトル

ここで，$\mu_i(E)$は，光子エネルギーEでのフィルタ，空気，被写体（患者）などの線減衰（減弱）係数，x_iはフィルタ，空気，被写体（患者）などの厚さである．

この$\Psi(E, x)$の一例として，X線管から2 mの距離（空気中）で，フィルタ，被写体を入れずに，図6.18に示したような半導体（高純度Ge）検出器を用いた実験系により測定した管電圧70 kVのX線光子のエネルギースペクトル$\Psi(E, x)$を図6.20に示す．この図は，管電圧脈動率を3〜80%まで変化させた場合の，3%のピーク値を1としたときの相対エネルギー強度を示している．この図で，38 keVのところに吸収端がみられるが，これはX線管ガラス中のBa原子の吸収端である．

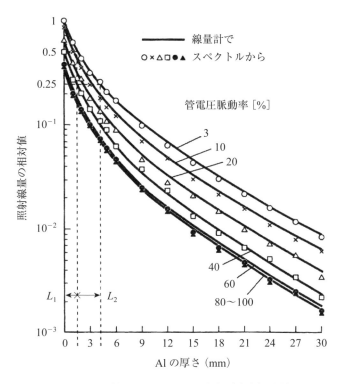

図6.22 管電圧70 kVでの減衰（減弱）曲線

　また，アルミニウム（Al）などのフィルタを付加する（フィルタリング）と，図6.21に示すように，フィルタでエネルギースペクトルの低エネルギー成分が吸収されて，患者の被ばく線量（patient dose）は低減する．しかし，エネルギースペクトルは高エネルギー成分だけが残り，その強度も減衰（減弱）する．すなわち，フィルタリングによりX線光子の線質が硬く（hard）なり，受光系に入射する照射線量（線量）（exposure：mAs値に比例）が減少することになる．このため，医学診断に必要な濃度を得るためには，照射線量（線量）を増やす必要がある．

6.3　半価層（half value layer: HVL）

　X線の照射線量（線量）が被写体の厚さに対してどのように減衰（減弱）していくかを示す曲線を照射線量減衰（減弱）曲線（exposure attenuation curve）という．一般に，この曲線は減衰（減弱）曲線と呼ばれている．この減衰（減弱）曲線を求めるには，式(6.104)の被写体透過後のX線光子のエネルギースペクトル $\Psi(E, x)$ に，空気の質量エネルギー吸収係数 $(\mu_{en}/\rho)_{air}$ を掛けて，照射線量スペクトル $\chi(E, x)$ を次式から求める．

$$\chi(E, x) = \Psi(E, x)\left(\frac{\mu_{en}}{\rho}\right)_{air} \times 4.734 \times 10^{-12}\ [\mathrm{C/kg \cdot mAs \cdot keV}] \tag{6.105}$$

この $\chi(E, x)$ をX線光子のエネルギー $E = 0$ から最大エネルギー $E = E_0$ まで積分すると，次

式のように，被写体（厚さx）透過後の照射線量（線量）$\chi(x)$が求まる．

$$\chi(x) = \int_0^{E_0} \chi(E,x)dE \quad [\text{C/kg·mAs}] \tag{6.106}$$

これを厚さxを横軸にしてプロットすれば，図6.22に示すような減衰（減弱）曲線が求まる．

　この減衰（減弱）曲線から半価層を求めると，被写体の厚さが$x=0$のときの照射線量（線量）を基準として，照射線量（線量）が1/2になるときの被写体の厚さL_1を第1半価層という．さらに，照射線量（線量）が1/2から1/4になるときの被写体の厚さL_2を第2半価層という．

　この第1半価層と等しい半価層をもつ単色X線のエネルギーを実効エネルギー（effective energy）といい，X線の線質を表す簡便な指標として使用している．また，第1半価層と第2半価層の比L_1/L_2を均質係数（homogeneity coefficient）といい，X線のエネルギー分布の広がりを表す簡便な指標として使用している．

6.4 ビルドアップ（bildup）

　図6.18の下図に示したようなX線光子の減衰（減弱）の測定では，X線光子は吸収物質に当たる前に細いビームにコリメートされている．このような場合は細いビーム測定といわれる．この測定では，線源から出たX線光子のうち吸収物質中で吸収されずに減衰（減弱）して透過してきたX線光子が受光系で検出される．実際の医学診断では，細いビーム測定とは異なった図6.18の上図に示したような広いビームを使用する場合が多い．この場合にはX線光子の厳密なコリメーションがない．直接，線源から出たX線光子のみならず，被写体などの吸収物質で散乱した散乱X線も受光系に到達する．多くの種類の受光系は，この直接X線と散乱X線を弁別できないので，受光系で記録された検出信号は細いビーム測定で記録されたものより多くなる．このように，広いビームを使用する場合には，散乱X線が加わってくるので，式(6.94)のような簡単な指数関数的減衰（減弱）の条件は成り立たなくなる．通常，この場合，式(6.94)を次式のように置き換えて扱う．

$$I = B(x,E)I_0 \exp(-\mu x) \tag{6.107}$$

　ここで，$B(x,E)$はビルドアップ係数（buildup factor）という．この式では，X線光子の吸収物質の厚さによる計数率の主要な変化を表す指数関数項は残されていて，ビルドアップ係数は単純な乗数補正項として導入される．このビルドアップ係数の大きさは使用する受光系のX線検出器の型式に依存する．なぜなら，これは，直接X線と散乱X線の相対的な割合に依存するからである．たとえば，直接X線にしか感じない検出器では，ビルドアップ係数は1となる．ビルドアップ係数は測定した幾何学的配置にも依存する．経験則で大雑把にいって，広いエネルギー範囲のX線光子に対して受光系の検出器が有感である場合には，厚い吸収物質に対するビルドアップ係数は，吸収物質の厚さを入射X線光子の平均自由行程で割った値にほぼ等しくなる．

（松本政雄）

第6章の文献

第1節〜第5節
参考文献
- W. ハイトラー：輻射の量子論（上）．1958，吉岡書店，京都
- 八木浩輔：朝倉現代物理学講座　原子核と放射．1980，朝倉書店，東京
- J. J. サクライ：現代の量子力学．1989，吉岡書店，京都
- 湯川秀樹他：岩波講座「現代物理学の基礎3」量子力学I．1972，岩波書店，東京
- Dyson NA: X-Rays in Atomic and Nuclear Physics. 1990, Cambridge University Press, Cambridge
- Als-Nielsen J, McMorrow D: Elements of Modern X-Ray Physics. 2001, Wiley, New York

引用文献
1) Anderson DW: Absorption of Ionizing Radiation. 1984, University Park Press, Baltimore
2) Evans RD: The Atomic Nucleus. 1955, McGraw Hill Book Company, New York
3) 豊福不可依：放射線計測に関する量と単位・物質との相互作用，納冨昭弘編：放射線計測学．2015，国際文献社，東京
4) Storm E, Israel HI: Nuclear Data Tables A7, 565-681, 1970
   https://www.ge.infn.it/geant4/temp/saracco/cor/Storm_israel_photon_pub_1970.pdf
   Accessed Oct. 23, 2017

第6節
参考文献
- 岡部哲夫他：「診療画像機器学」．pp. 314-317, 2008，医歯薬出版，東京
- Knoll GF：「放射線計測ハンドブック」．pp. 59-60, 1997，日刊工業新聞社，東京

引用文献
1) 岡島俊三：「医学放射線物理学」．pp. 104-107, 1990，南山堂，東京
2) 西臺武弘：「放射線医学物理学」．pp. 92-96 , 2011，文光堂，東京
3) Johns HE et al.: The Physics of Radiology, 3rd ed. (1969), 4th ed. (1983), Charles C Thomas Publisher, Springfield.

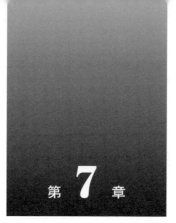

第7章 中性子と物質との相互作用

第1節 反応断面積と中性子束

1.1 微視的断面積

　中性子は電荷をもたないため，原子核の周りをまわっている軌道電子や原子核のクーロン力の影響をうけずに，原子核そのものと相互作用を行う．中性子と原子核との相互作用を説明する場合には，反応する確率に相当する断面積と呼ばれる量が用いられる．断面積は以下のように定義される．図7.1に示すように，面積A，厚さX，原子数密度Nの標的に単一エネルギーの中性子ビームが入射しているとする．均一な中性子ビーム内の単位体積当たりの中性子数密度をn,その速度をvとすると，中性子ビーム強度Iは次式で表される．

$$I = nv \tag{7.1}$$

　中性子は一定の速度vで移動しているため，標的に単位時間当たりに入射する中性子数はnvAであり，式（7.1）よりIAで表される．すなわち，中性子ビーム強度Iは標的に入射する中性子数IAを標的の面積Aで割ったものと同等であり，標的に単位時間，単位面積当たりに入射する中性子の数として定義される．

　単位時間当たりに標的で反応を起こす数は標的の面積及び厚さ，標的内の原子数密度，中性子ビーム強度に比例することが実験的に確認されており，次式で表される．

$$\text{単位時間当たりの反応数} = \sigma INAX \tag{7.2}$$

ここで比例定数σを微視的断面積（microscopic cross-section）と定義し，σは反応の種類，標的の核種および入射中性子エネルギーに対してさまざまな値をとる．式（7.2）は

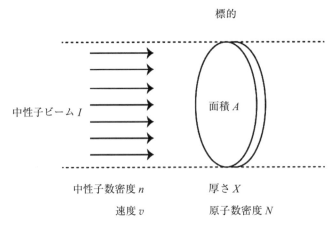

図7.1 中性子ビームと標的の反応

$$\sigma = 単位時間当たりの反応数/INAX \tag{7.3}$$

となり，NAXは標的内の原子の総数であるから，σは入射中性子1個が標的中の原子核1個と反応を起こす数と言い換えることができ，標的の体積に依存しない．式（7.3）からσは面積の次元を持っていることがわかる．微視的断面積は通常バーン（barn，記号b）という単位で表され，1バーンは10^{-24} cm^{2}と定義される．

微視的断面積は，本章第2～4節で詳述するように，個々の相互作用ごとに定義されている．弾性散乱，非弾性散乱，捕獲反応，核分裂などの微視的断面積はそれぞれσ_{el}，σ_{in}，σ_c，σ_fなどと表される．すべての相互作用の断面積の和$\sigma_t = \sigma_{el} + \sigma_{in} + \sigma_c + \sigma_f + \cdots$は全断面積と呼ばれている．

これら微視的断面積のデータは評価済み核データとして日本ではJENDL（Japanese Evaluated Nuclear Data Library），米国ではENDF/B（Evaluated Nuclear Data Files），として公開されている．

1.2 巨視的断面積

式（7.2）は次のように表すことができる．

$$単位時間当たりの反応数 = \sigma_t IN \times AX \tag{7.4}$$

ここでσ_tは中性子が標的に入射したときに吸収や散乱などの反応を起こす確率とし，全断面積と定義する．AXは標的の体積を示しており，単位体積，単位時間当たりの反応数Rは式（7.4）をAXで割ることにより$\sigma_t IN$となる．原子核1個当たりの断面積が微視的断面積と呼ばれるのに対して，単位距離当たりの断面積は巨視的断面積（macroscopic cross section）と呼ばれ，原子数密度Nと微視的全断面積σ_tの積で定義される．巨視的断面積は記号Σ_tで表され，距離の逆数の次元を持つ．巨視的断面積を用いると単位体積，単位時間当たりの反応数Rは

$$R = I\Sigma_t \tag{7.5}$$

で表される．

1.3 中性子束

原子炉の炉心内や加速器施設の中性子場において実際には図7.2のようにいくつかの中性子ビームが標的に同時に入射している．この場合，全反応率はそれぞれの中性子ビームの寄与の和となり

$$R = N\Sigma_t (I_A + I_B + I_C) \tag{7.6}$$

と表される．同じエネルギーの中性子の速度をv，それぞれのビーム内の中性子密度は一定とし，それぞれをn_A，n_B，n_Cとすると，

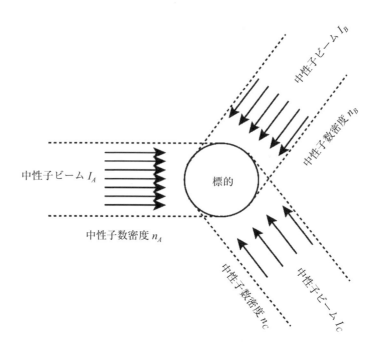

図7.2　標的に様々な方向から入射する中性子ビーム

$$R = N\sigma_t(n_A + n_B + n_C)v \tag{7.7}$$

となる．標的の位置での全中性子密度は $n_t = n_A + n_B + n_C$ であり式（7.7）は

$$R = N\sigma_t \times n_t v = N\sigma_t \phi \tag{7.8}$$

と置き換えられる．ここで，全中性子密度 n_t と速度 v の積を中性子束（neutron flux）と定義し，記号 ϕ で表す．

上記では中性子エネルギーを一定と仮定したが，実際には中性子はエネルギー分布を持っているため，それぞれのエネルギーを持つ中性子に対して反応を評価する必要がある．$n_t(E)$ を単位エネルギー当たりの中性子密度と定義すると，$n_t(E)dE$ は E と $E+dE$ の間のエネルギーを持つ単位体積当たりの中性子数と定義できる．式（7.8）より単一エネルギー中性子の反応率 dR は

$$dR = N\sigma_t(E) \times n_t(E)dE \times v(E) \tag{7.9}$$

で表される．

全反応率は全エネルギー領域にわたって積分すると，

$$R = \int_0^\infty N\sigma_t(E) n_t(E) v(E) dE = \int_0^\infty N\sigma_t(E) \phi(E) dE \qquad (7.10)$$

となり，ここで $\phi(E)$ は単位エネルギー当たりの中性子束と定義される．

第 2 節　中性子の散乱

2.1　弾性散乱

中性子と原子核が衝突して，中性子が運動方向を変える現象のことを散乱と呼ぶ．弾性散乱（elastic scattering）とは入射中性子と原子核の反応前後の運動量と運動エネルギーが保存される散乱現象である．典型的な例として図7.3に ^{16}O の弾性散乱断面積を示す．

低エネルギー中性子の領域では，中性子が原子核に取り込まれずに核のポテンシャルによって散乱される．このことをポテンシャル散乱（potential scattering）と呼ぶ．ポテンシャル散乱の断面積は核半径の二乗に比例し，ほぼ一定である．

入射中性子のエネルギーがポテンシャル散乱を起こすエネルギーよりも高くなると，複合核形成過程を経て散乱を起こす．複合核（compound nucleus）とは中性子が核表面に近づいた際に核力の影響を受け，原子核内の核子にエネルギーを与えて，完全に核内にとらえられた状態のことである．複合核内では，核子同士の衝突が起こり平衡に達した状態となり，複合核自体は入射中性子の運動エネルギーと複合核内の中性子の結合エネルギーの和だけ励起された状態となる．

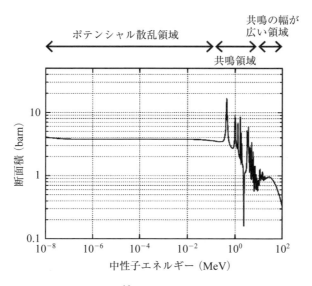

図 **7.3**　^{16}O の弾性散乱断面積

原子核は核子の配置によってさまざまな励起状態を持っており，入射中性子が複合核の励起状態に対応するエネルギーを持つ場合に反応を起こしやすくなる．この事を共鳴（resonance）と呼ぶ．複合核の状態から中性子がエネルギーを持って放出され，反応前後で核の内部エネルギーの変化がない場合を共鳴弾性散乱（resonance scattering）と呼ぶ．

　さらに，入射中性子のエネルギーが高くなると，原子核のエネルギー準位の間隔が狭くなるため，共鳴幅のほうが広くなり，共鳴は重なり合うため共鳴ピークは現れなくなる．

　エネルギーの高い中性子が重い原子核と弾性散乱を起こすと，中性子のエネルギーはほとんど変わることなく，その運動方向のみ変化させる．一方，軽い原子核に衝突した場合，原子核が弾き飛ばされる．このとき，原子核は入射中性子よりエネルギーをもらい，入射中性子のエネルギーは減少する．最も典型的な例は，中性子がほぼ質量の等しい陽子と正面衝突した場合で，入射中性子は衝突後停止し，そのエネルギーをすべて陽子に与える．

　一般に，弾性散乱は（n,n）と表記される．ここで，nは中性子を表す．また，弾性散乱断面積はσ_{el}と表記される．弾性散乱後に失われた中性子のエネルギーは原子核に与えられ，原子核は反跳（recoil）される．すなわち，入射中性子の運動エネルギーは，原子核の反跳エネルギーと中性子の散乱エネルギーに分配される．中性子の弾性散乱によるエネルギー損失については，第6節で詳述する．

2.2 非弾性散乱

　入射する中性子と基底状態（ground state）にある原子核が衝突して，原子核を励起（excitation）し，散乱する反応のことを非弾性散乱（inelastic scattering）と呼ぶ．散乱された中性子は励起分だけエネルギーを失う．核内にエネルギーが残るため，その反応は吸熱反応である．励起した原子核は短時間のうちにγ線，中性子などを放出して基底状態に戻る．典型的な例として，図7.4に^{16}Oの非弾性散乱断面積を示す．

　原子核の第一励起エネルギーよりも低いエネルギーの中性子が入射しても非弾性散乱は起こらない．すなわち，しきいエネルギーを有する．一般に第一励起エネルギーは質量数の増

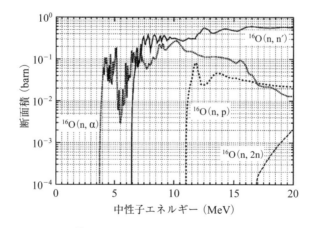

図7.4　^{16}Oのしきいエネルギーを有する反応断面積

第7章 中性子と物質との相互作用

加とともに減少するため，重い核が非弾性散乱を起こす際のしきいエネルギーは低くなる．入射中性子のエネルギーが，複合核の励起準位と一致するとき，共鳴現象がみられる．

一般に，非弾性散乱は（n,n'）と表記される．ここで，n'は非弾性散乱後に放出された中性子を表す．また，非弾性散乱断面積はσ_{in}と表記される．

第 3 節　中性子の吸収

3.1 捕獲

中性子が原子核に吸収され複合核が励起状態になり，原子核の質量数が1つ増える反応のことを捕獲（capture）と呼ぶ．この場合，中性子の運動エネルギーと，中性子の結合エネルギーの和に等しいエネルギーを捕獲γ線の形で放出し基底状態になる．一般に，捕獲は（n, γ）と表記される．また，捕獲断面積はσ_cと表記される．典型的な例として，図7.5に^{197}Auの捕獲断面積を示す．

大部分の核種について低エネルギー中性子の領域では，中性子のエネルギーが低いほどσ_cは大きくなる．中性子のエネルギーをEとすると，σ_cは$1/\sqrt{E}$に比例する．中性子の速度vは$\sqrt{E}$に比例するためσ_cは$1/v$に比例する．このことを$1/v$則という．$1/v$則については第7節2項に詳述されている．

入射中性子のエネルギーが$1/v$則に従う領域よりも高くなると，弾性散乱断面積の共鳴エネルギーと同じエネルギーで共鳴吸収が起こる．質量数が100以上の核種では低エネルギー領域でのσ_cが大きい．このσ_cはブライト-ウィグナー（Breit-Wigner）の1準位公式で与えられる．

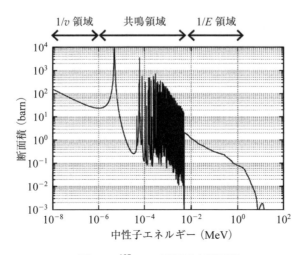

図7.5　^{197}Auの捕獲反応断面積

$$\sigma_{\mathrm{c}} = \frac{\lambda_{\mathrm{r}}^2}{4\pi} \frac{\Gamma_{\mathrm{n}} \Gamma_{\gamma}}{(E - E_{\mathrm{r}})^2 + \Gamma^2/4} \tag{7.11}$$

ここで E は中性子のエネルギー，E_{r} は共鳴準位のエネルギー，λ_{r} はエネルギー E_{r} の中性子の波長を示す．Γ はエネルギー準位の幅を表し共鳴ピークの半値幅に相当する．これを複合核のエネルギー準位の全幅と呼ぶ．Γ_{n}，Γ_{γ} はそれぞれ共鳴中性子，放出される捕獲γ線のエネルギー準位幅である．

共鳴領域よりも中性子のエネルギーが高くなると，σ_{c} は $1/E$ の形をとり，さらに中性子エネルギーが高くなると，複合核がより高いエネルギー状態に励起されるようになり，捕獲γ線放出よりも中性子を放出する確率が大きくなる．よって高エネルギー領域では上述した非弾性散乱や (n,2n)，(n,3n) 反応が支配的となる．

(n,2n) 反応は，入射中性子が非弾性散乱された後に残留核の励起エネルギーが中性子の結合エネルギーよりも大きい場合に，2つ目の中性子が核外に放出することが可能となることにより起こる．図7.4には，^{16}O の (n,2n) 反応の断面積も示されている．多くの核種の (n,2n) 反応のしきいエネルギーは8MeV以上である．例外として，^{9}Be の (n,2n) 反応のしきいエネルギーは1.8MeVと低い．^{9}Be は原子炉の炉心内で反射体として用いられるため，その反応を十分に考慮する必要がある．

(n,3n) 反応は，(n,2n) 反応により2つの中性子を放出した後に残留核の励起エネルギーが中性子結合エネルギーよりもさらに大きい場合に，3つ目の中性子が放出することが可能となることにより起こる．多くの核種の (n,3n) 反応のしきいエネルギーは20MeV付近にある．加速器施設においては高エネルギー中性子が発生するため，この反応を考慮する必要がある．

3.2 荷電粒子放出

中性子が原子核に吸収され，代わりに陽子，α線，重陽子，三重陽子等の荷電粒子を放出する反応を荷電粒子放出反応という．一般に，これらの反応は (n,p)，(n,α)，(n,d)，(n,t) などと表記される．ここで，p, α, d, t はそれぞれ放出された陽子，α線，重陽子 (deuteron)，三重陽子 (triton) を表す．また，これらの反応断面積は σ_{p}，σ_{α}，σ_{d}，σ_{t} などと表記される．これらの反応は通常吸熱反応であり，しきいエネルギーを有する．

いくつかの軽い核においては，発熱的な反応を起こす場合がある．図7.6に ^{3}He(n,p)^{3}H，^{6}Li(n,α)^{3}H，^{10}B(n,α)^{7}Li の反応断面積を示す．0.025 eV のエネルギーの熱中性子に対するこれらの反応断面積はそれぞれ，5328，940，3837 barn と非常に大きい．^{10}B の同位体存在比は19.9％と ^{3}He や ^{6}Li に比べて高いため，中性子吸収材としてよく使用されている．

しきいエネルギーを有する吸熱反応について重要な反応として ^{16}O(n,α)^{13}C，^{16}O(n,p)^{16}N がある．図7.4には，これら ^{16}O の荷電粒子放出断面積も示されている．しきいエネルギーはそれぞれ2.4，10.2 MeV である．原子炉の炉心内では核分裂反応によってこれらよりも高いエネルギーの中性子が発生しており，冷却水の ^{16}O と反応を起こす．生成された ^{13}C は安定同位体なので問題はないが，^{16}N は半減期約7秒のβ崩壊を起こし7 MeV 程度のγ線を

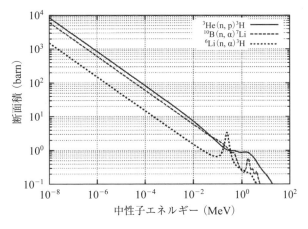

図7.6 ^{3}He, ^{6}Li, ^{10}B に対する荷電粒子放出反応断面積

放出するため，冷却水が放射線源となる．

一方，重い核に対する荷電粒子放出断面積は非常に小さい．それは，反応によって発生した荷電粒子が核から放出される際に核のクーロン障壁を超えることが出来ないため，荷電粒子放出よりも先に，弾性散乱や非弾性散乱により中性子が放出されるからである．

3.3 核分裂

核子1個当たりの結合エネルギーは質量数が50以下では増加し，質量数が50付近で最大値を持ち，それよりも質量数が大きくなると減少する．核子1個当たりの結合エネルギーが高い原子核は安定であり，逆に結合エネルギーが低い原子核は分裂し安定な状態になろうとする．それでも積極的に分裂を起こすためには外部からエネルギーを供給する必要がある．中性子が核内に入り複合核を形成した際の中性子の結合エネルギーが，分裂に必要なエネルギーよりも高い場合には2つの安定な中重核に分裂する．

熱中性子のように運動エネルギーが小さい場合でも核分裂（nuclear fission）反応が起こるような核種 ^{233}U, ^{235}U, ^{239}Pu, ^{241}Pu を熱核分裂性核種と呼ぶ．これら以外の重い核は分裂に必要なエネルギーが熱中性子を吸収した際の結合エネルギーのみでは足りないため核分裂を起こすことができない．足りないエネルギーを入射中性子の運動エネルギーで補うことができれば分裂可能となる．このような核種を核分裂性核種と呼ぶ．核分裂時にはエネルギーが発生し，同時に中性子が放出される．一般に，核分裂反応は（n,f）と表記される．ここで，fは核分裂生成物（fission products）を表す．また，核分裂反応断面積は σ_f と表記される．

第4節 核変換，放射化

4.1 核変換

第3節に記述したさまざまな中性子核反応の結果，元の原子核は異なった種類の原子核に核変換（nuclear transmutation）される．

荷電粒子放出を伴わない捕獲反応では，原子番号は同じで，質量数のみが変化した核種に変換される．(n,γ)反応では質量数が1つ増加する．生体においては，水素^{1}Hの(n,γ)反応が重要であり，重水素^{2}Hに核変換される．(n,2n)反応では質量数が1つ減少し，(n,3n)反応では質量数が2つ減少する．

厳密な意味では核変換ではないが，非弾性散乱(n,n')反応では，原子番号も質量数も変わらず，励起した状態が保たれている原子核である核異性体（nuclear isomer）が生成される．たとえば，中性子放射化箔法において，高速中性子に対するしきい反応としてよく用いられるインジウム^{115}Inの(n,n')反応では，半減期4.5時間の^{115m}Inが生成される．

荷電粒子放出反応では，原子番号が異なる核種に変換される．(n,p)反応では質量数は変わらないが，原子番号が1つ減少する．生体においては，窒素の(n,p)反応が重要であり，炭素^{14}Cに変換される．(n,d)および(n,t)反応では，ともに原子番号は1つ減少し，質量数はそれぞれ1および2つ減少する．

(n,α)反応では原子番号が2つ減少し質量数は3つ減少する．生体においては，酸素^{16}Oの(n,α)反応が比較的重要であり，炭素^{13}Cに核変換される．また，ホウ素中性子捕捉療法（boron neutron capture therapy: BNCT）において重要な核反応であるホウ素^{10}Bの(n,α)反応では，リチウム核^{7}Liに核変換され，それと同時に放出されるα線とともに，細胞レベルでのエネルギー付与に寄与している．

核分裂反応では，さまざまな核種が生成される．たとえば，SPECTに用いられる放射性核種の1つであるテクネチウム^{99m}Tcは，モリブデン^{99}Moのβ崩壊によって得られる．この^{99}Moは原子炉の炉心内においてウラン^{235}Uの核分裂(n,f)反応で生成される．

4.2 放射化

中性子による核変換により生成される多くの核種は，放射性核種である．核変換により放射性核種が生成されることを放射化（activation）といい，生成された核種を放射化生成物（activation product）という．原子炉施設や加速器施設を構成する材料の一部は，運転中に中性子によって放射化される．

中性子による放射化により生成される放射能は誘導放射能（induced activity）と呼ばれている．原子数M個の核種が中性子束ϕの照射場で時間t照射されたときに生じる誘導放射能Aは以下の式に従って算出される．

$$A = \sigma\phi M(1 - \exp(-\lambda t)) \tag{7.12}$$

ここで，σは放射性核種が生成される反応断面積，λはその放射性核種の壊変定数である．

　原子炉施設においては，ウランなどの核燃料の核分裂反応により高速中性子が発生し，冷却水によって熱中性子まで減速される．熱中性子は中性子捕獲反応を起こしやすく，燃料集合体や原子炉の構造材などを放射化する．また，高速中性子による核変換による放射化も考慮する必要がある．

　中性子照射室の構造材，主にコンクリートの構成材も中性子により放射化される．放射化はコンクリートの表面付近で最も大きくなる．熱中性子による放射化では，^{151}Eu(n,γ)^{152}Eu，^{59}Co(n,γ)^{60}Co，^{45}Sc(n,γ)^{46}Scなどによるものが重要である．高速中性子による放射化では，^{54}Fe(n,p)^{54}Mn，^{23}Na(n,2n)^{22}Na反応などによるものが重要である．

　医学に関連する加速器施設には，核医学用放射性同位元素製造装置や放射線治療装置が設置されている．放射性同位元素製造装置では，サイクロトロンにより加速された荷電粒子による核反応のため，高エネルギーの二次中性子が発生する．この二次中性子により，鉄，ステンレス鋼，銅などの装置の構造材が放射化される．これらの放射化のしきいエネルギーは10MeV以下である．

　電子線リニアックを用いた放射線治療装置では，電子の加速エネルギーが10 MeVを超えると，X線発生ターゲットであるタングステンなどの重金属と制動X線との間で光核反応が起こり，二次中性子が発生する．また，制動X線は，装置の構造材や照射室コンクリートの構成材とも光核反応を起こし，二次中性子を発生する．これらの二次中性子により，構造材やコンクリートが少なからず放射化される．

　陽子線や炭素線治療装置では，加速された陽子線や炭素線により，ビーム輸送系内のスリット，患者コリメータやボーラスが直接的に放射化されるが，二次中性子によっても，装置の構造材や照射室コンクリートが放射化される．

　陽子線や炭素線治療装置での二次中性子の発生を評価するには，入射する陽子や炭素に対し，各標的から放出される中性子の角度及びエネルギーの情報，すなわち中性子生成二重微分断面積が必要となる．放射化や遮蔽計算を行う際に，これらの断面積データに基づく計算モデルや，評価済み核データを用いて陽子や重イオンおよび中性子の輸送計算を行うことが必要である．PHITS（Particle and Heavy Ion Transport code System），MCNPX（Monte Carlo N-Particle eXtended），GEANT4（Geometry And Tracking）などの計算コードが世界中で広く使用されている．

　原子炉施設を解体する際に発生する放射化された構造材やコンクリートなどの廃棄物に対して，クリアランスレベルを超えるものは放射性物質として扱う必要がある．近年，加速器施設においても放射化された廃棄物は，放射性物質として法規制の対象となっている．放射線治療装置で放射化された構造材の大部分はクリアランスレベル相当となるが，ターゲット近傍は放射性物質として処理する必要がある．

第 5 節　中性子の拡散

5.1　輸送理論と拡散近似

　物質中の中性子は，原子核と何回も衝突を行い，複雑な経路をたどって動きまわる．ある時点のある位置で，ある方向へ，あるエネルギーで運動していた中性子は，ある時間経過すると，異なった位置で，異なった方向へ，異なったエネルギーで運動している．このような中性子の運動を，最初の位置とエネルギーから別の位置とエネルギーへの輸送とみなす考え方が輸送理論（transport theory）である．

　輸送理論では，ボルツマン輸送方程式（Boltzmann's transport equation），あるいは単に輸送方程式（transport equation）と呼ばれる方程式を導き，それを解くことが目的となる．一般に，この方程式は，導くことは比較的容易であるが，解くことは困難である．しかしながら，ある条件の下で，この方程式は簡略化でき，解くことも容易となる．この簡略化された輸送理論は，拡散近似（diffusion approximation）あるいは拡散理論（diffusion theory）と呼ばれている．

5.2　中性子の流れ

　物質中での正味の中性子の流れ（neutron current）は，中性子流密度ベクトル（neutron current density vector）で表される．このベクトルは以下のように定義される．ここで，中性子のエネルギーは単一と仮定する．

　物質中のどの点においても，中性子の集団としての運動は，無数の微小な中性子ビームの重ね合わせとみなすことができる．図7.7に示すように，ある位置 r にあり，ある方向 ω に向いている中性子数密度（neutron density）を $n(r,\omega)$ とする．ここで，r と ω はベクトルである．すると，微小な立体角 $d\Omega$ を向いている速度 v の微小な中性子ビーム強度 $dI(r,\omega)$ は，以下の式で表される．

$$dI(r,\omega) = n(r,\omega)\, v\, d\Omega \tag{7.13}$$

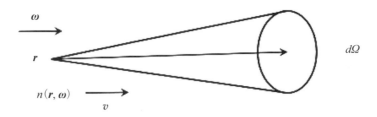

図7.7　方向 ω に向いている中性子数密度 $n(r,\omega)$

ここで，vと$\boldsymbol{\omega}$の関係は，$v=|\boldsymbol{v}|$とすると，$\boldsymbol{v}=v\boldsymbol{\omega}$である．この$d\boldsymbol{I}(\boldsymbol{r},\boldsymbol{\omega})$をすべての立体角について積分したものが，中性子流密度ベクトル$\boldsymbol{J}$と定義されている．

$$\boldsymbol{J} = \int_{4\pi} n(\boldsymbol{r},\boldsymbol{\omega})\boldsymbol{v}\,d\Omega \tag{7.14}$$

ここで，$\boldsymbol{J}$のx成分J_xについて考える．速度$\boldsymbol{v}$とx軸との間の角度をθ_xとすると，J_xは以下で表される．

$$J_x = \int_{4\pi} n(\boldsymbol{r},\boldsymbol{\omega})v\cos\theta_x\,d\Omega \tag{7.15}$$

図7.8に示すように，$v\cos\theta_x$は長さがvでyz平面上の単位面積を底面とする傾いた筒の体積である．この体積中にあって，速度の大きさがvで立体角$d\Omega$を向いている中性子の個数は$n(\boldsymbol{r},\boldsymbol{\omega})\cdot v\cos\theta_x\,d\Omega$であり，これらはすべて単位時間にこの筒の底面を通り抜ける．したがって，J_xはx軸に垂直な単位面積を単位時間に通り抜けるxの正方向への正味の中性子の流れを与えることになる．

より一般化して，単位ベクトル$\mathbf{n}$の方向への$\boldsymbol{J}$の成分J_nを考える．J_nは$\mathbf{n}$に垂直な単位面積を単位時間に通り抜ける中性子の正味の個数となり，以下の式で表される．

$$J_\mathrm{n} = \boldsymbol{J}\cdot\mathbf{n} \tag{7.16}$$

ここで，・はベクトルの内積である．

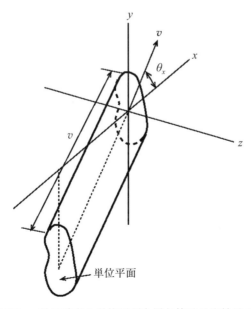

図7.8 x軸に垂直な単位平面を通り抜ける中性子の流れ

5.3 フィックの法則

　拡散近似では，ある条件を満たすことで，中性子束fと中性子の流れJとを簡単な関係で結びつけることができる．この関係は，気体や液体における拡散現象を記述するために使用されてきたフィックの法則（Fick's laws of diffusion）と全く同型となる．その意味するところは，「中性子流密度ベクトルは中性子束の勾配に－1をかけたものに比例する．」ということである．

　フィックの法則は，(1) 位置が媒質の端から中性子の平均自由行程（mean free path）の数倍以上離れている，(2) 媒質の中性子吸収が小さい，(3) 位置が中性子源から平均自由行程の数倍以上離れている，(4) 中性子流の変化率が核反応の発生率に比べて小さい，などの条件で成り立つ．

　フィックの法則を適用すると，ϕとJの間の関係は以下の式で表される．

$$J = -D \, \text{grad} \, \phi \tag{7.17}$$

なお，gradなどベクトル解析の記号については付録第7節で解説されている．
比例定数Dは拡散係数（diffusion coefficient）と呼ばれており，輸送方程式から以下のように導出される．

$$D = \frac{1}{3(\Sigma_t - \mu \Sigma_s)} = \frac{1}{3\Sigma_{tr}} = \frac{\lambda_{tr}}{3} \tag{7.18}$$

ここで，Σ_tは巨視的全断面積，Σ_sは巨視的散乱断面積，μは実験室系における散乱角の余弦の平均値である．また，Σ_{tr}は輸送断面積（transport cross-section），その逆数λ_{tr}は輸送の平均自由行程（transport mean-free-path）と呼ばれる量である．λ_{tr}は，ある方向から入射した中性子が散乱を繰り返すうちに入射した方向を忘れるまでに入射方向に対して進んだ距離を意味する．

5.4 拡散方程式

　単一エネルギーの中性子を含んだ媒質の中に任意の体積Vを考える．中性子の一部は原子核と散乱，吸収などの相互作用を起こす．また，一部はこの体積から漏れ出ていき，別の中性子がこの体積に入ってくる．さらに，この体積中に中性子源が存在する場合，それより放出された中性子が加わる．このときの連続の条件（condition of continuity）は以下の式で表される．

$$\frac{d}{dt}\int_V n(r,t)\,dV = \int_V s(r,t)\,dV - \int_V \Sigma_a(r)\phi(r,t)\,dV - \int_A J(r,t)\cdot n\,dA \tag{7.19}$$

　左辺は，体積V中の中性子総数の変化率を表している．ここで，$n(r,t)$は位置r，時間tにおける中性子密度である．

　右辺第1項は，体積V中での中性子の生成率を表している．ここで，$s(r,t)$は中性子源の

分布関数であり，位置r，時間tにおいて中性子源が単位時間，単位体積当たりに放出する中性子の数である．

　右辺第2項は，体積V中での中性子の吸収率を表している．ここで，$\Sigma_a(r)$は位置rでの巨視的吸収断面積，$\phi(r,t)$は位置r，時間tでの中性子束である．

　右辺第3項は，体積Vからの中性子の漏れの率を表している．ここで，Aは体積Vを囲んだ面，$J(r,t) \cdot \mathbf{n}$は位置r，時間tでの単位面積を単位時間に通り抜ける中性子の正味の個数である．

　右辺第3項に，ガウスの発散定理（divergence theorem of Gauss）を適用すると，以下のように面積分が体積積分に変換される．

$$\int_A J(r,t) \cdot \mathbf{n} \, dA = \int_V \mathrm{div} J(r,t) \, dV \tag{7.20}$$

これを用いると，連続の条件は以下の式になる．

$$\frac{d}{dt}\int_V n(r,t) \, dV = \int_V s(r,t) \, dV - \int_V \Sigma_a(r)\phi(r,t) \, dV - \int_V \mathrm{div} J(r,t) \, dV \tag{7.21}$$

この式中の各項の体積積分に関する積分範囲はすべて同じであることから，被積分関数は等しくなる．すなわち，

$$\frac{\partial n(r,t)}{\partial t} = s(r,t) - \Sigma_a(r)\phi(r,t) - \mathrm{div} J(r,t) \tag{7.22}$$

となる．この式は連続方程式（equation of continuity）と呼ばれている．

　中性子の流れJにフィックの法則を適用すると，連続方程式は以下のように，中性子束ϕだけに関する方程式となる．

$$\frac{\partial n(r,t)}{\partial t} = s(r,t) - \Sigma_a(r)\phi(r,t) - \mathrm{div}(D \, \mathrm{grad} \phi(r,t)) \tag{7.23}$$

均一な媒質の場合，Dは定数となり，右辺第三項は以下のようになる．

$$\mathrm{div}(D \, \mathrm{grad} \phi(r,t)) = D \, \mathrm{div} \, \mathrm{grad} \phi(r,t) = D\nabla^2 \phi(r,t) \tag{7.24}$$

ここで，∇^2はラプラスの演算子（ラプラシアン，Laplacian）である．さらに，すべての中性子のエネルギーが同一という仮定により，中性子束$\phi = nv$となる．

　これらより，最終的に連続方程式は以下の式で表されることになる．

$$\frac{1}{v}\frac{\partial \phi(r,t)}{\partial t} = s(r,t) - \Sigma_a(r)\phi(r,t) + D\nabla^2 \phi(r,t) \tag{7.25}$$

この方程式は中性子拡散方程式（neutron diffusion equation）と呼ばれており，この式を解くことで物質内における中性子の挙動を知ることができる．

　拡散方程式中のラプラシアン∇^2は，座標系により，具体的な表現が異なる．たとえば，直交座標系，円柱座標系，円座標系では，以下で与えられる．

直交座標系： $\nabla^2 = \dfrac{\partial^2}{\partial x^2} + \dfrac{\partial^2}{\partial y^2} + \dfrac{\partial^2}{\partial z^2}$ (7.26)

円柱座標系： $\nabla^2 = \dfrac{1}{r}\dfrac{\partial}{\partial r}\left(r\dfrac{\partial}{\partial r}\right) + \dfrac{1}{r^2}\dfrac{\partial^2}{\partial \theta^2} + \dfrac{\partial^2}{\partial z^2}$ (7.27)

球座標系　： $\nabla^2 = \dfrac{1}{r^2}\dfrac{\partial}{\partial r}\left(r^2\dfrac{\partial}{\partial r}\right) + \dfrac{1}{r^2\sin\theta}\dfrac{\partial}{\partial\theta}\left(\sin\theta\dfrac{\partial}{\partial\theta}\right) + \dfrac{1}{r^2\sin^2\theta}\dfrac{\partial^2}{\partial^2\phi}$ (7.28)

中性子束が時間の関数でない場合，拡散方程式の左辺は0となる．したがって，定常状態の拡散方程式は以下のようになる．

$$D\nabla^2\phi(\boldsymbol{r}) - \Sigma_\mathrm{a}(\boldsymbol{r})\phi(\boldsymbol{r}) + s(\boldsymbol{r}) = 0 \qquad (7.29)$$

この形の方程式は，ヘルムホルツ方程式（Helmholtz equation）と呼ばれている．

拡散方程式は二階微分方程式であることから，解を求めるためには2つの境界条件（boundary condition）が必要となる．たとえば，外側が真空とみなせる自由表面での境界条件や，2つの物質間境界での境界条件，等を課すことが多い．

第 6 節　中性子の減速

6.1　中性子のエネルギー損失

1eV程度より高いエネルギーの中性子は，物質中で主に弾性散乱によりエネルギーを失い，減速（moderation）される．また，500 keV程度よりも高いエネルギーの中性子では，非弾性散乱が起こる可能性もある．非弾性散乱では，入射中性子エネルギーの一部が励起にも用いられるため，弾性散乱以上にエネルギーの損失が大きい．

弾性散乱による中性子のエネルギー損失について詳述する．図7.9は中性子と原子核の弾

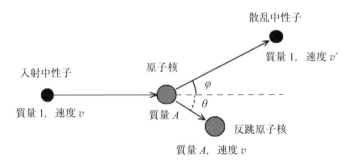

図7.9　中性子と原子核の弾性散乱の模式図

性散乱を模式的に示したものである．運動量保存則とエネルギー保存則より，運動エネルギーE_0の中性子の衝突による質量数Aの原子核の反跳エネルギーE_Rは，下式で表される．

$$E_R = E_0[4A/(A+1)^2]\cos^2\theta \tag{7.30}$$

原子核が小さいと反跳エネルギーが大きい．すなわち，質量数が小さい原子核ほど減速効果が大きい．中性子と質量がほぼ等しい水素原子核，すなわち陽子の場合，中性子の運動エネルギーのほとんどが陽子に与えられ，中性子がその場で停止する可能性もある．反跳された陽子は周囲にエネルギーを付与しながら，最終的には停止する．

6.2　レサジー

生体のように水素を主成分に含む水素媒質中では，中性子と原子核との衝突の密度はエネルギーの減少とともに増加する．一例として，1MeVのエネルギーの中性子が，水素媒質中で1eVまで減速される場合を考える．1eVまで減速された中性子が単位エネルギー幅内で単位時間に衝突する回数は，平均すると，1MeVであったときの衝突回数の10^6倍にもなる．

このような理由から，衝突密度をエネルギー以外の独立変数を用いて表すことが望ましい．そこで，以下の式により定義される変数uを考える．

$$u = \ln(E_0/E) \tag{7.31}$$

ここで，E_0は定数であり，任意のエネルギーを表す．通常，考察の対象となっている体系における最も高い中性子エネルギーをE_0とするため，uは常に正の量となる．この量はレサジー（lethargy）と呼ばれている．

エネルギーE_0の中性子のレサジーは0である．エネルギーの減少に従い，レサジーは増加する．中性子はエネルギーの減少とともに次第に不活発になるといえる．ここから，「不活発」を意味するレサジーという用語が生まれた．

中性子の弾性散乱では，原子核に衝突するたびに中性子エネルギーは減少し，レサジーは増加する．衝突前後の中性子エネルギーをそれぞれEおよびE'とすると，1回の衝突によるレサジーの変化量Δuは以下の式で表される．

$$\Delta u = \ln(E_0/E') - \ln(E_0/E) = \ln(E/E') \tag{7.32}$$

1回の衝突当たりのレサジーの平均増加量は，中性子の減速の評価において重要な量である．

レサジーは中性子エネルギースペクトルの表示においても重要な概念である．たとえば，ホウ素中性子捕捉療法（boron neutron capture therapy: BNCT）用の中性子照射場では，そのエネルギー範囲は数meVから数十MeVと広い範囲にわたっている．そのため，通常，中性子エネルギースペクトルをグラフに表示する場合，横軸は対数表示にする．

図7.10に，BNCT用照射場のエネルギースペクトルの一例を示す．ここでは，京都大学研究炉（Kyoto University Research reactor: KUR）に設置されている重水中性子照射設備の熱－熱外中性子混合照射モードおよび熱外中性子照射モードのスペクトルを示している[1]．縦軸は，単位エネルギー当たりの中性子束としている．この図では，混合照射モード

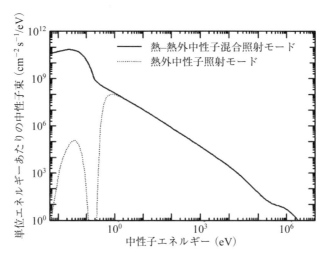

図7.10 単位エネルギーあたりの中性子束で表したホウ素中性子捕捉療法用照射場のエネルギースペクトルの一例

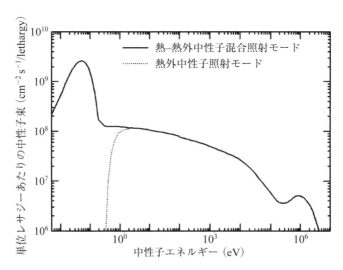

図7.11 単位レサジーあたりの中性子束で表したホウ素中性子捕捉療法用照射場のエネルギースペクトルの一例

においては熱中性子が，熱外中性子照射モードにおいては熱外中性子の低エネルギー成分が，中性子のほとんどを占めており，高エネルギー中性子の混在がほとんど無いようにみえる．これは，横軸を対数表示にしているからである．

　横軸を対数表示にする場合，中性子束をエネルギーで割るのではなく，エネルギーの自然対数，すなわち，レサジーで割る必要がある．図7.11は，図7.10と同じスペクトルを単位レサジー当たりの中性子束に変換したものである．この図から，低エネルギー中性子が主成分であることには変わりはないが，高エネルギー中性子の混在も無視できない程度であるこ

第 7 節 熱中性子

7.1 マクスウェル分布

　マクスウェル分布（Maxwell distribution）とは，本来，熱力学的平衡状態において気体分子の速度が従う分布関数である．マクスウェル（James Clerk Maxwell）が提唱し，ボルツマン（Ludwig Eduard Boltzmann）により再検討されたことから，マクスウェル＝ボルツマン分布とも呼ばれる．媒質が常温（室温20℃）近傍のときに，速度分布がマクスウェル分布に従う中性子が熱中性子（thermal neutron）である．

　絶対温度Tのマクスウェル分布に従う熱中性子を考える．速さvと$v+dv$の間に存在する中性子の数を$N(v)$とすると，それは下式に従う．

$$N(v) = 4\pi n \left(\frac{m}{2\pi kT}\right)^{\frac{3}{2}} v^2 \exp\left(-\frac{mv^2}{2kT}\right) \tag{7.33}$$

ここで，nは粒子密度，mは中性子の質量，kはボルツマン定数である．一方，エネルギーEと$E+dE$の間に存在する中性子の数を$N'(E)$とすると，下式に従う．

$$N'(E) = \frac{2\pi n}{(\pi kT)^{\frac{3}{2}}} \times E^{\frac{1}{2}} \exp\left(-\frac{E}{kT}\right) \tag{7.34}$$

　ここで，$N(v)$が最大になる速さ，すなわち，最確速さ（most probable speed）をv_Tとする．$N(v)$の導関数をゼロに等しいとすることにより，v_Tは下式で表される．

$$v_T = \left(\frac{2kT}{m}\right)^{\frac{1}{2}} \tag{7.35}$$

そして，最確速さを持つ熱中性子の運動エネルギーE_Tは，下式で表される．

$$E_T = kT \tag{7.36}$$

常温（室温20℃）においては，最確速さは2,200 m/sとなり，その時の運動エネルギーは0.025 eVとなる．

　図7.12に，温度300 Kのときのマクスウェル分布に従う熱中性子エネルギースペクトル，および，ある媒質中での熱中性子エネルギースペクトルの一例を示す．最確エネルギーでの単位エネルギー当たりの中性子束が1になるように，両スペクトルは規格化されている．

　実際の媒質中のスペクトルでは，0.15 eV付近までの低エネルギー部分はマクスウェル分

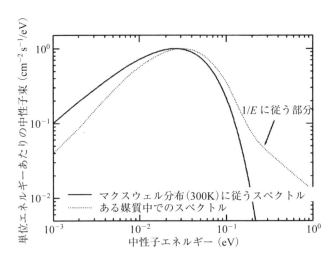

図7.12 300Kのマクスウェル分布に従う熱中性子エネルギースペクトルおよびある媒質中でのスペクトルの一例

布に近い形をしており，1 eVから上では1/Eに従って変化している．この1/Eに従う部分は減速領域における中性子の低いエネルギー端に該当する．約0.15 eVから1 eVのエネルギー領域は過渡領域である．

また，実際の媒質中のスペクトルは，マクスウェル分布に比べて，全体的に高エネルギー側にややシフトしている．これは，低エネルギー中性子が熱平衡（thermal equilibrium）に達する前に，吸収によって除去されることに起因する．一般的な媒質の吸収断面積は後述の1/v則に従うことから，エネルギーが低いほど吸収されやすい．また，中性子は高いエネルギー側から熱領域に減速されてくる．これらの結果として，熱中性子の平均エネルギーが上昇する．

この中性子エネルギーの高エネルギー側へのシフトは吸収硬化（absorption hardening）と呼ばれている．生体中では，熱中性子領域における吸収断面積は散乱断面積に比べて小さい．従って，吸収硬化による影響は小さいと考えてよい．

7.2　吸収断面積の1/v則

熱中性子から熱外中性子（epithermal neutron）の低エネルギー領域では，主に（n,γ）反応に代表されるが，吸収断面積は，エネルギーの1/2乗すなわち速さに逆比例する．この吸収断面積のエネルギー特性は，1/v則（inverse v law）と呼ばれている．生体を構成する主な核種，^{1}H，^{12}C，^{14}N，^{16}Oなどの（n,γ）反応断面積は，熱中性子から熱外中性子領域で1/v則に従っている．

例外ではあるが，低エネルギーの中性子でも，（n,p）反応や（n,α）反応を起こす核種がある．（n,p）反応の例としては，^{14}N(n,p)^{14}Cが上げられる．生体への中性子によるエネルギー付与を考える場合，この反応は重要である．（n,α）反応の例としては，^{6}Li(n,α)^{3}Hや^{10}B(n,α)^{7}Liが挙げられる．BNCTでは，熱中性子と^{10}Bとの（n,α）反応によるエネルギー

付与を利用している．これらの（n,p）反応や（n,α）反応も，1/v則に従っている．

第8節 生体内での相互作用

8.1 重要な核反応

　生体を構成する主な元素は，水素，炭素，窒素そして酸素である．生体内に入射した中性子は，これらの原子核と弾性散乱，非弾性散乱を起こしながら，エネルギーを消費する．エネルギーが小さくなり速度が遅くなると，これらの原子核に捕獲・吸収され，引き続きさまざまな核反応を起こす．図7.13〜7.16にこれらの原子核の中性子反応断面積を示す．表7.1

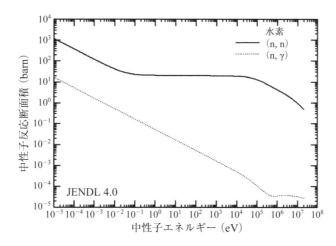

図7.13　水素の中性子反応断面積

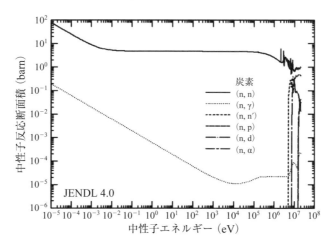

図7.14　炭素の中性子反応断面積

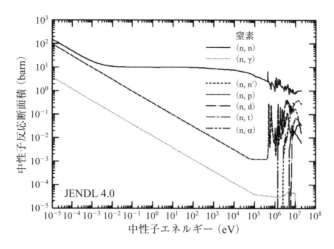

図7.15 窒素の中性子反応断面積

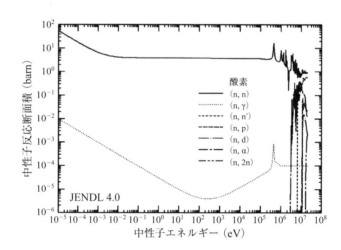

図7.16 酸素の中性子反応断面積

表7.1 生体中での中性子線量付与に関連する主な反応

反応	反応を起こす中性子	生成粒子・放射線
^{1}H(n,γ) ^{2}H	熱中性子	γ線
^{14}N(n,p) ^{14}C	熱中性子	陽子
^{1}H(n,n) ^{1}H	高速中性子	陽子
^{12}C(n,α) ^{9}Be	高速中性子	α粒子
^{16}O(n,α) ^{13}C	高速中性子	α粒子

に，生体中での中性子線量付与に関して，特に重要な核反応をまとめる．

　これらの核反応により生成される陽子やα粒子等の荷電粒子および反跳原子核が，直接電離作用を起こし，生体組織にエネルギーを付与する．中性子と物質との相互作用は複雑であり，相互作用を起こす核種だけでなく，中性子のエネルギーにも大きく依存する．このことは生体でも同様である．

　熱外中性子や高速中性子（fast neutron）は，主に，弾性散乱によりエネルギーを失い，

減速される．失われた中性子のエネルギーは原子核に与えられ，原子核は反跳される．すなわち，入射中性子の運動エネルギーは，原子核の反跳エネルギーと中性子の散乱エネルギーに分配される．

原子核が小さいと反跳エネルギーが大きい．すなわち，質量数が小さい核種ほど減速効果が大きい．中性子と質量が等しい^{1}Hの場合，中性子の運動エネルギーのほとんどが陽子に与えられ，中性子がその場で停止する可能性もある．反跳された陽子は周囲にエネルギーを付与しながら，最終的には停止する．高エネルギーの熱外中性子および高速中性子領域での線量付与は，この弾性散乱^{1}H(n,n)^{1}Hで反跳された陽子の寄与がほとんどである．

500 keVを超える高速中性子では，核種によっては，入射中性子が吸収された後，陽子，α粒子などの粒子が放出される反応も起こりうる．生体内での中性子の相互作用を考える場合，高速中性子と^{12}Cおよび^{16}Oとの（n,α）反応による寄与が重要となる．

低速となり止まりかけた中性子は，原子核に捕獲・吸収されやすくなる．捕獲により原子核を励起させるが，その励起状態のエネルギーは中性子や陽子などの核子を放出するほど高くはなく，γ線を放出して基底状態に戻ることが多い．熱中性子は，この（n,γ）反応が起こりやすい．前述のように，熱中性子から熱外中性子のエネルギー領域では，（n,γ）反応断面積は1/v則に従う．

生体では，熱中性子領域での線量付与は，この^{1}H(n,γ)^{1}D反応の寄与が重要となる．この反応では，反跳された重陽子の寄与よりも，生成されたγ線による寄与が重要である．なお，このγ線による寄与は中性子による線量付与には含めず，二次的なγ線による付与として別に評価する．

生体内での熱中性子によるエネルギー付与を考える場合，前述のように，熱中性子と^{14}Nとの（n,p）反応が重要となる．熱中性子による線量付与では，この^{14}N(n,p)^{14}Cで生成された陽子の寄与が大きい．

8.2 中性子カーマと線量付与

中性子による物質へのエネルギー付与は，カーマ（kinetic energy released in materials: kerma）を用いて表される．カーマKは，物質中で中性子の相互作用により生じたすべての荷電粒子の初期運動エネルギーの和dE_{tr}を，物質の質量dmで割った商として定義されている．

$$K = dE_{tr}/dm \tag{7.37}$$

カーマの単位は，SI単位でJ/kg，特別単位でGyであり，吸収線量と同じ単位が用いられる．電離および励起に起因する衝突カーマ（collision kerma, K_c）と，制動放射に起因する放射カーマ（radiation kerma, K_r）に分けられる．制動放射が無視でき，かつ，二次電子平衡が成立している条件では，カーマ，衝突カーマ，そして，吸収線量は等しくなる．

衝突カーマK_cは中性子エネルギーフルエンス（時間で積分した中性子束）Ψと質量エネルギー吸収係数（μ_{en}/ρ）の積として算出される．

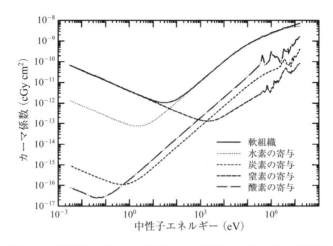

図7.17 軟組織に対する中性子カーマ係数のエネルギー依存性

$$K_c = \Psi(\mu_{en}/\rho) \quad (7.38)$$

中性子フルエンスをϕ,中性子エネルギーをEとすると,$\psi = \phi \times E$となり,衝突カーマK_cは以下のように表すこともできる.

$$K_c = \phi \times E(\mu_{en}/\rho) = k\phi \quad (7.39)$$

ここで,$k = E(\mu_{en}/\rho)$はカーマ係数と呼ばれる因子である.さまざまな核種に対する中性子カーマ係数は,引用文献2)などに示されている.

中性子による線量付与という観点では,表7.1に示したように,熱中性子等の低エネルギー中性子では^{14}N(n,p)^{14}Cにより生じる陽子による線量付与が大きい.高速中性子では,^{1}H(n,n)^{1}Hにより生じる反跳陽子の寄与が最重要であるが,^{12}Cおよび^{16}Oの(n,α)反応で生成されるα粒子による線量付与も無視できない.

図7.17に,軟組織に対する中性子カーマ係数のエネルギー依存性を示す[1].ここで,軟組織の組成は,質量比で水素:炭素:窒素:酸素 = 11%:13%:3%:73%と仮定した.図中には,水素,炭素,窒素,酸素,それぞれによる寄与も示す.

熱中性子領域では,窒素による寄与がほとんどであることがわかる.これは^{14}N(n,p)^{14}C反応により生じる陽子によるものである.一方,高速中性子領域では,水素による寄与がほとんどである.これは水素の弾性散乱により反跳された陽子の寄与がほとんどである.

(田中浩基,櫻井良憲)

参考文献
- 武田充司,仁科浩二郎共訳:ラマーシュ,原子炉の初等理論,上巻.1974,吉岡書店,京都
- 平川直弘,岩崎智彦,原子炉物理入門.2003,東北大学出版会,仙台
- 森内和之,高田信久共訳:グリーニング,放射線量計測の基礎.1988,地人書館,東京

引用文献
1) Sakurai Y, et al.: Nucl. Instr. Meth. **A 453**, 569, 2000
2) Caswell RS, et al.: Radiat. Res. **83**, 217, 1980

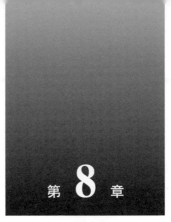

第8章
波動

波動（wave）とは，ある点で生じた振動が周囲に広がっていく現象である．つまり，ある場所での振動が隣の振動を引き起こし，さらに隣の振動を引き起こすという連鎖である．このとき，振動する物質，つまり波を伝える物質のことを媒質（medium）という．たとえば，小石を水面に落としたときに発生する円形の波を考える．振動している物質は水であるため，その媒質は水となる．また，石を落とした地点から同心円状に波が発生し，広がっていく．このような波を起こしている場所を波源（wave source）という．また，盛り上がった部分を重ね合わせた線を波面（wavefront）という．

波動は音響的振動（音波）と電磁界的振動（電磁波）に大別される．音波（sound wave）とは，耳で聞くことができる可聴周波や超音波（ultrasound）などを示す．電磁波（electromagnetic wave）は，光（可視光線や赤外線など）や電波のことである．音波は，空気や物質を伝わるが真空中は伝わらない．それに対して，電磁波は空気中でも真空でも伝わる．すなわち，音波と電磁波の決定的な違いは，音波の場合は媒質が必要であり，電磁波の場合は媒質を必要としない点である．電磁波の場合は"電場（electric field）"と"磁場（magnetic field）"という2つの"場"により，"場"自体が波動の性質をもって伝播する．また，電磁波は波動的性質だけでなく，粒子的性質の二面性を有するのも大きな特徴である．

音波と電磁波の取扱いは，基礎方程式が異なっているが，時間と位置の2階微分で表される波動方程式が表す特性は共通である．第1節では，まず波動が持つ基本的な特性について述べる．また，音波に代表される粗密波に特徴的な現象についても述べる．第2節では，電磁波について述べる．

第1節　波動とその性質

1.1　縦波と横波

一般的に連続体中を伝わる波（ここでは音波を考える）は，疎密波（compressional wave）として現れる縦波（longitudinal wave）と，せん断波として現れる横波（transverse wave）がある．気体，液体中では，ずれ応力が無視できるため縦波のみが残る．波の変位 $p(x, y, z, t)$ に関して以下の波動方程式（wave equation）が成り立つ．ここで，(x, y, z) は位置座標，t は時間である．

$$\frac{1}{v^2}\frac{\partial^2}{\partial t^2}p = \frac{\partial^2 p}{\partial x^2} + \frac{\partial^2 p}{\partial y^2} + \frac{\partial^2 p}{\partial z^2} \tag{8.1}$$

1次元の波の方程式は

$$\frac{1}{v^2}\frac{\partial^2}{\partial t^2}p = \frac{\partial^2 p}{\partial x^2} \tag{8.2}$$

その一般解は，

$$p(x,t) = f(kx - \omega t) + g(kx + \omega t)$$
$$v = \frac{\omega}{k} \tag{8.3}$$

で表され，逆方向に動く2つの関数（波）となる．一方向の波だけを考えると，連続関数の解は指数関数表示で，

$$p(x,t) = A\exp[i(kx - \omega t)] \tag{8.4}$$

となる．この式が，平面波（plane wave）の指数関数表示である．式（8.1）を極座標で表示し，角度方向の対称性を仮定し，r 方向のみの1次元の方程式にすると，球面形状の波が広がっていく解が得られる．同じく一方向の波だけ考えると，

$$p(r,t) = \frac{A}{r}\exp[i(kr - \omega t)] \tag{8.5}$$

となり，球面波（spherical wave）を表している．式（8.4）や式（8.5）のように波動を表す関数を，一般に波動関数（wave function）という．

水中の特殊な波として，水面波は横波に似ているが，表面波と呼ばれる別種の波である．また，地震により作られる津波は，長波と呼ばれ，水深に比較して波長が非常に長い波であり，これも取扱いが異なる．生体は弾性体としての性質も有するため，数kHz以下の周波数の横波も伝搬する．生体組織中の横波の音速は，縦波の音速の数百分の1程度である．図8.1に縦波と横波の概念図を示す．

1.2　パルス波と連続波

パルス波（pulse wave）と連続波（continuous wave）の概念を図8.2に示す．（a）のパルス波の場合，中心に存在する媒質の1点は，波が通過するときのみ変位する．（b）の連続波では，変位が周期的に繰り返す．パルス波は，波を発信した時間と受信した時間を計測できるため，反射源の位置を特定することができる．言い換えれば，深さの情報を得ることが可

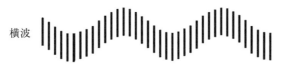

図8.1　縦波と横波

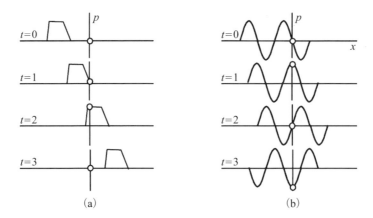

図 8.2 パルス波と連続波

能となる．連続波は常に波を出し続けるため，発信と受信を別の素子によって行う．つまり，常に送受信を続けている．そのため，反射強度を得ることができるが，パルス波のように時間軸を特定することはできない．図からわかるように，波の進行方向に位置の座標をとると，時間による波形の変化は座標と逆に動いている．この関係は，上述の式の時間と座標の極性で示されている．

1.3 波の基本要素と波の式

1方向に進む1次元の連続波を三角関数で表すと，

$$f(x,t) = A\sin(\frac{2\pi}{\lambda}x - \frac{2\pi}{T}t) = A\sin(kx - \omega t) \tag{8.6}$$

となり，A, λ, T, k, ω はそれぞれ，振幅 (amplitude)，波長 (wavelength)，周期 (period)，波数 (wavenumber)，角周波数 (angular frequency) である．波形のピークは，$kx - \omega t = 0$ の条件で現れるため，ピークの動く速さは次式で得られる．

$$v_p = \frac{\lambda}{T} = \frac{\omega}{k} \tag{8.7}$$

これが位相速度 (phase velocity) である．位相速度に対して，連続波に変調がかかっている場合の波形の速度や，制限された時間内に発生するパルス波の速度は，群速度 (group velocity) と呼ばれ，次の式で表される．

$$v_g = \frac{d\omega}{dk} \tag{8.8}$$

$\omega \propto k$ の場合，位相速度と群速度は同じ値となり，このような波を分散がない波と呼ぶ．真空中の電磁波，空気中，水中の音波は分散がなく，位相速度と群速度が等しい．

空気中の音速 (acoustic velocity) v は，体積弾性率 K と密度 ρ で表される．

第8章 波動

$$v = \sqrt{\frac{K}{\rho}} \tag{8.9}$$

空気の場合，γを定圧比熱と定積比熱の比（$\gamma \fallingdotseq 1.4$）として，気体の状態方程式より，次の式が得られる．

$$v = \sqrt{\frac{\gamma RT}{M}} \tag{8.10}$$

ここで，Mは空気1モルの質量，Rは気体定数，Tは絶対温度である．
周期Tと振動数fの関係は次式で表される．

$$f = \frac{1}{T} \tag{8.11}$$

1.4 波の性質

波の性質を説明するためには，媒質中で境界条件を設定し波動方程式を解く必要がある．この問題は煩雑であり，これまでさまざまな近似的な取扱いが提案されている．最も基本的な取扱いは，ホイヘンス（C. Huygens）の原理であり，「ある瞬間の波面上の全ての点から新しい球面波が出ており，その足し合わせにより次の波面が形成される」というもので，これにより光の反射と屈折の現象が説明された．フレネル（A. J. Fresnel）は，さらに，「2次波の変位は前方で強く，後方で弱くなる」「2次波の重なりで干渉が起こる」という仮説を立て，この仮説は，後にキルヒホッフ（G. R. Kirchhoff）により数学的に証明されている．この取扱いをホイヘンス・フレネルの原理という．

(1) 反射

平面波の反射（reflection）は，反射面に波面が到達した時に反射方向に半球状の波が出ると考えると，ホイヘンスの原理で容易に説明できる．図8.3(a)に入射波（incident wave）

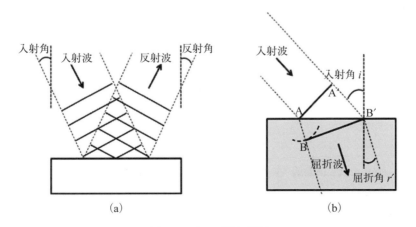

図8.3　波の反射と屈折

と反射波（reflected wave）の関係を示す．この場合，入射角は反射角と等しくなる．
　また，異なる媒質の境界面では，一部の波は透過し，残りが反射する．垂直入射の場合の透過波（transmitted wave）と反射波の大きさを考察する．すでに述べたように，音波は媒質の振動であり，振動の速度を体積速度もしくは粒子速度という．これをuと書くと，音圧pとは以下の関係にある．

$$p = Zu \tag{8.12}$$

ここで，$Z=\rho v$は音響インピーダンス（acoustic impedance）と呼ばれ，ρは密度，vは音速である．境界面では，音圧pと体積速度uは連続となる．入射波，透過波，反射波の音圧をp_1, p_2, p_r，体積速度をu_1, u_2, u_rとし，それぞれの波動関数を求めると，入射波と反射波の音圧は同符号，体積速度は逆符号となり，連続の式は以下のようになる．

$$p_1 + p_r = p_2 \tag{8.13}$$

$$u_1 - u_r = u_2 \tag{8.14}$$

式（8.12）から，$u=p/Z$を式（8.14）に代入して，

$$\frac{p_1}{Z_1} - \frac{p_r}{Z_1} = \frac{p_2}{Z_2} \tag{8.15}$$

式（8.13）と式（8.15）から，音圧の反射率Rと透過率Tが以下のように求められる．

$$R = \frac{p_r}{p_1} = \frac{Z_2 - Z_1}{Z_2 + Z_1} \tag{8.16}$$

$$T = \frac{p_2}{p_1} = 1 + \frac{Z_2 - Z_1}{Z_2 + Z_1} = \frac{2Z_2}{Z_2 + Z_1} \tag{8.17}$$

（2）屈折

　異なる媒質中では，波の進む速さは異なることから，屈折（refraction）もホイヘンスの原理で容易に説明できる．図8.3(b)において，入射波および屈折波（refracted wave）のそれぞれの速さを，$v_1, v_2 (v_1 > v_2)$とする．同じ時間tの間に，波面はA′からB′まで距離$v_1 t$，AからBまで距離$v_2 t$だけ進む．速度の違いにより入射角と屈折角に違いが生じる．
　入射角をi，屈折角をrとすると，以下の式が得られる．

$$\frac{\sin i}{\sin r} = \frac{v_1}{v_2} = n_{12} \tag{8.18}$$

n_{12}は屈折率（refractive index）を表し，媒質の種類と組合せによって異なる定数である．これをスネルの法則という．
　音速は，空気中では遅く，水中で速い．よって屈折率は1以下となり，屈折した音波は境界面に近づく．逆に，光は空気中で速く水中では遅いため，屈折率は1以上となり，音波と

は逆の性質を持つ．

(3) 回折

平面波がスリットを通過した場合，スリットから遠く離れたスクリーンで観測される干渉縞（回折（diffraction））をフラウンホーファー回折（Fraunhofer diffraction）という．一方，スリットの近くで観測されるものをフレネル回折（Fresnel diffraction）という．回折は波動に共通する現象であるが，可視光など光波において顕著に現れる．

いま，図8.4に示すように光源は十分に遠方にあり，開口部に入射する波はすでに平面波になっているとする．平面波の波数と角振動数をkとωとする．P点は開口部上に2次元の座標(x, y)，Q点はスクリーン上の2次元の座標(ξ, η)を持つとして2次波（指数関数表示）の重ね合わせによりQ点の波を求める．

$$F(\xi, \eta) = \iint_\Sigma \frac{f(x, y)}{r} \exp(ikr) dx dy \tag{8.19}$$

ここで，$f(x, y)$は開口部Σでの波の振幅分布である．rはPQの距離であり，次式で与えられる．

$$r = \sqrt{(\xi - x)^2 + (\eta - y)^2 + D^2} \tag{8.20}$$

式(8.20)を式(8.19)に代入するのであるが，$k \gg 1$であり，$k(r - D) \ll 1$とはならないため，指数の中のrについては，

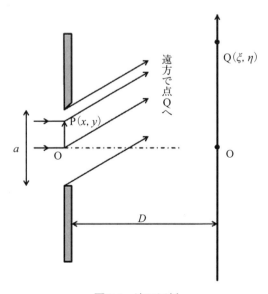

図8.4 波の回折

$$r = D\sqrt{1 + \left(\frac{\xi - x}{D}\right)^2 + \left(\frac{\eta - y}{D}\right)^2}$$
$$= D + \frac{(\xi - x)^2 + (\eta - y)^2}{2D} \tag{8.21}$$
$$= D + \frac{\xi^2 + \eta^2}{2D} - \frac{\xi x + \eta y}{D} + \frac{x^2 + y^2}{2D} + \cdots$$

のように近似する．一方，指数の外については，$r \fallingdotseq D$ とする．したがって，式（8.19）は，

$$F(\xi, \eta) = A(\xi, \eta) \iint_\Sigma f(x, y) \exp(-ik(\xi x + \eta y)/D) \exp(ik(x^2 + y^2)/(2D)) dx dy \tag{8.22}$$

ここで，

$$A(\xi, \eta) = \frac{\exp(ikD)}{D} \exp(ik(\xi^2 + \eta^2)) \tag{8.23}$$

式（8.22）を回折のフレネル近似といい，この式で表されるような回折をフレネル回折という．式（8.21）の右辺第4項が無視できるほどの遠方においては，式（8.22）は以下のように簡略化される．これをフラウンホーファー近似という．

$$F(\xi, \eta) = A(\xi, \eta) \iint_\Sigma f(x, y) \exp(-ik(\xi x + \eta y)/D) dx dy \tag{8.24}$$

ここで，$\xi' = k\xi/D$, $\eta' = k\eta/D$ とおくと，

$$F(\xi, \eta) = A(\xi, \eta) \iint_\Sigma f(x, y) \exp(-i(\xi' x + \eta' y)) dx dy \tag{8.25}$$

となる．これは，フラウンホーファー近似の成り立つ領域では (ξ, η) 面の分布 $F(\xi, \eta)$ は開口内の分布 $f(x, y)$ のフーリエ変換となっていることを意味する．ここで，$A(\xi, \eta)$ の絶対値は，$1/D$ であるので，規格化することにより無視できる．このように光学系を用いてフーリエ変換を行うことをフーリエ光学といい，計算機が高速化される以前は，放射線領域の画像工学でもしばしば行われた．

一例として，幅が a のスリットについて式（8.25）を求める．スリットの場合，1次元であるので，x 座標だけを考え，また $f(x) = 1$ とすると，

$$F(\xi) = A(\xi) \int_{-\frac{a}{2}}^{\frac{a}{2}} \exp(-i\xi' x) dx = A(\xi) \frac{\sin\left(\frac{1}{2}\xi' a\right)}{\frac{\xi'}{2}} = A(\xi) a \frac{\sin\left(\frac{k\xi a}{2D}\right)}{\frac{k\xi a}{2D}} \tag{8.26}$$

$|A(\xi)| = 1/D$ であるため，

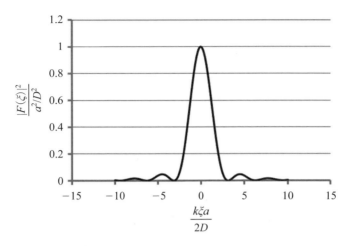

図8.5 長方形のスリットによる干渉縞

$$|F(\xi)|^2 = \frac{a^2}{D^2}\left(\frac{\sin\left(\frac{k\xi a}{2D}\right)}{\frac{k\xi a}{2D}}\right)^2 \tag{8.27}$$

図8.5は，式（8.27）を規格化して図示した結果である．

（4）定在波

定在波（standing wave）は，波長・周期・振幅・速度が同じで進行方向が互いに逆向きの2つの波が重なり合うことによってできる．波形が進行せず，その場にとどまって振動しているようにみえ，定常波ともいう．境界条件により，振幅が最大となる腹と振幅が0となる節の位置が安定に存在できる場合，反射が継続的に起これば，特定の波長で振幅が大きな定在波を作ることができる．この状態を，共振あるいは共鳴（resonance）という．第4章に述べたように，医療用線形加速器（linac）に定在波型があり，共鳴により大きな加速電界を得ている．

ループ状の閉じた曲線状に存在する波の場合，閉曲線の長さが波長の整数倍であれば，定在波の条件が成立し，この状態を固有振動（natural vibration）という．軌道電子に関するボーアの量子条件もこのような定在波の条件として理解できる（第2章参照）．

ここでは三角関数を使った一般的な式で定在波の性質を示す．逆方向に進む2つの波を考える．

$$\begin{aligned}u_1(x,t) &= A\cos\left[\frac{2\pi}{\lambda}(x-vt)+\delta\right] \\ u_2(x,t) &= A\cos\left[\frac{2\pi}{\lambda}(x+vt)-\delta\right]\end{aligned} \tag{8.28}$$

進行波であるそれぞれの波を，反転して足し合わせた波を作る．

$$u_{1-2}(x,t) = 2A\sin(\frac{2\pi}{\lambda}x)\sin(\omega t - \delta) \tag{8.29}$$

なお，$\omega = \frac{2\pi}{\lambda}v$ とおいた．得られた関数は，三角関数の積で，位置と時間が分離しており，腹における振幅が2倍になっている．任意の位置の振動の周期は元の波と同じである．

1.5 超音波による加熱

粗密波の特性から，音波に関連して機械的媒質弾性や粘性，摩擦に関係する現象が発生する．この応用の1つが超音波による加熱である．図8.6は媒質の相転移を示している．

超音波の生体への作用を分類すると図8.7のようになる．加熱作用とは，音響エネルギーを生体組織が吸収し，発熱することである．機械的作用とは，放射圧や振動による機械的な作用であり，キャビテーション，マイクロストリーミング，フリーラジカルの発生などが挙げられる．化学作用は，機械的作用から発生するフリーラジカルによるものと考えられている．生体内でキャビテーションが発生した場合，図8.8のように気泡が膨張と収縮を繰り返し，圧壊するときに衝撃波が発生し，生体組織や細胞が障害を受ける可能性がある．

ここでは超音波の減衰と加熱について解説する．超音波は，生体内を進行する際に，超音波ビームによる圧縮と弛緩の振動が生体組織に吸収され，減衰していく．超音波振動が組織に吸収される際に生体組織間に激しい摩擦が生じ，熱が発生する．ここで生じる摩擦は，生体組織の振動速度の違いに起因する．

超音波が平面波として媒質内を伝播するとき，超音波強度の減衰定数を μ とすると，次式で表される．

$$I(z) = I_0 e^{-\mu z} \tag{8.30}$$

ここで，$I(z)$ は入射面から深さ z における超音波強度，I_0 は入射面における超音波強度，z は深さ方向の距離である．また，生体組織の単位面積あたりに照射された超音波と発熱温度

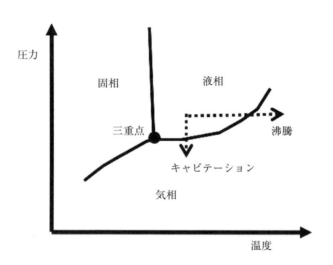

図8.6 キャビテーションと沸騰
液相中を伝搬する超音波の音圧により，負圧サイクル時に蒸発が起こり気泡が発生する現象をキャビテーション（cavitation）と呼ぶ．これに対し，圧力変化に比べ急激な温度上昇が起こる場合の気泡発生を沸騰と呼ぶ．キャビテーションにより，媒質に圧縮性が付加されることになり，生体内で起こる超音波の力学的挙動は粘弾性を考慮しなければならなくなる．

第8章　波動

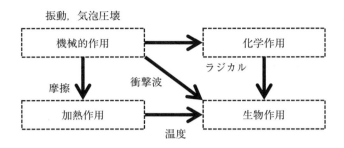

図8.7　超音波の生体作用

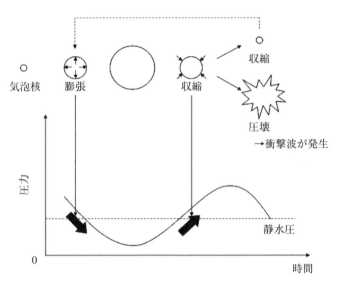

液体中に生じた気泡は，膨張と収縮を繰り返し，崩壊する．

図8.8　気泡の圧壊

$T[°C]$ の関係は次式で与えられる．

$$T = \frac{\mu I t}{\rho c_m J} \tag{8.31}$$

ここで，Iは超音波のパワー密度 [W/cm^2]，tは照射時間 [s]，ρは組織の密度 [g/cm^3]，c_mは組織の比熱 [cal/g·°C]，Jは熱の仕事当量（約4.2 [J/cal]）である．

　本節で述べた超音波の性質は，紙数の関係できわめて限られたものである．詳しく知りたい方は，文献1), 2) を参照されたい．

第 2 節 電磁波の医療応用の基礎

2.1 電磁波の種類と医療応用

電磁波とは，空間の電場と磁場の変化によってつくられる波のことである．付録第2節（260ページ）に真空中のマクスウェル方程式（Maxwell's equations）から波動方程式を導く過程を示す．われわれの身近にある光や携帯電話の電波なども電磁波の1つである．電磁波は，「電場」と「磁場」が交互に発生しながら波として伝わっていく．概念図を図8.9に示す．導体に高周波の電流を流すと，導線の周囲に磁場が発生する．磁石と電流の関係と同様，この磁場によって電場が生じる．次々と磁場と電場が連鎖反応を起こし，波となって伝播していく．電場と磁場は真空中にも存在するため，波を伝える媒質が存在しない真空中でも電磁波は伝わる．電磁波の電場と磁場の振動方向はお互いに直角であり，また電磁波の進行方向もこれらと直角である．電磁波は波長によって特徴が大きく異なる．波長が長いほど広がりながら進みやすく，波長が短いほど広がりにくく直進性が高い．また，波長が短いほどエネルギーが高い．

図8.10は，電磁波の種類，生体との相互作用の対象，医療応用を示したものである．電磁波は非常に広いエネルギー範囲で使用されるため，そのエネルギー領域により学問体系や利用技術などが大きく異なる．通常は，エネルギーの小さいほうから，電波領域，光領域，放射線領域に大別され，それぞれ独自の体系を構築している．電磁波を特徴づけるのに電波領域では周波数，光領域では波長，放射線領域ではエネルギーが主として使用される．このため，図8.10では横軸に周波数，波長およびエネルギーの3つを示している．

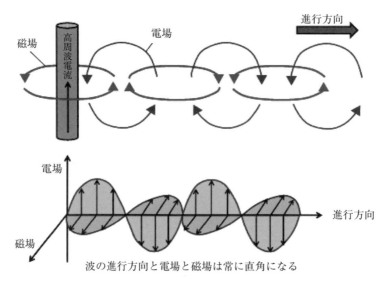

図8.9 電磁波の発生（口絵参照）

第8章　波動

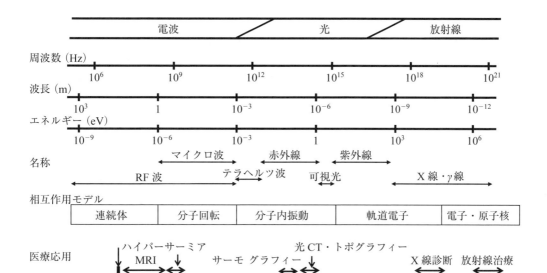

図8.10 電磁波の種類（名称），相互作用モデル，医療応用

　図に示すように電波領域はRF波（radiofrequency wave）と重なる．RF波は無線通信に使用される周波数の電波の総称であり，図に示す1 MHz = 10^6 Hzよりも周波数の低い電波も通信などに利用されている．また，これらの周波数の低い電磁波は，電気メスやRF焼灼療法など，組織を焼き切り焼き固める際に使用される．しかし，放射線医療には応用されていないので，本稿では割愛する．周波数1 MHz以上のRF波は波長の長いほうから，中波（medium frequency: MF）（波長$10^3 - 10^2$ m），短波（high frequency: HF）（$10^2 - 10$ m），超短波（very high frequency: VHF）（波長$10 - 1$ m）に分類される．超短波よりも波長の短いRF波をマイクロ波（microwave）といい，波長の長いほうから，デシメートル波（波長$1 - 10^{-1}$ m），センチメートル波（波長$10^{-1} - 10^{-2}$ m），ミリメートル波（波長$10^{-2} - 10^{-3}$ m）に分類される．

　次に光領域は，波長の長いほうから，赤外線（infrared）（波長$10^{-4} - 7.5 \times 10^{-7}$ m），可視光（visible light）（波長$7.5 \times 10^{-7} - 3.6 \times 10^{-7}$ m），紫外線（ultraviolet）（波長$3.6 \times 10^{-7} - 10^{-8}$ m）に分類される．紫外線の波長の下限は10^{-8} mとされ，おおよそ100 eVの光子エネルギーに相当する．それよりエネルギーの高い領域が放射線領域である．放射線領域の電磁波をその起源によりX線，もしくはγ線と呼ぶ．

　これらの領域の境界には，それぞれの領域の技術体系から外れた境界領域がある．電波と光の境界には，テラヘルツ波（サブミリ波）（波長$10^{-3} - 10^{-4}$ m）があり，未踏領域とされてきたが，最近，利用法の研究が進んでいる．また，光と放射線の境界には真空紫外線（波長$10^{-7} - 10^{-8}$ m）と軟X線の低エネルギー側（波長$10^{-8} - 10^{-9}$ m，エネルギーではおおよそ$10^2 - 10^3$ eV）を合わせた領域がある．この領域は，水素から酸素にいたる軽原子のK吸収端を含み，空気中の減弱が大きいため，真空中でしか計測できない．しかし，物質構造について豊富な情報を提供するため，放射光を用いた分光学などの研究が行われている．

　電磁波と生体を含む物体との相互作用の対象は，図8.10に示すように波長の長いほうか

ら，導電率（electrical conductivity）・誘電率（permittivity）・透磁率（permeability）で記述される連続体，分子回転，分子内振動，原子・分子の軌道電子，単独の電子と原子核に変化する．また，放射線医学に関係する医療応用としては，波長の長いほうから，ハイパーサーミア（温熱療法）（hyperthermia），磁気共鳴映像法（maginetic resonace imaging: MRI），サーモグラフィー（thermography），光CTや光トポグラフィー（optical topography），X線診断，放射線治療が行われている．

図8.11は，水などの生体モデルにおける電磁波の減衰を4×10^{-8} eVから1×10^{7} eV＝10 MeVまでのエネルギー範囲について示したものである．ここで，4×10^{-8} eVのエネルギーは，おおよそ10 MHzの周波数に相当するため，放射線医療で使用される電磁波のすべてのエネルギー範囲をカバーしている．この図は異なるエネルギー領域のいくつかのデータをつないで作成しており，その中には十分には信頼できないものもあるため，精度は高くないが，広い範囲の傾向を概観するのには役に立つ．水は，赤外線領域と紫外線よりも高エネルギー側では，生体モデルとして有用であるが，電波領域および可視光・近紫外では，生体特性と異なる．図では，電波領域では電導度を0.5 S/m（生理食塩水の約1/3）に調整したイオン溶液を，可視光・近紫外ではヘモグロビンを生体モデルとしている．

図より，電磁波が生体を透過しやすいのは，周波数10 GHz（エネルギー4×10^{-5} eV）以下の電波領域とエネルギーが10 keVを超える放射線領域であることがわかる．また，エネルギーが1-2 eVの近赤外領域は，この図では示していない散乱の影響（図8.22参照）を

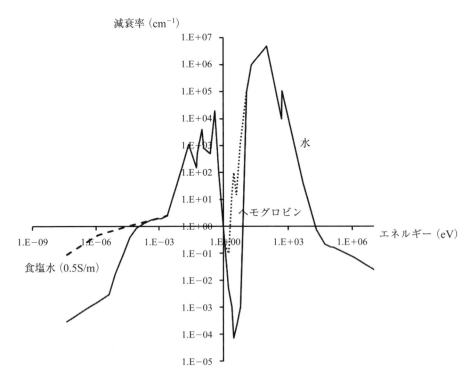

図8.11 生体モデル（$\sigma = 0.5$ S/mの食塩水，水，ヘモグロビン）による電磁波の減衰率のエネルギー依存性

考える必要があるが，それでも比較的透過しやすいといえる．実際，放射線医療への応用は，体表面の情報を取得するサーモグラフィーが遠赤外線を用いていることを除いて，この3つの領域で行われている．これは，外部から体内深部についての情報の取得や何らかの介入（intervention）を非侵襲的に行う放射線医療の特質から考えると当然といえる．以下では，電波領域（RF波）と近赤外領域の応用に関して，その概略を述べる．

2.2 RF波生体応用の基礎的事項

　RF波と生体の相互作用の解析は，厳密には2.1で述べたように，生体を導電率，誘電率および透磁率で記述される連続体と考え，それに対してマクスウェルの方程式の解を求めることにより行われる．実際，後で述べるようにハイパーサーミアの際の体内温度分布はマクスウェル方程式を解くことにより求められる（2.3(3)参照）．しかし，このような場合，マクスウェル方程式は数値解として解かれるため，物理的な見通しが悪いことが多い．そこで，RF波と生体の相互作用について直観的に理解するため，以下に述べるように物理的な性質を把握し，また生体を簡単なモデルで表現することが行われてきた．

(1) 表皮深さ

　生体は導体（conductor）と誘電体（dielectrics）の両方の性質を持っている．導体としての性質（電流の流れやすさ）を表す指標として導電率がある．図8.12に示すように円柱形試料の両端の電極間に電流を流す場合，抵抗Rは，試料の長さLに比例し，断面積Sに反比例する．この比例定数を導電率σと定義する．すなわち，

$$R = \frac{L}{\sigma S} \tag{8.32}$$

または，

$$\sigma = \frac{L}{RS} \tag{8.33}$$

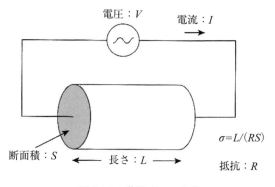

図8.12　導電率σの定義

導電率のSI単位は，[S/m]であり，Sはジーメンス（siemens）と呼び，[Ω^{-1}]で与えられる．

RF波の周波数の低い方から1 GHzくらいまでは，生体は電磁波に対して粗い近似で生理食塩水よりやや濃度の薄い食塩水と等価の導体として振る舞う．一般に導体に流す高周波電流の周波数を上げていくと，電流が表面近くに流れるようになる．これを表皮効果（skin effect）という．これは電流の発生する磁束が時間的に変化しているため，電磁誘導（electromagnetic induction）で発生する起電力（electromotive force）により，導体深部ではもとの電流を打ち消す方向，表面近くでは加え合わさる方向に電流（渦電流（eddy current）と呼ばれる）が流れるからである．この結果，十分大きな断面積を持つ導体では，電場や電流密度の大きさは表面から内部に入るに従って指数関数的に減少する．その大きさが，表面の1/eになる深さを表皮深さ（skin depth）と呼ぶ．これをδと書くと，δ [m] は周波数f [Hz] を用いて次式で与えられる．

$$\delta = \left(\frac{\pi f \sigma \mu}{2}\right)^{-1/2} \tag{8.34}$$

ここで，μは透磁率であるが，生体の透磁率は真空の透磁率μ_0と等しいと考えてよい．また，生体の導電率σとして0.5 S/mを用い，δの単位をcmで表すと次式となる．

$$\delta[\mathrm{cm}] = \frac{7.14 \times 10^4}{\sqrt{f}} \tag{8.35}$$

式（8.35）にMRIで使用される程度の周波数f = 100 MHzを代入すると，δは約7 cmとなる．

なお，δの逆数を2倍したものは，放射線領域の線減弱係数と同じ定義となることを注意しておく．図8.11の周波数1 GHz（エネルギー4×10^{-6} eV）以下の減衰率は，この考えにより表皮深さから求めたものである．

(2) 誘電体における波長の短縮

誘電体（dielectrics）としての性質は，誘電率により表される．誘電体を電場の中に置くと，正電荷と負電荷が平衡点から変位して，見かけ上電荷が分離する現象が生じる．この現象を誘電現象（dielectric phenomenon）と呼び，電荷が分離することを分極（polarization）という．

いま，図8.13(a)のような金属平板を距離dあけて平行に並べる．そして，これを2枚の

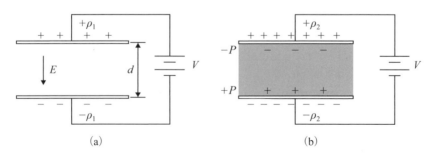

図8.13　誘電分極

電極として，その間に電位差Vを与える．電極間が真空の場合，電極上に現れる電荷密度を$+\rho_1, -\rho_1$，電極間の電場の強さをEとすると，

$$\rho_1 = \varepsilon_0 E \tag{8.36}$$

$$E = \frac{V}{d} \tag{8.37}$$

となる．すなわち，電極上に現れる電荷は電極間の電場の強さに比例し，その比例定数をε_0で表す．ε_0のことを真空の誘電率と呼び，その大きさは$\varepsilon_0 = 8.85 \times 10^{-12}$ F/mである．

この2枚の電極間を誘電物質で満たすと，図8.13(b)のようになる．誘電物質は電場Eにより分極を起こし，表面に電荷密度$-P, +P$の電荷が現れる．この電荷による誘電物質内の電場の向きは，最初からあった電場と逆方向になる．このため，これを打ち消すように電池から電極上に電荷密度$+P, -P$の電荷が加わり，電極上の見かけの電荷密度は，$+\rho_2, -\rho_2$に増加する．したがって，

$$\rho_2 = \rho_1 + P = \varepsilon_0 E + P = \varepsilon E = \varepsilon_0 \varepsilon_r E \tag{8.38}$$

ここで，εをその物質の誘電率，ε_rを比誘電率（relative permittivity）と呼ぶ．

ここでは詳しく述べないが，磁場についても同様な考察から，透磁率μや真空の透磁率μ_0との比である比透磁率（relative permeability）μ_rが定義される．誘電率ε，透磁率μの物質中の電磁波の伝播速度vは，マクスウェル方程式を解くことにより（付録の式（9.20）を参照）

$$v = \frac{1}{\sqrt{\varepsilon \mu}} \approx \frac{1}{\sqrt{\varepsilon_r \varepsilon_0 \mu_0}} = \frac{c}{\sqrt{\varepsilon_r}} \tag{8.39}$$

ここで，cは真空中の光速であり，強磁性体ではない通常の物質の場合，$\mu \approx \mu_0$となることを使った．ただし，上記は電流が流れない絶縁体についてのものであり，高周波電流が流れる場合は，その効果を取り入れる必要があるが，煩雑になるのでここでは省略する．

式（8.39）より光速は物質中では，真空中の光速の$1/\sqrt{\varepsilon_r}$となることがわかる．したがって，波長も真空中に比べて$1/\sqrt{\varepsilon_r}$に短縮される．生体の比誘電率は組織や周波数で変化するが，100～300 MHzの周波数に対して，ε_rの平均値を70とすると，100 MHzと300 MHzの周波数に対して生体内波長は，それぞれ36 cmと12 cmになる．

次項以下で述べるようにRF波と生体の相互作用は，波長が生体の大きさより十分大きいときは，生体に高周波電圧が印加されると考えることにより解析できる．また，逆に波長が十分に小さいときは，超音波のように波が生体内を進むと考えてよい．生体と波長が同程度の大きさのとき，定在波の発生などにより複雑な強度分布が発生し，その解析には特別な注意が必要になる．上記から周波数が100～300 MHzのRF波はこれにあたることがわかる．医療応用についてみると，磁場強度が3 Tと7 Tの超高磁場MRIの共鳴周波数は，それぞれ128 MHzと298 MHzであり，ちょうどこの領域に相当する．このため，人体内で著しく不均一なRF分布が生じるが，これについては第2節第4項で述べる．

(3) 電磁波の反射と屈折

電磁波はすべての波長領域において，電気的性質の異なる境界面で反射し，また屈折する．この反射と屈折は，波の媒体が音波とは異なるのであるが，以下に示すような類似性がある．すなわち，垂直入射の場合，境界面で電場ベクトルと磁場ベクトルは連続になるため，入射波，反射波，透過波の電場をE_1, E_r, E_2，磁場をH_1, H_r, H_2とすると，以下の連続の式が成り立つ．

$$E_1 + E_r = E_2 \tag{8.40}$$

$$H_1 - H_r = H_2 \tag{8.41}$$

ここで，入射波と反射波は進行方向が反転するため，電場もしくは磁場の符号を変える必要があるが，どちらを変えてもよいので，ここでは磁場の符号を変えてある．

また，電場と磁場の間には，

$$E = ZH \tag{8.42}$$

の関係がある．ここで，

$$Z = \sqrt{\frac{\mu}{\varepsilon}} \tag{8.43}$$

(付録の式(9.35)を参照．ただし，式(9.35)ではε_0とμ_0を用いている．) 式(8.40)～(8.42)から，音波の場合と同様に

$$R = \frac{E_R}{E_1} = \frac{Z_2 - Z_1}{Z_2 + Z_1} \tag{8.44}$$

$$T = \frac{E_2}{E_1} = \frac{2Z_2}{Z_2 + Z_1} \tag{8.45}$$

式(8.43)を式(8.44)および(8.45)に代入し，透磁率がμ_0で近似できることを使うと，

$$R = \frac{\frac{1}{\sqrt{\varepsilon_2}} - \frac{1}{\sqrt{\varepsilon_1}}}{\frac{1}{\sqrt{\varepsilon_2}} + \frac{1}{\sqrt{\varepsilon_1}}} = \frac{\sqrt{\varepsilon_1} - \sqrt{\varepsilon_2}}{\sqrt{\varepsilon_1} + \sqrt{\varepsilon_2}} \tag{8.46}$$

$$T = \frac{2\frac{1}{\sqrt{\varepsilon_2}}}{\frac{1}{\sqrt{\varepsilon_2}} + \frac{1}{\sqrt{\varepsilon_1}}} = \frac{2\sqrt{\varepsilon_1}}{\sqrt{\varepsilon_1} + \sqrt{\varepsilon_2}} \tag{8.47}$$

また，超音波と同様に屈折に関するスネルの法則が成り立つ．(図8.3(b) 参照)

第8章　波動

$$\frac{\sin i}{\sin r} = \frac{v_1}{v_2} = \sqrt{\frac{\varepsilon_2}{\varepsilon_1}} = n_{12} \tag{8.48}$$

反射や屈折は，電磁波のうちのRF波においては，波長が対象と同じかそれよりも小さくなる100 MHzを超える領域で重要になる．

(4) 生体の電気特性[1]

生体の電気特性（electrical characteristics）は，細胞レベルでの構成要素である細胞膜と細胞内液を基本として論ずるのが適切である．細胞膜は電気抵抗の大きい誘電体膜と考えることができ，非常に低い周波数では抵抗として振る舞うが，周波数が高くなると誘電体としての性質を持つ．一方，細胞内液は電気的には電解液と考えてよく，導電性に富む．いま，図8.14(a)に示すように生体を細胞膜と細胞内液が直列に層構造をなしていると仮定する．図8.14(a)は2層構造で考えても同じであるので，図8.14(b)のように簡略化し，その等価回路である図8.14(c)で生体の電気特性を考えることができる．ここでR_1, C_1を細胞膜の抵抗と容量，R_2, C_2を細胞内液の抵抗と容量とすると，$R_1 \gg R_2, C_1 \gg C_2$である．C_1がC_2より大きいのは細胞膜が非常に薄いためである．

図8.14(c)の等価回路の簡略化を考える．膜の導電性$1/R_1$を無視できなくなる低い周波数と，細胞内液のアドミッタンス（admittance）として容量性部分ωC_2を無視できなくなる高い周波数を除いた中間周波数では，C_1とR_2の直列接続で近似できる．また，低い周波数ではR_1とC_1の並列回路，高い周波数では，R_2とC_2の並列回路になれば良いので，結局，図8.14(c)は，図8.14(d)の回路で近似できることになる．

図8.14(d)で示す回路のアドミッタンス$Y(\omega)$は，上記の抵抗R_1, R_2と容量C_1, C_2を用い

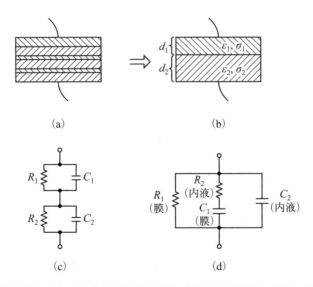

図8.14 生体の等価回路　(a)：生体を細胞膜と細胞内液の2層構造と仮定，(b)：多重構造を一重に簡略化，(c)：(b)の等価回路，(d)：(c)をさらに簡略化
（文献1）より，一部改変）

て以下のように求めることができる.

$$
\begin{aligned}
Y(\omega) &= \frac{1}{R_1} + \frac{1}{R_2 - \dfrac{i}{\omega C_1}} + i\omega C_2 \\
&= \frac{1}{R_1} + \frac{\omega^2 C_1^2 R_2 + i\omega C_1}{\omega^2 C_1^2 R_2^2 + 1} + i\omega C_2
\end{aligned}
\tag{8.49}
$$

式（8.42）の実部と虚部は，それぞれ

$$
\mathrm{Re}(Y(\omega)) = \frac{1}{R_1} + \frac{\omega^2 C_1^2 R_2}{\omega^2 C_1^2 R_2^2 + 1} = \frac{1}{R(\omega)} \tag{8.50}
$$

$$
\mathrm{Im}(Y(\omega)) = \frac{\omega C_1}{\omega^2 C_1^2 R_2^2 + 1} + \omega C_2 = \omega C(\omega) \tag{8.51}
$$

ここで，$1/R(\omega)$ は，$\omega \to 0$ のとき $1/R(\omega) \to 1/R_1$，$\omega \to \infty$ のとき $1/R(\omega) \to 1/R_1 + 1/R_2$ となる. 一方，$C(\omega)$ は，$\omega \to 0$ のとき $C(\omega) \to C_1 + C_2$，$\omega \to \infty$ のとき $C(\omega) \to C_2$ となる. また，$1/R(\omega)$，$C(\omega)$ のいずれに対しても，変曲点は $\omega C_1 R_2 = 1$ のときである. これらから，周波数 $f = \omega/(2\pi)$ に対するこれらの量の変化は，図8.15のようになる. ただし，図では回路のパラメータである抵抗や容量ではなく，生体組織でそれに相当する導電率 σ と誘電率 ε に対して示してある. この場合の式は，式（8.50）および式（8.51）で，$1/R$ の代わりに σ，C の代わりに ε を用いることにより次のようになる.

$$
\sigma(\omega) = \sigma_1 + \frac{\omega^2 \varepsilon_1^2 \sigma_2}{\omega^2 \varepsilon_1^2 + \sigma_2^2} \tag{8.52}
$$

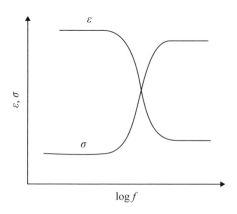

図8.15　誘電緩和による誘電率 ε と導電率 σ の分散. f は周波数
（文献1）より）

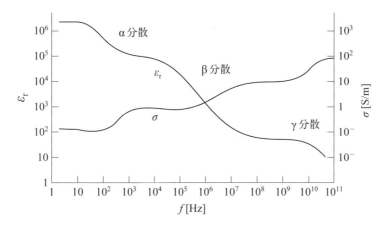

図8.16 生体組織の比誘電率ε_rと導電率σの周波数特性
（文献1）より）

$$\varepsilon(\omega) = \frac{\varepsilon_1 \sigma_2^2}{\omega^2 \varepsilon_1^2 + \sigma_2^2} + \varepsilon_2 \tag{8.53}$$

抵抗と容量の場合と同様に，$\sigma_1 \ll \sigma_2, \varepsilon_1 \gg \varepsilon_2$ が成り立つ．また，$\sigma(\omega)$ は $\omega \to 0$ のとき $\sigma(\omega) \to \sigma_1$，$\omega \to \infty$ のとき $\sigma(\omega) \to \sigma_1 + \sigma_2$ となる．一方，$\varepsilon(\omega)$ は，$\omega \to 0$ のとき $\varepsilon(\omega) \to \varepsilon_1 + \varepsilon_2$，$\omega \to \infty$ のとき $\varepsilon(\omega) \to \varepsilon_2$ となる．

　図8.15のように，ある特性が周波数により変わることを一般に分散（dispersion）という．図8.15では，分散を起こす周波数は $\omega = 1/(C_1 R_2)$ で特徴付けられる．これは，図8.14(d)の回路において，R_2 と C_1 の直列接続の時定数 $\tau = C_1 R_2$ に対応している．

　誘電体は加えられた電場により分極するが，分極には電荷と周囲との相互作用により時間遅れが伴う．この遅れは，誘電体に高周波を加えた場合，周波数の低いうちは電場の変化に対応して分極するが，周波数が高くなると追随できなくなるため生起し，誘電緩和現象（dielectric relaxation phenomenon）と呼ばれる．そのときの周波数が，上記の分散を特徴づける周波数 $1/(C_1 R_2)$ である．この周波数を超えると図8.14(d) の C_1 が導通状態になり，R_2 の純抵抗のように振る舞う．このため，回路の全体としての抵抗と容量が減少する．細胞モデル的には，細胞膜が誘電体としての特性を失うため，生体全体が細胞内液として振る舞い，導電率の増加と誘電率の減少が起こるということもできる．

　図8.16は，生体組織の誘電率と導電率の典型的な周波数特性を示したものである．図に示すとおり三つの分散が現れており，低いほうから順にα, β, γ分散と呼ばれる．1 kHz以下程度の周波数で起きるα分散（α-dispersion）については，現在でも十分に解明されていない．いくつかの説があるが，実験的な検証が困難なこともあり，どれが正しいか確定していない．1 MHz前後で起きるβ分散（β-dispersion）は今まで述べてきた細胞膜と細胞内液の電気特性の差によるものであり，構造分散と呼ばれる．20 MHz付近のγ分散（γ-dispersion）は水分子自体の分極の緩和現象による．水分子は分子内の電荷分布に異方性があり，電気双極子として振る舞う．このため，電場により正負の方向が揃い分極するが，周波数が高くなると追随できなくなり分散が起こる．この現象は，今まで述べたように，高周波電流が連続体を

流れるモデルで解析することもできるが，電気双極子の電磁波による回転として解析することもできる．したがって，γ分散は連続体モデルと分子論の境界に位置するといえる．

2.3 RF波による加熱

RF波の放射線医学利用は，がん治療のため局所を40〜45°Cに加温するハイパーサーミアとMRIで行われている．ハイパーサーミアは，図8.10に示すように周波数10 MHz程度の短波領域と周波数500〜2500 MHzのマイクロ波領域の両方で行われている．一方，MRIで用いられるRF波の周波数は，おおよそ20〜300 MHz(磁場強度0.5〜7 T)であり，上記の中間にある．

ハイパーサーミアにおいては，RF波により安全かつ効率よく生体を加温する必要があり，また，MRIにおいてはRF波による生体内の熱発生を正確に見積もることが，その安全性を検討する際に重要である．ここでは，これらに必要なRF波による生体の加熱についての基礎的事項をまとめる．

(1) 生体内の熱発生[2],[3]

ハイパーサーミアとMRIで扱うRF波の周波数は，上述のように10 MHz程度から2500 MHzまでであり，図8.16に示すβ分散とγ分散の中間に位置し，導電率，誘電率とも比較的緩やかに変化する．また，図8.14(d)の等価回路では，C_1が導通しているため，抵抗Rと容量Cの並列回路と考えることができる．

一般に，抵抗Rと容量Cからなる並列回路に流れる電流Iは，回路の電圧をV，アドミッタンスをYとすると，

$$I = VY = V\left(\frac{1}{R} + i\omega C\right) \tag{8.54}$$

であるので，消費される電力（＝ジュール熱）Pは，

$$P = \frac{|V|^2}{R} = \frac{\frac{1}{R}}{\left|\frac{1}{R} + i\omega C\right|^2}|I|^2 = \frac{\frac{1}{R}}{\left(\frac{1}{R}\right)^2 + (\omega C)^2}|I|^2 \tag{8.55}$$

式（8.48）で$1/R$とCの代わりに，それぞれ導電率σと誘電率εを用いると，Pは単位体積あたりの熱発生Wとなり，

$$W = \sigma|E|^2 = \frac{\sigma}{\sigma^2 + (\omega\varepsilon)^2}|J|^2 \tag{8.56}$$

で与えられる．ここで，Eは電場強度である．Jは電流密度（current density）であり，その単位は[Am^{-3}]である．また，Wを吸収電力密度（absorbed power density）といい，その単位は[Wm^{-3}]である．式（8.56）を，E, Jの実効値E_e, J_eで表すと，

$$W = \sigma E_e^2 = \frac{\sigma}{\sigma^2 + (\omega\varepsilon)^2}J_e^2 \tag{8.57}$$

表8.1 生体組織の電気特性の例（文献1）より）

特性	組織	周波数			
		100 Hz	10 kHz	10 MHz	10 GHz
導電率 σ [S/m]	骨格筋	0.11	0.13	0.5	1.0
	脂肪	0.01	0.03	0.05	0.1
	肝臓	0.12	0.15	0.4	1.0
	血液	0.5	0.5	2.0	2.0
比誘電率 ε_r	骨格筋	10^6	6×10^4	10^2	50
	脂肪	10^5	2×10^4	40	6
	肝臓	10^6	6×10^4	2×10^2	50
	血液	10^6	1×10^4	10^2	50

表8.2 生体組織の電気的特性と誘電緩和周波数（文献2）より）

	高含水量組織			低含水量組織		
周波数 f [MHz]	比誘電率 ε_r	導電率 σ [S/m]	誘電緩和周波数 f_c [MHz]	比誘電率 ε_r	導電率 σ [mS/m]	誘電緩和周波数 f_c [MHz]
10	160	0.625	70	40	50	22
27.12	113	0.612	97	20	10.9-43.2	10-39
100	71.7	0.889	222	7.45	19.1-75.9	46-182
433	53	1.43	483	5.6	37.9-118	121-377
915	51	1.60	562	5.6	55.6-147	178-470
2450	47	2.21	842	5.5	96.4-213	314-693

同様に，それぞれのピーク値 E_0, J_0 で表すと，

$$W = \frac{1}{2}\sigma E_0^2 = \frac{1}{2}\frac{\sigma}{\sigma^2+(\omega\varepsilon)^2}J_0^2 \tag{8.58}$$

なお，組織の熱吸収を単位体積ではなく，単位質量あたりに示したものを比吸収率（specific absorption rate: SAR）といい，組織の密度 ρ_t を用いて以下のように表される．

$$SAR = \frac{W}{\rho_t} = \frac{\sigma E_0^2}{2\rho_t} \tag{8.59}$$

式（8.56）〜（8.58）に示すように，高周波電場 E が印加された生体組織では，導電率に従ってジュール熱が発生する．表8.1 に示すように筋肉など高含水組織の導電率は大きく，脂肪などの低含水組織の導電率は小さい．したがって，組織の温度をできるだけ一定に保ちながら加熱するには，伝熱についても十分な考慮が必要になる．

ところで，生体組織は導電体と誘電体の性質を合わせ持っている．RF波による加熱に対して，どちらの性質が支配的かは式（8.58）などの右辺の分母の σ と $\omega\varepsilon$ の大小により変わる．すなわち，σ が $\omega\varepsilon$ より大きいとき導電性が支配的であり，小さいときは誘電性が支配的となる．両者が等しくなる周波数を誘電緩和周波数（dielectric relaxation frequency）と呼び，

$$f_c = \frac{\sigma}{2\pi\varepsilon} = \frac{\sigma}{2\pi\varepsilon_0\varepsilon_r} \tag{8.60}$$

となる．

　表8.2はハイパーサーミアで用いる主な周波数に対して，誘電緩和周波数を示したものである．（100 MHzはハイパーサーミアでは使用されないが，指標として示してある）．表より，$f = 10$ MHzでは，高含水量組織，低含水量組織とも$f \ll f_c$であり，導電性が支配していることがわかる．$f = 100$ MHzでは，高含水組織はなお$f \ll f_c$であり，ほぼ導電体とみなせるが，低含水量組織はfとf_cがほぼ等しく，導電体と誘電体の両方の性質を持つことがわかる．一方，400 MHz以上では，両組織とも$f \approx f_c$もしくは$f \gg f_c$となり，誘電体に近くなる．特に，マイクロ波のうち日本で使用されている2450 MHzでは強い誘電性を示す．

(2) MRIによる熱発生[4]

　MRIでは，高周波磁場を人体に印加してイメージングを行う．高周波磁場は，電磁誘導により高周波電場を発生するが，それにより人体が加熱される．静磁場強度が1.5 T（共鳴周波数64 MHz）までのMRIでは，体内波長が人体の直径の2倍程度あるため，波としての性質は問題とならず交流理論で扱うことができる．

　図8.17は，MRIによる熱発生の原理を示したものである．図で人体の長軸と垂直な方向に送信コイルから磁束密度Bの高周波磁場が印加されるとする．ここで，

$$B = B_0 \exp(i\omega t) \tag{8.61}$$

とする．ただし，B_0はBのピーク値であり，ωは共鳴周波数を角周波数で表したものである．電磁誘導の法則から，Bと垂直な平面内で半径rの位置の誘導電場は図の円周方向を向き，その強度Eは，

$$\oint E ds = -\frac{d\Phi_B}{dt} \tag{8.62}$$

で与えられる．ここで，$\oint \cdot ds$は半径rの円に沿っての一周積分であり，Φ_Bは半径rの円を貫く磁束である．

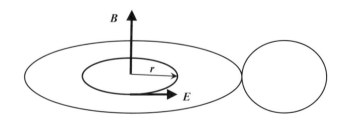

図8.17　MRIによる熱発生の原理
高周波磁場BによりBと垂直な平面内で円周方向に誘導電場Eが生じ，電流が流れる．

第8章　波動

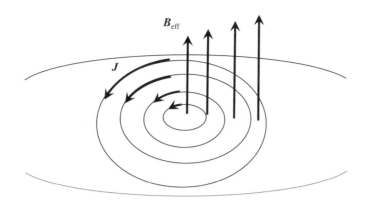

図8.18　誘導電場による渦電流Jの発生
一様な磁場に対しては，渦電流は外側ほど大きい．渦電流により，実際に印加される磁場B_{eff}は内側で小さく，外側で大きくなる（表皮効果）．

$$\Phi_B = \pi r^2 B \tag{8.63}$$

$$E \cdot 2\pi r = -\pi r^2 \frac{dB}{dt} = -\pi r^2 \cdot i\omega B_0 \exp(i\omega t) \tag{8.64}$$

したがって，

$$E = -\frac{i}{2} r\omega B_0 \exp(i\omega t) \tag{8.65}$$

誘導電場Eのピーク値E_0は，

$$E_0 = \frac{1}{2} r\omega B_0 \tag{8.66}$$

となるので，円柱の導電率がσ（＝一定）の場合，式（8.66）より，単位体積あたりの熱発生は，

$$W = \frac{1}{2}\sigma E_0^2 = \frac{1}{8}\sigma(r\omega B_0)^2 \tag{8.67}$$

となる．この式から，B_0が同じ場合，熱発生は中心からの距離rと角周波数ωそれぞれの二乗に比例することがわかる．したがって，MRIでは，一般に中心に比べて周辺ほど，また共鳴周波数が高いほど熱発生が大きくなる．

人体の導電率は一定でなく，組織により大きく異なる．このため，筋肉など導電率の高い組織では，脂肪など導電率の低い組織に対して熱発生の大きさが異なることが多い．また，3T以上の磁場に対しては，生体内波長が人体の横断面と同じか小さくなるため，共鳴現象が起き，磁場分布が著しく不均一になる．このため，熱発生の分布も極めて複雑になる．このような場合には，生体に対してマクスウェル方程式を立て，電場分布を計算しなければな

らない.

また，誘導電場により生体に流れる電流は，図8.18に示すように同心円状に流れる．これを渦電流という．渦電流の電流密度のピーク値J_0は，

$$J_0 = |\sigma^*|E_0 = \frac{1}{2}|\sigma^*|r\omega B_0 \qquad (8.68)$$

ここで，$\sigma^* = \sigma + i\omega\varepsilon$は複素導電率であり，並列回路のアドミッタンス$Y = 1/R + i\omega C$に相当するものである．式（8.68）から渦電流はその半径rに比例することがいえる．誘導電流は内側の磁束の変化を妨げる方向に流れるが，外側に対しては変化を促進する．この結果，印加される磁場は内側で小さく，外側で大きくなる．これは，第2節第2項（c）で述べた表皮効果と同じ現象である．

(3) ハイパーサーミア

ハイパーサーミアとは，42.5°C以上の温度で細胞の生存率が急激に低下することを利用した治療法である．がん細胞は正常細胞よりも血流が悪いため，加温を始めると血流を遮断して熱貯蔵庫として働く．腫瘍血管は加温されても拡張しないので，がん細胞は正常細胞よりも加温され，がん細胞だけが死滅していく．また，ハイパーサーミアは，放射線治療，化学療法，免疫療法などと併用することにより治療増感効果が得られる．

現在のハイパーサーミアでは，RF波を用いた加温法が主流となっている．RF波を用いた加温装置は，外部からエネルギーを照射する外部加温法と，内部におかれたエネルギー源により加温する内部加温法に分類できる．アプリケータを生体内に刺入，挿入して侵襲的に加温を行う内部加温よりも，生体外部におかれたアプリケータによって加温する外部加温のほうが一般的に用いられている．外部加温では，すでに述べたように周波数10 MHz程度の短波領域と周波数500～2500 MHzのマイクロ波領域の両方のRF波が使用される．

短波領域では，電場を直接用いた誘電型加温法とRF磁場による誘導電場を利用した誘導型加温法が適用される．ここで，短波領域では，2.3(1)で述べたように$f \ll f_c$，すなわち，導電性支配であり，誘電型加温という述語は誘電性支配と誤解しやすいので，注意する必要がある．短波はマイクロ波と比較して，高周波電流を生体深部まで通過させることは容易であり，深部までの加温を行えるが，誘電型加温では，脂肪などの低含水率組織が発熱しやすく波長が長いため，広い範囲に加温が行われてしまう．誘電型加温における脂肪層の発熱を抑えるため，オーバーレイボーラスなどを使用している．

マイクロ波を用いた外部加温では照射型加温法が用いられ，導波管型アプリケータがよく使用される．照射型加温は，加温部位の選択性に優れ，患者に対する負担は少なく，脂肪などの低含水率組織と比較して，一般的に腫瘍が含まれる高含水率組織のほうが発熱しやすい．しかし，マイクロ波の高含水率組織による減衰が激しいため，深部加温を行うことは難しい．

ハイパーサーミアの際の電場ベクトルEの体内分布は，付録第3節（263ページ）で述べる電流Jと電荷ρを含むマクスウェル方程式を解くことにより得られる[5]．単位時間と単位体積あたりに発生する熱エネルギーの体内分布は，

第8章 波動

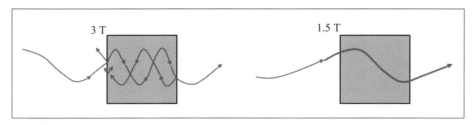

図8.19 被写体表面でのRFの反射による定在波

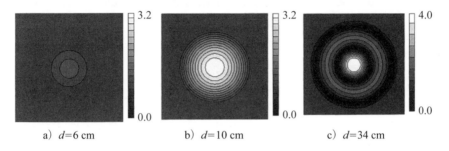

a) $d=6$ cm   b) $d=10$ cm   c) $d=34$ cm

図8.20 静磁場強度7TのMRIにおける人体等価円柱ファントム内のRF磁場密度分布（シミュレーション）
単位は $[\mu T]$. dは円柱の直径（文献4）より，一部改変）

$$W = \frac{1}{T}\int_0^T \sigma|\boldsymbol{E}|^2\,dt \tag{8.69}$$

ここで，Tは積分時間であるが，通常はRF波の一周期分をとればよい．体内では熱伝導および血流により熱が伝播されるので，Wを内部発熱として血流による冷却を考慮した熱伝導方程式により，体内温度分布を求めることができる．マクスウェル方程式と熱伝導方程式は，有限要素法を用いて数値的に解くことが行われている．

2.4 RF波の不均一分布

すでに述べたように静磁場強度が1.5 T（共鳴周波数64 MHz）までのMRIでは，体内波長が人体の直径の2倍程度あるため，波として性質は問題とならない．しかし，静磁場強度が3T以上になると，体内波長は直径以下になり，被写体表面（誘電率が変化する境界）でRFの一部が反射する．体表を通過したRFも被写体から出るところで反射されて一部が体内に戻る．これが被写体の両端で繰り返されると，図8.19に示すように体内のRFは最初の通過波と複数の反射波の和になり，定在波が形成され，RFが強い部分と弱い部分が生まれ，RFの空間分布が不均一になる．

波長に対して被写体径が大きいほど増強されるので，妊婦や大量の腹水患者によくみられる現象である．このような誘電率の差によってRFの空間分布が不均一になる現象を誘電効果（dielectric effect）あるいは定在波効果（standing wave effect）と呼ぶ．図8.20は，静磁場強度が7TのMRIに対して誘電率が一定（$\varepsilon_r=70$）の場合，円柱内のRF磁場強度の分

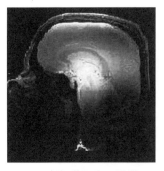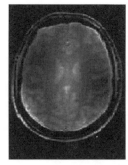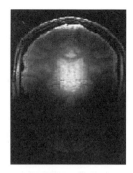

図8.21 静磁場強度7TのMRI装置で撮像した頭部画像
誘電効果のため脳深部が周囲に比べ高信号となっている．(文献4) より)

布を円柱の直径 d を変えて示したものである．図に示すように直径と体内波長（12 cm）が同程度になると中心と周辺で顕著な磁場強度の差が生じ，$d = 34$ cmでは，円柱内に強度の最大の部分（腹）と最小の部分（節）が同心円状に現れる．RF強度が不均一になると励起90°パルスを照射したはずなのに，部位によって90°パルスにならず横磁化の大きさ（信号強度）が影響を受けるなどの問題が生じる．

　RF磁場が生体内で不均一になる第2の原因は，体内の誘導電流（渦電流）である．すでに述べたように渦電流による表皮効果のため，中心ほどRF磁場強度は減少する．導電率が大きい部位ほど渦電流が大きくなるため，それによる磁場強度も大きくなり，部位ごとのRF磁場は不均一になる．また，すでに述べたように，渦電流の大きさは共鳴周波数に比例するため，RF磁場の不均一は高磁場ほど大きくなる．

　RFの不均一性は，妊婦や腹水患者でよくみられるが，同程度の大きさの肥満者にはこの現象はあまりみられない．これは，水や筋肉と比較して脂肪の誘電率と導電率が低いからである．妊婦や腹水患者では，誘電率と導電率が高い水が体内に多いので誘電効果も渦電流も大きく，脂肪では誘電効果も渦電流も小さいためである．

　深部のRF磁場強度は，誘電効果では強められ，渦電流では弱められるため，両者はある程度相殺する．どちらの効果がより強く現れるかは，撮像対象の大きさや誘電率，導電率に依存する．図8.21は静磁場強度7TのMRI装置で撮像した頭部画像を示す．この例では誘電効果のほうが強く現れていることがわかる．

2.5　近赤外線の生体応用

　すでに図8.11で述べたように近赤外線 (near infrared) の波長範囲のうち，およそ 7×10^{-7} m から 1.2×10^{-6} m（エネルギーとしては，およそ1 eVから1.8 eV）は比較的生体を透過しやすく，生物学的光学窓 (biological optical window) と呼ばれ，それを用いた生体計測が行われている．しかし，図8.22に示すように近赤外線は吸収に比べて散乱が非常に多く，X線とは異なり，拡散光による計測となる．本節では，このような近赤外線の生体内伝播の特徴を述べるとともに，近赤外線を用いた生体計測の例として，大脳表面の活動度をマッピングする光トポグラフィーを説明する[6],[7]．

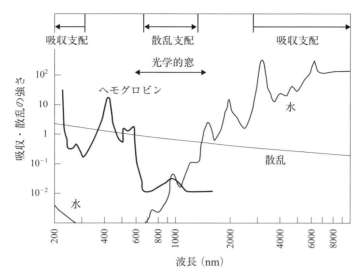

図 8.22 ヘモグロビンと水の吸収スペクトルおよび生体組織の散乱スペクトル
(文献6) より)

2.5.1 生体内光伝播

生体組織のような多重散乱媒体に入射した光は，干渉性や偏光などの波動としての性質を徐々に失うため，単にエネルギーが光により輸送される現象として理解される．以下，このような光伝播の概略について述べる．

散乱体の光学的な特性を示す基本量は，吸収係数（absorption coefficient），散乱係数（scattering coefficient），散乱位相関数（scattering phase function）である．ここで，吸収係数は以下のランベルトーベール（Lambert-Beer）の法則で定義される物性値 μ_a であり，通常は［mm^{-1}］の単位で表される．

$$\frac{dI}{dx} = -\mu_a I \tag{8.70}$$

式（8.70）の右辺は強度 I の光が，dx 進む間に媒体により吸収される量を示す．すなわち，光の吸収は強度 I に比例し，μ_a は比例係数である．

厚さが d の試料に対して，入射光強度を I_0，出射光強度を I_t とすると，散乱がなく式（8.70）が成り立つ場合，

$$I_t = I_0 \exp(-\mu_a d) \tag{8.71}$$

ここで，吸光度（absorbance）A は，入射光と出射光の強度の比の対数で与えられるため，式（8.71）より，

$$A = -\ln\left(\frac{I_t}{I_0}\right) = \mu_a d \tag{8.72}$$

一方，散乱係数は以下の式（8.73）の μ_s であり，同式の右辺は強度 I の光が dx 進む間に媒

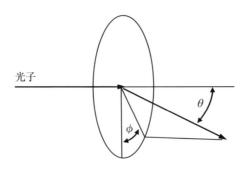

図 8.23 光子の散乱方向を示す角 (θ, ϕ)

体により散乱される量を示す．ただし，dx は十分小さく，散乱は 1 回程度しか起こらないとする．

$$\frac{dI}{dx} = -\mu_s I \tag{8.73}$$

散乱位相関数は，入射した光子が 1 回の散乱により散乱される方向の確率を示し，図 8.23 に示す θ と ϕ の関数 $p(\theta, \phi)$ として表される．ここで，ϕ 方向については一様に散乱されると考えられるので，$p(\theta, \phi) = p(\theta)$ と書くことができる．散乱位相関数を全立体角に関して積分すると定義より 1 になる．すなわち，

$$\int_{4\pi} p(\theta, \phi) d\Omega = \int_0^\pi p(\theta, \phi) 2\pi \sin\theta \, d\theta = 1 \tag{8.74}$$

また，異方散乱パラメータ（anisotropic parameter）g を散乱位相関数の余弦平均により定義する．すなわち，

$$g = \frac{\int_0^\pi p(\theta, \phi) \sin\theta \cos\theta \, d\theta}{\int_0^\pi p(\theta, \phi) \sin\theta \, d\theta} \tag{8.75}$$

ここで，g は散乱の異方性を示すものであり，-1 から $+1$ までの値を取るが，-1 のときは完全な後方散乱，0 で等方散乱，$+1$ で完全な前方散乱である．

　生体組織では一般に g が 1 に近く，強い前方散乱を示す．しかし，散乱を繰り返すたびに異方性を徐々に失い，等方的になる．その結果，散乱を多数回繰り返すことにより，マクロに見ると光はほぼ等方的に伝播するように観察され，光伝播は拡散現象で近似できる．このような場合には，散乱特性は換算散乱係数（reduced scattering coefficient）$\mu_s' = (1-g)\mu_s$ で表される．

　なお，生体の軟部組織の可視光から近赤外光に対する上記の光学的特性値は，おおよそ吸収係数が $0.005 \sim 0.1 \text{ mm}^{-1}$，散乱係数が $10 \sim 100 \text{ mm}^{-1}$，異方散乱パラメータが $0.8 \sim 0.9$ である．

　媒体内の光伝播は，位置 r にある微小平面から s 方向に放出される光エネルギーの単位面

第8章 波動

積，単位時間当たりの量として定義される光強度$I(\boldsymbol{r}, \boldsymbol{s}, t)$により表される．光強度は，光エネルギーの保存を表す輸送方程式を解くことにより求めることができるが，解析的もしくは数値的に解くことは，必ずしも容易ではなく，モンテカルロ法を用いることがよく行われる．

生体組織のように，マクロにはほぼ等方的に伝播すると観察され拡散現象で近似できる場合，輸送方程式ではなく，以下に述べる拡散方程式を用いて光の伝播を記述できる．すなわち，光強度の全立体角に対する積分を積分強度$\phi(\boldsymbol{r}, t) = \int_{4\pi} I(\boldsymbol{r}, \boldsymbol{s}, t) d\Omega$とすると$\phi(\boldsymbol{r}, t)$は，以下の光拡散方程式（optical diffusion equation）により記述できる．

$$\frac{1}{v}\frac{\partial \phi(\boldsymbol{r}, t)}{\partial t} = \nabla \cdot (D(\boldsymbol{r})\nabla \phi(\boldsymbol{r}, t)) - \mu_a \phi(\boldsymbol{r}, t) + Q(\boldsymbol{r}, t) \tag{8.76}$$

ここで，vは媒体中の光速である．また，内部光源の光強度を$q(\boldsymbol{r}, \boldsymbol{s}, t)$として，$Q(\boldsymbol{r}, t) = \int_{4\pi} q(\boldsymbol{r}, \boldsymbol{s}, t) d\Omega$．$D(\boldsymbol{r})$は拡散係数であり，$D(\boldsymbol{r}) = (1/3)/\mu_s'(\boldsymbol{r})$．

境界条件は，媒体表面$\boldsymbol{r} = \boldsymbol{r}_b$での光束の連続性から，

$$\phi(\boldsymbol{r}_b, t) = -2D(\boldsymbol{r}_b)B\frac{\partial \phi(\boldsymbol{r}_b, t)}{\partial n} \tag{8.77}$$

ここで，nは媒体から外へ向かう法線方向，Bは表面での反射率Rにより決まる係数$B = (1+R)/(1-R)$である．

以下に単純な場合の光拡散方程式の解析解を例として示す[8]．
①無限の一様媒体中の原点に強度が1の点光源がある場合，

$$\phi(r) = \frac{1}{4\pi D}\frac{\exp(-\mu_{\text{eff}} r)}{r} \tag{8.78}$$

ここで，rは光源からの距離である．また，μ_{eff}は有効減衰係数と呼ばれ，$\mu_{\text{eff}} = \sqrt{\mu_a/D} = \sqrt{3\mu_a \mu_s'}$で与えられる．式（8.78）のexp関数の引数が$-\mu_{\text{eff}} r$であることに注意すると，生体などのように$\mu_s' \gg \mu_a$の場合は，$\mu_{\text{eff}} \gg \mu_a$であるため，式（8.70）〜（8.72）で示したランベルト-ベールの法則は成り立たないことがわかる．これは，散乱を繰り返す間に，直進するよりもはるかに大きな吸収を受けるためである．このような場合，入射点と出射点の間の平均的な光路長をLとし，さらに散乱による減衰の吸光度Sを加えた拡張ランベルト-ベール則

$$A = \mu_a L + S \tag{8.79}$$

がしばしば用いられる．
②半無限の一様媒体の表面に垂直に強度1の光が入射した場合，

$$\phi(\rho, z) = \frac{1}{4\pi D}\left\{\frac{\exp(-\mu_{\text{eff}} r_1)}{r_1} - \frac{\exp(-\mu_{\text{eff}} r_2)}{r_2}\right\} \tag{8.80}$$

ここで，入射点を原点とし，光の進行方向をzとする座標系を考えると，$\rho = (x^2 + y^2)^{1/2}$であり，$r_1 = [(z - z_0)^2 + \rho^2]^{1/2}$，$r_2 = [(z - z_0 + 2z_b)^2 + \rho^2]^{1/2}$．また，$z_0 = 1/\mu_s'$，$z_b = 2BD$．図8.24は

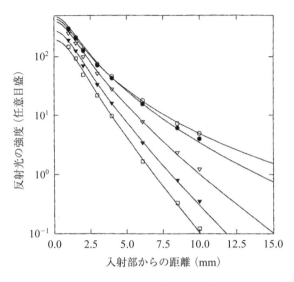

図8.24 ファントム実験により得られた反射光の強度と理論式の計算結果との比較 $\mu_s' = 1.2 \text{ mm}^{-1}$, μ_a は 0.001 mm^{-1}（一番上のグラフ）から 0.025 mm^{-1}（一番下のグラフ）の間で変化させた．（文献8）より）

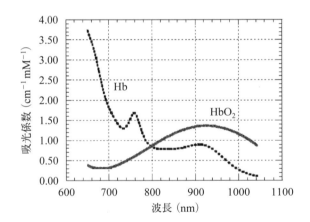

図8.25 酸素化ヘモグロビン（HbO_2）と脱酸素化ヘモグロビン（Hb）の生物学的光学窓におけるモル吸光係数スペクトル（文献6）より

可視光（波長400 nm）に対する生体模擬ファントムによる実験結果と式（8.80）の計算結果を比較したものであり，両者はよく一致している．図に示すように入射点から離れた点で光が観測されるのは，散乱が繰り返された結果，光が等方的に拡散し，表面に再び戻ってくることを意味している．

2.5.2 光トポグラフィー

すでに述べたように近赤外線は比較的に生体を透過しやすく，生物学的光学窓と呼ばれ，それを用いた生体計測が行われている．その対象は，血液中の酸素担体であるヘモグロビンである．その理由は図8.25に示すように酸素化状態と脱酸素化では吸収スペクトルが異なり，2波長で測定を行えばヘモグロビンの酸素化状態を計測することができるからである．

第8章 波動

近赤外線を用いたヘモグロビンの酸素状態の計測は主に脳を対象に行われる．脳活動が賦活化されると，賦活化された部位への動脈血の流入が増大する．動脈血中のヘモグロビンは大部分，酸素化されているので，賦活化された部位の酸素化ヘモグロビン (oxy-hemoglobin) 濃度は増大する．したがって，脳活動の2つの状態（安静と賦活）に対して酸素化ヘモグロビン濃度を計測し，その差分をとれば，脳の活動状態がわかる．光トポグラフィーは，このような方法により大脳表面の脳活動状態をマッピングしたものである．

酸素化ヘモグロビンの濃度を C_{HbO_2}，モル吸光係数 (molar absorption coefficient) を ε_{HbO_2}

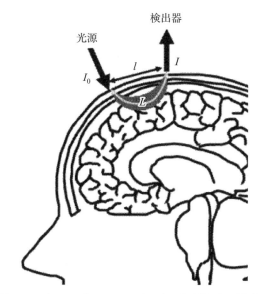

図8.26 光マッピングにおける光の伝播経路の模式図

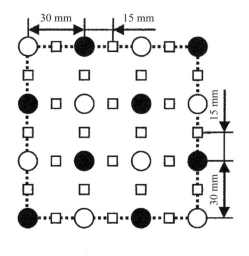

図8.27 光トポグラフィーの光源ー検出器の配置例
（文献6）より）

(λ) とし，脱酸素化ヘモグロビン（deoxy-hemoglobin）の濃度とモル吸光係数をそれぞれ C_{Hb}, $\varepsilon_{Hb}(\lambda)$ とすると，ヘモグロビンの吸収係数 $\mu_a(\lambda)$ は，

$$\mu_a(\lambda) = \varepsilon_{HbO_2}(\lambda)C_{HbO_2} + \varepsilon_{Hb}(\lambda)C_{Hb} \tag{8.81}$$

となる．

一方，式（8.52）の拡張ランベルト則で光路長 L と散乱による減衰 S が変化しない仮定して，それを2波長 λ_1, λ_2，および状態1, 2に適用すると，

$$A_1(\lambda_1) = \mu_{a1}(\lambda_1)L + S, \qquad A_1(\lambda_2) = \mu_{a1}(\lambda_2)L + S \tag{8.82}$$

$$A_2(\lambda_1) = \mu_{a2}(\lambda_1)L + S, \qquad A_2(\lambda_2) = \mu_{a2}(\lambda_2)L + S \tag{8.83}$$

2状態間の吸光度と吸収係数の差分は式（8.81），（8.82），（8.83）を用いると

$$\Delta A(\lambda_i) = A_2(\lambda_i) - A_1(\lambda_i) = \Delta\mu_a(\lambda_i)L = (\varepsilon_{HbO_2}(\lambda_i)\Delta C_{HbO_2} + \varepsilon_{Hb}(\lambda_i)\Delta C_{Hb})L \tag{8.84}$$

ここで，$i = 1, 2$ であり，$\Delta\mu_a(\lambda_i)$, ΔC_{HbO_2}, ΔC_{Hb} は，それぞれ吸収係数，酸素化ヘモグロビン濃度，脱酸素化ヘモグロビン濃度の2状態間の差分である．

式（8.81）より ΔC_{HbO_2}, ΔC_{Hb} は次のように与えられる．

$$\Delta C_{HbO_2} \cdot L = \frac{\Delta A(\lambda_1)\varepsilon_{Hb}(\lambda_2) - \Delta A(\lambda_2)\varepsilon_{HbO_2}(\lambda_1)}{\varepsilon_{HbO_2}(\lambda_1)\varepsilon_{Hb}(\lambda_2) - \varepsilon_{HbO_2}(\lambda_2)\varepsilon_{Hb}(\lambda_1)} \tag{8.85}$$

$$\Delta C_{Hb} \cdot L = \frac{\Delta A(\lambda_1)\varepsilon_{HbO_2}(\lambda_2) - \Delta A(\lambda_2)\varepsilon_{Hb}(\lambda_1)}{\varepsilon_{HbO_2}(\lambda_1)\varepsilon_{Hb}(\lambda_2) - \varepsilon_{HbO_2}(\lambda_2)\varepsilon_{Hb}(\lambda_1)} \tag{8.86}$$

$\varepsilon_{HbO_2}(\lambda)$ と $\varepsilon_{Hb}(\lambda)$ は図8.25のように既知であるので，ΔA を2波長 λ_1 と λ_2 に対して測定すれば式（8.85），（8.86）から酸素化および脱酸素化ヘモグロビンの濃度の変化が求まる．ここで，光路長 L は未知のままであるが，安静と賦活の2状態間では変化しないと考えてよいので，濃度変化の相対値を求めることができる．

この原理を利用すれば，図8.26に示すように頭部に近赤外光源と検出器をおよそ 3 cm 離して取り付けることにより，2点間を結ぶバナナ状の光路における酸素化および脱酸素化ヘモグロビンの濃度を計測できる．このとき，それぞれのヘモグロビン濃度の変化は，大脳皮質の血流量，すなわち，その部位の活動度の変化と考えられている．光トポグラフィーは，このような方法により，脳表面の活動度の変化をマッピングするものであり，図8.27に示すように近赤外光源（○）と検出器（●）を互い違いに格子状に配置している．図は，それぞれ8個ずつ用いた場合である．光源と検出器の中間にデータ点（□）が割り付けられ，この場合は24点となる．それぞれの点に割り付けられたヘモグロビン濃度の変化をスプライン補間により画像化したものが，光トポグラフィー画像である．

MRIにおいても酸素化ヘモグロビン濃度の変化を磁化率の変化としてとらえる functional MRI（fMRI）というイメージング手法があり，大脳表面はもちろん，光トポグラフィーではとらえられない深部の活動も含めてより高解像で画像化できる．しかし，光トポグラフィー

はfMRIより，はるかに簡便な方法であるため，脳機能の解明などに対して，fMRIと相補的に使用されている．

　近赤外線の生体応用としては，2波長の近赤外線や赤色光を用いて，指など光が透過しやすい組織の動脈の拍動による吸光度の変化を測定し，半経験式により動脈血の酸素飽和度を求めるパルスオキシメータがある．また，近赤外線による拡散光CTも研究されているが，これらについては文献6) を参照されたい．

（磯辺智範，榮武二，遠藤真広）

第8章の文献

参考文献
- 寺沢徳雄：振動と波動．1984，岩波書店，東京
- 江馬一弘：光物理学の基礎．2010，朝倉書店，東京

第1節
引用文献
1) 蜂谷弘之：第4章超音波．松本政雄編：放射線診断物理学．2017，国際文献社，東京
2) 伊東正安，他：医用音響工学．2014，東京電機大学出版局，東京

第2節
引用文献
1) 金井寛：医用電子と生体工学 **24**: 220, 1986
2) 菊池眞，他：日本ハイパーサーミア誌 **5**: 110, 1989
3) 菊池眞：日本ハイパーサーミア誌 **6**: 125, 1990
4) 日本磁気共鳴医学会安全性評価委員会：MRI安全性の考え方第2版．2014，秀潤社，東京
5) Tange Y, et al.: Thermal Med. **24**: 73, 2008
6) 山田幸生：6.4拡散光イメージング．日本医用画像工学会編：医用画像工学ハンドブック．2012，日本医用画像工学会，東京
7) 山田幸生：光学 **36**: 676, 2007
8) Farrell TJ, et al.: Med. Phys. **19**: 879, 1992

付録
基礎物理学の法則

ここでは，本文（第1-8章）で用いた基礎物理学の法則について説明する．しかし，紙数に限りがあるため，十分な説明とはいえない．より詳しくは，基礎物理学の教科書を参照されたい[1)-7)]．

 異なる慣性系における不変物理量

第6章第4節で用いた原子核反応の不変量について示す．

ローレンツ（H. A. Lorentz）は，マクスウェル（Maxwell）方程式が不変となる線形変換（ローレンツ変換（Lorentz transformation））を示し，アインシュタイン（Einstein）は，ローレンツ変換で作られるどの慣性系（inertial system）でも同じ形となる物理法則の構築を目指し，特殊相対性理論（special theory of relativity）として提唱した．この理論において，すべての慣性系において光速度は不変であり，質量はエネルギーと等価となる．

ローレンツ変換の式は，虚数時間（imaginary time）という概念を導入して変形すると通常の空間回転の式と同じ形になり，4次元空間の距離をLとすると，

$$-L^2 = -((it))^2 + |\boldsymbol{r}|^2) = t^2 - |\boldsymbol{r}|^2 \tag{9.1}$$

は不変に保たれる．ここで，tは時間，$\boldsymbol{r}$は位置座標である．これと同様にエネルギーと運動量の4次元空間（4元運動量）がローレンツ変換を受けることを考慮すると，4元運動量の大きさの2乗sも4次元運動量空間で座標変換に対して不変に保たれることがいえる．

$$s = T^2 - (pc)^2 \tag{9.2}$$

ここで，Tは全エネルギー，pは運動量の大きさ，cは真空中の光速である．

 真空中の電磁波（x方向のみの場合）

マクスウェルの方程式と電磁波の式については，第6章および第8章で用いられている．本節では，真空中のマクスウェル方程式を解き，電磁波の式を得る．また，次節では，ベクトルポテンシャルとスカラーポテンシャルを導入し，より一般的な形でマクスウェルの式を解き，第6章2.2で用いたベクトルポテンシャルの規格化定数A_0を求める．

電荷と電流が無い場合の，真空中のマクスウェル方程式は，電場$\boldsymbol{E}$と磁場$\boldsymbol{H}$に対して，

$$\nabla \cdot \boldsymbol{E} = 0 \tag{9.3}$$

$$\nabla \cdot \boldsymbol{H} = 0 \tag{9.4}$$

$$\nabla \times \boldsymbol{H} = \varepsilon_0 \frac{\partial \boldsymbol{E}}{\partial t} \tag{9.5}$$

$$\nabla \times \boldsymbol{E} = -\mu_0 \frac{\partial \boldsymbol{E}}{\partial t} \tag{9.6}$$

(式(9.3)～式(9.6)の表記法については，第7節を参照していただきたい)．

ここで，ε_0, μ_0 はそれぞれ，真空の誘電率 (permittivity) と透磁率 (permeability) である．

電磁波の進行方向をx方向とすると，電場，磁場ともxとtのみの関数となる．したがって，

$$\frac{\partial E_x}{\partial x} = 0 \tag{9.7}$$

$$\frac{\partial H_x}{\partial x} = 0 \tag{9.8}$$

$$0 = \varepsilon_0 \frac{\partial E_x}{\partial t}, \quad -\frac{\partial H_z}{\partial x} = \varepsilon_0 \frac{\partial E_y}{\partial t}, \quad \frac{\partial H_y}{\partial x} = \varepsilon_0 \frac{\partial E_z}{\partial t} \tag{9.9}$$

$$0 = -\mu_0 \frac{\partial H_x}{\partial t}, \quad -\frac{\partial E_z}{\partial x} = -\mu_0 \frac{\partial H_y}{\partial t}, \quad \frac{\partial E_y}{\partial x} = -\mu_0 \frac{\partial H_z}{\partial t} \tag{9.10}$$

これらから，E_xとH_xが一定であることがわかる．初期条件としてこの一定値を0とする．これにより，電場，磁場ともx軸に垂直となる．ここで電場の方向をy軸とすると$E_z=0$となり，

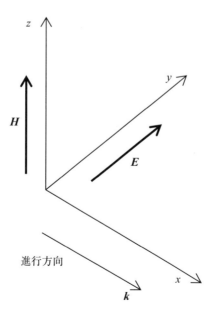

図9.1 電磁波の進行方向と電場と磁場の向き．

$$\frac{\partial H_y}{\partial x} = 0, \quad 0 = -\mu_0 \frac{\partial H_y}{\partial t} \tag{9.11}$$

となる．H_y も一定であることがわかり，これも 0 とする．結局，電場 $\boldsymbol{E} = (0, E_y, 0)$，磁場 $\boldsymbol{H} = (0, 0, H_z)$ となる．残ったのは式(9.9) の2番目と，式(9.10) の3番目の式であり，それぞれを x で偏微分すると，

$$\frac{\partial^2 H_z}{\partial x^2} = \varepsilon_0 \mu_0 \frac{\partial^2 H_z}{\partial t^2} \tag{9.12}$$

$$\frac{\partial^2 E_y}{\partial x^2} = \varepsilon_0 \mu_0 \frac{\partial^2 E_y}{\partial t^2} \tag{9.13}$$

となる．ここで $E_y = X_E(x) T_E(t)$，$H_z = X_H(x) T_H(t)$ として変数分離を試みる．式(9.13) についてのみ記す．

$$\frac{1}{X_E} \frac{\partial^2 X_E}{\partial x^2} = \varepsilon_0 \mu_0 \frac{1}{T_E} \frac{\partial^2 T_E}{\partial t^2} \tag{9.14}$$

変数の独立性から，この式が常に成立するには，両辺が定数でなければならない．この定数を $-k^2$ とおくと，

$$\frac{\partial^2 X_E}{\partial x^2} = -k^2 X_E \tag{9.15}$$

$$\frac{\partial^2 T_E}{\partial t^2} = -\omega^2 T_E, \quad \omega^2 = \frac{k^2}{\varepsilon_0 \mu_0} \tag{9.16}$$

複素関数を使った解は，それぞれ，

$$X_E = X_{E0} \exp(ikx), \quad T_E = T_{E0} \exp(-i\omega t) \tag{9.17}$$

となる．ここで時間軸は，波が x 軸のプラス方向に伝搬するようにとっている．
電場は，定数項を入れて，

$$E_y = E_{y0} \exp(i(kx - \omega t + \delta)) \tag{9.18}$$

となる．ここで，ω は角周波数であり k は波数である．また，電磁波の速度 c は，

$$c = \frac{\omega}{k} = \frac{1}{\sqrt{\varepsilon_0 \mu_0}} \tag{9.19}$$

光は電磁波の一種であるから，c は真空中の光速となる．同様に誘電率 ε，透磁率 μ の絶縁体中では，電磁波の速度 v は，

$$v = \frac{1}{\sqrt{\varepsilon \mu}} \tag{9.20}$$

第 3 節　スカラーポテンシャルとベクトルポテンシャル

3.1 ベクトルポテンシャルを用いた電磁波の式の導出

電荷（ρ）と電流（J）が存在する場合，磁束密度（magnetic flux density）$B = \mu H$で表した真空中のマクスウェル方程式は以下のようになる．

$$\nabla \cdot E = \frac{\rho}{\varepsilon_0} \tag{9.21}$$

$$\nabla \cdot B = 0 \tag{9.22}$$

$$c^2 \nabla \times B = \frac{J}{\varepsilon_0} + \frac{\partial E}{\partial t} \tag{9.23}$$

$$\nabla \times E = -\frac{\partial B}{\partial t} \tag{9.24}$$

（式(9.21)～式(9.24)の表記法の定義については，第7節を参照していただきたい）
ここで，ε_0は真空の誘電率，cは真空中の光速である．

上記を解くため，次に示すスカラーポテンシャル（scalar potential）ϕ，およびベクトルポテンシャル（vector potential）Aを導入する．

$$E = -\nabla \phi - \frac{\partial A}{\partial t} \tag{9.25}$$

$$B = \nabla \times A \tag{9.26}$$

ここで，式(9.25)と式(9.26)は，7.3に示す式(9.82)と式(9.83)から式(9.22)と式(9.24)と同等であることがわかる．したがって，これらのポテンシャルと独立の式は，式(9.21)と式(9.23)となる．スカラーポテンシャルϕ，およびベクトルポテンシャルAには，ゲージ不変性（gauge invariance）という任意性があり，

$$\nabla \cdot A + \frac{1}{c^2} \frac{\partial \phi}{\partial t} = 0 \tag{9.27}$$

としても式(9.25)と（9.26）は成り立つ．式(9.25)と式(9.26)を式(9.21)と式(9.23)に代入して，式(9.27)および式(9.84)を用いるとϕおよびAに対して，次の式が得られる．

$$\nabla^2 \phi - \frac{1}{c^2} \frac{\partial^2 \phi}{\partial t^2} = -\frac{\rho}{\varepsilon_0} \tag{9.28}$$

$$\nabla^2 A - \frac{1}{c^2}\frac{\partial^2 A}{\partial t^2} = -\frac{J}{c^2 \varepsilon_0} \tag{9.29}$$

これらの関係より，電荷および電流がない場合には，ベクトルポテンシャルAは次の波動方程式を満たす．

$$\nabla^2 A = \frac{1}{c^2}\frac{\partial A}{\partial t} \tag{9.30}$$

式(9.30) の一般解は，

$$A = A_0 e^{i(\boldsymbol{k}\cdot\boldsymbol{r}-\omega t)} \tag{9.31}$$

ここで，A_0は複素振幅，$\boldsymbol{k}$は波数ベクトル，$\boldsymbol{r}$は位置ベクトル，$\omega = kc$は角周波数である．第2節と同様に電磁波の進行方向をx方向，ベクトルポテンシャルの方向をy方向としても一般性は失われない．したがって，

$$A_y = A_{y0}\exp(i(kx-\omega t)) \tag{9.32}$$

また，$A_x = A_z = 0$である．

$\nabla\phi = 0$であるので，式(9.25) より

$$E_y = -\frac{\partial A_y}{\partial t} = A_{y0}(i\omega)\exp(i(kx-\omega t)) = E_{y0}\exp(i(kx-\omega t)) \tag{9.33}$$

ここで，$E_{y0} = i\omega A_{y0}$．また，$E_x = E_z = 0$である．次に式(9.26) より，

$$B_z = \frac{\partial A_y}{\partial x} = A_{y0}(ik)\exp(i(kx-\omega t)) = B_{z0}\exp(i(kx-\omega t)) \tag{9.34}$$

ここで，$B_{z0} = ikA_{y0}$．また，$B_x = B_y = 0$である．

以上より，電荷と電流のない場合の電磁波の式がベクトルポテンシャルを用いても得られた．最後に，電場の大きさをE，磁場の大きさをHとすると，上記の結果から，

$$E = |A_{y0}|\omega = \frac{|B_{z0}|}{k}\omega = \sqrt{\frac{\mu_0}{\varepsilon_0}}H \tag{9.35}$$

3.2 ベクトルポテンシャルの規格化定数A_0の導出

前項3.1で導いた関係を用いて，第6章2.2で用いたベクトルポテンシャルの規格化定数A_0を導出する．

電磁気学より，真空中の電磁場のエネルギー密度は真空の誘電率ε_0，透磁率μ_0のとき，以下のように与えられる．

$$\begin{aligned}\mathcal{E}_{\text{rad}} &= \frac{1}{2}\int_V [\varepsilon_0 \overline{E}^2 + \mu_0 \overline{H}^2]dV \\ &= \int_V \varepsilon_0 \overline{E}^2 dV \end{aligned} \tag{9.36}$$

ここで，$\overline{E}^2$ は時間平均を表す．

電磁場のベクトルポテンシャルの大きさ $A(\boldsymbol{r}, t)$ は，量子論では，

$$A(\boldsymbol{r}, t) = A_0[a_k e^{i(\boldsymbol{k}\cdot\boldsymbol{r}-\omega t)} + a_k^* e^{-i(\boldsymbol{k}\cdot\boldsymbol{r}-\omega t)}] \tag{9.37}$$

ここで，A_0 は規格化定数，a_k は複素振幅，$\boldsymbol{k}$ は波数ベクトル，$\boldsymbol{r}$ は位置ベクトルである．また，＊は複素共役を示す．(9.32) と異なり，2つの指数関数の和となっているのは，古典的な電磁気学と異なり，量子論では電磁波が光子として生成・消滅する効果を取り入れたものである．真空中の電場の大きさ E はベクトルポテンシャルの大きさ A を用いて以下のように表される．

$$E(\boldsymbol{r},t) = -\frac{\partial A}{\partial t} = A_0\left[(i\omega)a_k e^{i(\boldsymbol{k}\cdot\boldsymbol{r}-\omega t)} - (i\omega)a_k^* e^{-i(\boldsymbol{k}\cdot\boldsymbol{r}-\omega t)}\right] \tag{9.38}$$

これより，複素振幅を $a_k = a_0 e^{i\delta}$ とおくと，

$$E(\boldsymbol{r}, t) = A_0(i\omega)a_0(2\sin(\boldsymbol{k}\cdot\boldsymbol{r}-\omega t+\delta)) \tag{9.39}$$

したがって，

$$\begin{aligned}E^2 = |E(\boldsymbol{r}, t)|^2 &= (A_0 \omega a_0)^2(2\sin(\boldsymbol{k}\cdot\boldsymbol{r}-\omega t+\delta))^2 \\ &= 4\omega^2 A_0^2 a_0^2 \sin^2(\boldsymbol{k}\cdot\boldsymbol{r}-\omega t+\delta)\end{aligned} \tag{9.40}$$

一周期について電場強度 E^2 の時間平均 $\overline{E^2}$ をとると，$\overline{\sin^2(\boldsymbol{k}\cdot\boldsymbol{r}-\omega t+\delta)} = 1/2$ に注意して，

$$\overline{E^2} = \frac{1}{2}(4\omega^2 A_0^2 a_0^2) = 2\omega^2 A_0^2 a_0^2 \tag{9.41}$$

電磁場の全エネルギー $\mathcal{E}_{\text{rad}}$ は，角周波数 ω の調和振動子のエネルギー（$\hbar\omega$）と強度（a_0^2）の積となるので，以下の式が成り立つ．

$$\mathcal{E}_{\text{rad}} = \int_V \varepsilon_0 \overline{E}^2 dV = 2\varepsilon_0 \omega^2 A_0^2 a_0^2 V = \hbar\omega a_0^2 \tag{9.42}$$

この式から，規格化定数 A_0 は以下のように求められる．

$$A_0 = \sqrt{\frac{\hbar}{2\varepsilon_0 \omega V}} \tag{9.43}$$

第 4 節　演算子とシュレディンガー方程式

　量子力学については，第1章，第2章，第6章で用いられている．以下の節では，その理解を助けるため，量子力学の重要な概念を簡単に説明する．本節では，演算子とシュレディンガー方程式，第5節では軌道角運動量，第6節では量子力学の行列表示について示す．

4.1　観測量と固有値の関係

　量子力学では，粒子の状態あるいは存在確率を波動関数により記述する．さらに測定可能な物理量は演算子（operator）に対応させる．物理量に対応する演算子 H に対して，

$$H\phi = E\phi \tag{9.44}$$

の関係式を満たす波動関数 ϕ および E が存在すれば，E のことを H の固有値（eigenvalue），ϕ のことを固有関数（eigenfunction）といい，この方程式を固有値方程式という．固有値は物理量を測定したときに得られる観測量（observable）を表す．

4.2　シュレディンガー方程式

　エネルギーに対応する演算子 H：ハミルトニアン（Hamiltonian）は，時間 t により次の式で表わされる．

$$H = ih\frac{\partial}{\partial t} \tag{9.45}$$

時間を含む波動関数を $\phi = T(t)\psi(\mathbf{r})$ とすると，

$$H\phi = ih\frac{\partial}{\partial t}\phi \tag{9.46}$$

変数分離により次の2つの方程式が得られる．

$$ih\frac{dT}{dt} = ET \tag{9.47}$$

$$H\psi = E\psi \tag{9.48}$$

保存量であるエネルギーは，時間を含まない演算子として古典力学と対応させると，

$$H = -\frac{h^2}{2m}\nabla^2 + V \tag{9.49}$$

となる．ここで，Vはポテンシャルエネルギーに対応する．式(9.48)をシュレディンガー方程式（Schrödinger equation）という．なお，演算子∇^2の定義については，第7節を参照していただきたい．

4.3 自由粒子の波としての取扱い

自由粒子に対する一次元のシュレディンガー方程式は，ポテンシャルをゼロとして，

$$-\frac{h^2}{2m}\frac{d^2\psi}{dx^2} = E\psi \tag{9.50}$$

となる．簡単化のため，次の式で変数の置き換えをする．

$$k = \frac{\sqrt{2mE}}{h} \tag{9.51}$$

シュレディンガー方程式は，

$$\frac{d^2\psi}{dx^2} = -k^2\psi \tag{9.52}$$

となり，次の一般解（振幅は1としている）を得る．

$$\psi = \exp(\pm ikx) \tag{9.53}$$

式(9.51)より，$p = \hbar k$となり，式(9.53)は，波数kの正弦波の複素数表示である．

第5節 軌道角運動量の固有値

第1章では原子核の中の核子の角運動量，第2章では軌道電子の角運動量が説明されている．この場合の核子や軌道電子に働く力は，原点からの距離rにのみ依存する中心力である．このような場でシュレディンガー方程式を解くと，角運動量に対して共通の性質が得られる．ここでは，このような観点から軌道角運動量の2乗の固有値，軌道角運動量のz成分の固有値について導出法をまとめる．

5.1 シュレディンガー方程式の変数分離

極座標表示のシュレディンガー方程式は，以下に与えられる．

$$\left\{\frac{1}{r^2}\frac{\partial}{\partial r}\left(r^2\frac{\partial}{\partial r}\right)+\frac{1}{r^2\sin\theta}\frac{\partial}{\partial\theta}\left(\sin\theta\frac{\partial}{\partial\theta}\right)+\frac{1}{r^2\sin^2\theta}\frac{\partial^2}{\partial\varphi^2}\right\}\psi(r,\theta,\varphi)$$
$$+\frac{2m_0}{\hbar^2}\{E-V(r)\}\psi(r,\theta,\varphi)=0 \tag{9.54}$$

ここで，$V(r)$は中心力を表すポテンシャルエネルギー，m_0は核子または軌道電子の質量である．また，原子核内の核子に対しては，調和振動子ポテンシャルなど，軌道電子に対してはクーロンポテンシャルが用いられる．

rと角度変数の変数分離を試みる．

$$\psi(r,\theta,\varphi)=R(r)\cdot Y(\theta,\varphi) \tag{9.55}$$

導出を省略するが，Yに関する式は，以下に与えられる．

$$\left\{\frac{1}{\sin\theta}\frac{\partial}{\partial\theta}\left(\sin\theta\frac{\partial}{\partial\theta}\right)+\frac{1}{\sin^2\theta}\frac{\partial^2}{\partial\varphi^2}\right\}Y=-l(l+1)Y \quad (l=0,1,2,\cdots) \tag{9.56}$$

右辺の係数は，さらに変数分離を行って導出される結論であるが，ここでは省略する．

5.2 軌道角運動量

軌道角運動量（orbital angular momentum）の各成分は，極座標表示で次の演算子に対応する．

$$\begin{aligned}L_x&=i\hbar\left(\sin\varphi\frac{\partial}{\partial\theta}+\cot\theta\cos\varphi\frac{\partial}{\partial\varphi}\right)\\L_y&=-i\hbar\left(\cos\varphi\frac{\partial}{\partial\varphi}-\cot\theta\sin\varphi\frac{\partial}{\partial\varphi}\right)\\L_z&=-i\hbar\frac{\partial}{\partial\varphi}\end{aligned} \tag{9.57}$$

したがって，角運動量の2乗 $\boldsymbol{L}^2=L_x^2+L_y^2+L_z^2$ は，

$$\boldsymbol{L}^2=-\hbar^2\left\{\frac{1}{\sin\theta}\frac{\partial}{\partial\theta}\left(\sin\theta\frac{\partial}{\partial\theta}\right)+\frac{1}{\sin^2\theta}\frac{\partial^2}{\partial\varphi^2}\right\} \tag{9.58}$$

この式の { } 内は，式(9.56) の左辺の { } 内に等しい．このことから次式が成り立つ．

$$\boldsymbol{L}^2 Y=l(l+1)\hbar^2 Y \tag{9.59}$$

この式より，固有関数 Y により，$\boldsymbol{L}^2$ の固有値が得られることがわかり，その値は $l(l+1)\hbar^2$ である．角運動量の絶対値の固有値は，

$$|\boldsymbol{L}|=\sqrt{l(l+1)}\cdot\hbar \tag{9.60}$$

となる．l を方位量子数（azimuthal quantum number）と呼ぶ．

5.3 角運動量の z 成分

上記と同様のシュレディンガー方程式の変数分離により角度 φ の関数 $\Phi(\varphi)$ が，角運動量の z 成分に対応する演算子 L_z の固有関数であることがわかる．

$$L_z \Phi = m\hbar \Phi$$
$$|m| \leq l \tag{9.61}$$

これにより，L_z の固有値が $m\hbar$ であることが示される．m を磁気量子数（magnetic quantum number）と呼ぶ．

第6節　量子力学の行列表示

シュレディンガーの表記法に対して，ハイゼンベルグ（Heisenberg）が考え出した表記法では，量子力学的な状態を，「状態ベクトル（state vector）」とし，物理量に対応する演算子は行列表記される．2つの表記法の間は，数学的に変換可能であり矛盾はない．ディラック（Dirac）はさらに，波動関数をベクトル表示する場合に"美しい定式化"を可能とするためブラケット記法（bra-ket notation）を導入した．ここでは数学的な定義や証明を省き，関連する表記法のみ示す．

6.1 Dirac のブラケット

たとえば1次元空間に存在する粒子の存在確率を波動関数から求める場合の式は，積分表示で，

$$\int_{-\infty}^{\infty} \psi^*(x)\psi(x)dx = 1 \tag{9.62}$$

となる．ここで波動関数 ψ を，完全直交系を成している規格化された関数群を使って展開する．

$$\psi(x) = a_0 \phi_0(x) + a_1 \phi_1(x) + \cdots \tag{9.63}$$

それぞれの係数の複素共役をとった関数 ψ^* は，

$$\psi^*(x) = a_0^* \phi_0(x) + a_1^* \phi_1(x) + \cdots \tag{9.64}$$

となり，積分を実行すると，直交する関数の積は消え，

$$\int \psi^*(x)\psi(x)dx = a_0^* a_0 + a_1^* a_1 + \cdots \qquad (9.65)$$

となる．

この結果をシンプルに定式化するため，まず，縦一列のベクトル表記したものをケットベクトル（ket vector）と呼び，$|\psi>$という記号で表す．

$$|\psi> = \begin{pmatrix} a_0 \\ a_1 \\ a_2 \\ \vdots \\ a_n \\ \vdots \end{pmatrix} \qquad (9.66)$$

要素をすべて複素共役に置き換えた，横ベクトルをブラベクトル（bra vector）と呼び，$<\psi|$で表す．

$$<\psi| = (a_0^* \ a_1^* \ a_2^* \ \cdots \ a_n^* \ \cdots) \qquad (9.67)$$

これより，式(9.65)は，

$$\int \psi^*(x)\psi(x)dx \ \rightarrow \ <\psi|\psi> \qquad (9.68)$$

と定式化される．それぞれのベクトルは複素共役を取った転置行列であり，この変換を記号†で表すと，

$$|\psi>^{\dagger} = <\psi| \qquad (9.69)$$

となり，この関係を「随伴」あるいは「エルミート共役」と呼ぶ．2つの複素関数$f(x)$と$g(x)$の内積の表記は次で与えられ，ブラケットで簡潔に表記できる．

$$\int f^*(x)g(x)dx \ \rightarrow \ <f|g> \qquad (9.70)$$

6.2 期待値

行列表示の演算子A_Hが物理量であり，波動関数がψで表記される場合，期待値$\overline{A_H}$（測定される物理量，実数）は次式で得られる．

$$\overline{A_H} = <\psi|A_H|\psi> \qquad (9.71)$$

6.3 固有値と固有ベクトル

物理量A_Hに対して，次の方程式が満たされるとき，

$$A_H|\psi> = \varepsilon|\psi> \qquad (9.72)$$

$|\psi\rangle$ を固有ケットベクトル，ε を固有値（一般には複数個）という．また，式(9.72)を固有値方程式といい，A_H がエネルギーを表すとき，時間に依存しないシュレディンガー方程式と等価である．式(9.72)が成り立つとき，期待値は固有値そのものになる．

$$\overline{A_H} = \varepsilon \tag{9.73}$$

第 7 節　ベクトル解析

マクスウェル方程式やシュレディンガー方程式は，ベクトル解析の記号法を用いる．ここで，ベクトル解析（vector analysis）とはベクトルに関する解析学（微分および積分を扱う数学の分野）をいう．ここでは，ベクトル解析になじみの薄い読者のため，本書を理解する上で必要かつ最小限の事項をまとめる．

7.1 ベクトルの内積と外積

3次元空間のベクトル $\boldsymbol{A}$，$\boldsymbol{B}$ を $\boldsymbol{A} = (A_x, A_y, A_z)$，$\boldsymbol{B} = (B_x, B_y, B_z)$ と書くと

$$\boldsymbol{A} \cdot \boldsymbol{B} = A_x B_x + A_y B_y + A_z B_z = AB\cos\theta \tag{9.74}$$

で与えられる $\boldsymbol{A} \cdot \boldsymbol{B}$ をベクトル $\boldsymbol{A}$，$\boldsymbol{B}$ の内積（inner product）またはスカラー積（scalar product）という．ここで，A，B はベクトル $\boldsymbol{A}$，$\boldsymbol{B}$ の大きさ，θ は2つのベクトルの作る角である．また，

$$\boldsymbol{A} \times \boldsymbol{B} = (A_y B_z - A_z B_y, A_z B_x - A_x B_z, A_x B_y - A_y B_x) \tag{9.75}$$

で与えられる $\boldsymbol{A} \times \boldsymbol{B}$ をベクトル $\boldsymbol{A}$，$\boldsymbol{B}$ の外積（outer product）またはベクトル積（vector

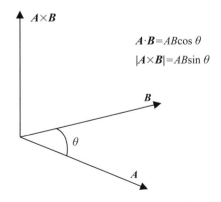

図9.2　ベクトルの内積（スカラー積）と外積（ベクトル積）．

product）という．ここで，$\boldsymbol{A} \times \boldsymbol{B}$の方向は図9.2に示すようにベクトル$\boldsymbol{A}$，$\boldsymbol{B}$の作る面に垂直であり，その大きさは，

$$|\boldsymbol{A} \times \boldsymbol{B}| = AB\sin\theta \tag{9.76}$$

7.2 微分演算子

微分演算子（differential operator）∇（ナブラ（nabla））を式（9.77）のように定義する．

$$\nabla = \left(\frac{\partial}{\partial x}, \frac{\partial}{\partial y}, \frac{\partial}{\partial z} \right) \tag{9.77}$$

これを用いて，以下のような微分演算を定義する．

勾配（gradient） $\quad \nabla \phi = \mathrm{grad}\phi = \left(\dfrac{\partial \phi}{\partial x}, \dfrac{\partial \phi}{\partial y}, \dfrac{\partial \phi}{\partial z} \right) \tag{9.78}$

発散（divergence） $\quad \nabla \boldsymbol{A} = \nabla \cdot \boldsymbol{A} = \mathrm{div}\boldsymbol{A} = \dfrac{\partial A_x}{\partial x} + \dfrac{\partial A_y}{\partial y} + \dfrac{\partial A_z}{\partial z} \tag{9.79}$

回転（rotation） $\quad \nabla \times \boldsymbol{A} = \mathrm{rot}\boldsymbol{A} = \left(\dfrac{\partial A_z}{\partial y} - \dfrac{\partial A_y}{\partial z}, \dfrac{\partial A_x}{\partial z} - \dfrac{\partial A_z}{\partial x}, \dfrac{\partial A_y}{\partial x} - \dfrac{\partial A_x}{\partial y} \right) \tag{9.80}$

ここで，ϕはスカラーである．

7.3 2階微分

∇を2回使った微分演算を以下に示す．

$$\nabla^2 \phi = (\nabla \cdot \nabla)\phi = \nabla(\nabla\phi) = \mathrm{div}(\mathrm{grad}\phi) = \frac{\partial^2 \phi}{\partial x^2} + \frac{\partial^2 \phi}{\partial y^2} + \frac{\partial^2 \phi}{\partial z^2} \tag{9.81}$$

この演算をラプラシアン（Laplacian）といい，$\Delta\phi$とも書く．また，

$$\nabla \times (\nabla\phi) = \mathrm{rot}(\mathrm{grad}\,\phi) = \boldsymbol{0} \tag{9.82}$$

$$\nabla \cdot (\nabla \times \boldsymbol{A}) = \mathrm{div}(\mathrm{rot}\,\boldsymbol{A}) = 0 \tag{9.83}$$

$$\nabla \times (\nabla \times \boldsymbol{A}) = \mathrm{rot}(\mathrm{rot}\,\boldsymbol{A}) = \nabla(\nabla \cdot \boldsymbol{A}) - \nabla^2 \boldsymbol{A} = \mathrm{grad}(\mathrm{div}\boldsymbol{A}) - \nabla^2 \boldsymbol{A} \tag{9.84}$$

（遠藤真広，榮武二）

付録　基礎物理学の法則

物理定数

基本的な物理定数と単位（誘電率は文献8）より，その他は文献9）より引用）

定数	記号	値	単位
電荷素量	e	$1.602176487 \times 10^{-19}$	C
真空中の光速	c	2.99792458×10^{8}	m/s
真空の誘電率	ε_0	$8.854187817 \times 10^{-12}$	F m^{-1}
真空の透磁率	μ_0	$4\pi \times 10^{-7}$	N A^{-2}
アボガドロ定数	N_A	$6.02214179 \times 10^{23}$	mol^{-1}
プランク定数	h	$6.62606896 \times 10^{-34}$	J·s
ディラック定数		$h/(2\pi)$	J·s
リュードベリ定数	R_∞	10973731.568527	m^{-1}
ボルツマン定数	k_B	$1.3806504 \times 10^{-23}$	J K^{-1}
気体定数	R	8.314472	J K^{-1} mol^{-1}
原子質量定数	m_u, u	$1.660538782 \times 10^{-27}$	kg
		931.494028	MeV
電子質量	m_e	$9.10938215 \times 10^{-31}$	kg
		5.1099890×10^{-1}	MeV
陽子質量	m_p	$1.672621637 \times 10^{-27}$	kg
		9.3827200×10^{2}	MeV
中性子質量	m_n	$1.674927211 \times 10^{-27}$	kg
		9.3956533×10^{2}	MeV

引用文献

1) 河合光路：パリティ物理学コース「核反応」．1995，丸善出版，東京
2) 小宮山進，竹川敦：マクスウェル方程式から始める電磁気学第2版．2017，裳華房，東京
3) 西田稔訳：ジャクソン電磁気学（上）第3版．2002，吉岡書店，東京
4) 西田稔訳：ジャクソン電磁気学（下）第3版．2003，吉岡書店，東京
5) 小出昭一郎：量子力学（I）改訂版．1990，裳華房，東京
6) 小出昭一郎：量子力学（II）改訂版．1990，裳華房，東京
7) 青野朋義，木下彬，尾林見郎：量子物理学入門第2版．1995，東京電機大学出版局，東京
8) 国立天文台編：理科年表．2018，丸善出版，東京
9) 日本アイソトープ協会編：アイソトープ手帳11版．2011，丸善出版，東京

索　引

[欧文，ほか]

α-decay　39, 76
α-dispersion　243
(α, n) 反応　93
α壊変　39, 76
α分散　243
β-decay　39
β-dispersion　243
β⁻壊変　79
β⁺壊変　80
β壊変　39, 78
β分散　243
γ-dispersion　243
γ分散　243
γ線放射　82
$1/v$ 則　205, 218
1 準位公式　205
3 対子生成　185
4 極電磁石　118

A

absorbance　251
absorption cross section　173
absorption edge　180
absorption hardening　218
acoustic impedance　228
acoustic velocity　226
activation product　208
alternating gradient　118
annhilation radiation　144
anomalous Zeeman effect　61
anti-electron neutrino　43
atomic form factor　171
atomic nucleus　48
atomic number　4, 48

attenuation　189
attenuation coefficient　189
AVFサイクロトロン　127
azimuthal quantum number　53, 269

B

Balmer series　52
barn　201
bending magnet　114
betatron　108
betatron tune　119
buildup　196
binding energy　6, 172
Bloch correction, Barkas correction　149
Bohr model　50
Bohr radius　52, 173
Boltzmann's transport equation　210
Born approximation　173
boron neutron capture therapy: BNCT　208, 215
boson　14
boundary condition　214
bra-ket notation　269
bra vector　270
Breit-Wigner　205
Breit-Wignerの公式　29
bremsstrahlung　142
buildup factor　196
buncher section　107

C

capture　205
capture reaction　23
CGシンクロトロン　134
Cherenkov radiation　145

classical electron radius　170
classical mechanics　51
classic cyclotron　116
closed orbit　130
coherent scattering　171
collision loss　146
combined function type　120
compound nucleus (evaporation) process　26
compound nucleus model　19
compressional wave　224
Compton edge　183
Compton effect　180
Compton scattering　180
condition of continuity　212
conductor　237
continuous-slowing-down approximation　152
continuous wave　225
Coulomb scattering　139
coupled-cavity linac　123
coupled-channelモデル　30
critical plasma condition　37
cross section　25
cylindrical waveguide　106

D

de Broglie wavelength　53
decay constant　39
density-effect correction, δ　149
deoxy-hemoglobin　256
dielectric effect　249
dielectric phenomenon　238

dielectric relaxation frequency   245
dielectric relaxation phenomenon   243
dielectrics   237
differential operator   272
diffraction   229
diffuseness   17
diffusion approximation   210
diffusion coefficient   212
diffusion theory   210
Diracの相対論的量子論   13
direct process   26
disk loaded accelerator tube   106
dispersion   243
distorted wave Born approximation: DWBA   28, 30
divergence   272
divergence theorem of Gauss   213
DTL   129
DTLリニアック   129

E

eddy current   238
edge focusing   114
effective energy   196
eigenfunction   266
eigenvalue   266
elastic collision   138
elastic scattering   23, 168, 203
electrical characteristics   241
electrical conductivity   236
electric field   224
electric rigidity   111
electromagnetic induction   107, 238

electromagnetic interaction   3
electromagnetic wave   224
electron capture: EC   80
electron linac   106
electron neutrino   43
electron pair production   184
electrostatic deflector   125
elementary charge   51
elementary particle   14
ENDF/B   201
endothermal reaction   6
energy absorption coefficient   189
energy eigenvalue   53
epithermal neutron   218
equation of continuity   213
Evaluated Nuclear Data Files   201
excitation   63, 142
excitation energy   24, 63
excited state   63
exciton model   31
exclusion principle   56
exothermal reaction   6
exponential law   189
exposure attenuation curve   195
extraporated range   154

F

Fano correction   149
fast neutron   220
Fermi gas model   17
fermion   14
Fick's laws of diffusion   212
field index   117
filtering   192
fine-structure constant   176
fission   6
fission barrier   34

fission fragment   34
fission product: FP   34, 37
fission products   207
FMサイクロトロン   126
Fraunhofer diffraction   229
free electron   63
frequency   51
frequency condition   49
frequency modulated cyclotron   126
Fresnel diffraction   229
functional MRI（fMRI）   256
fusion   6
fusion reaction   37

G

gauge invariance   263
gauge particle   14
Geiger-Nuttallの法則   41
Geometry And Tracking: GEANT4   209
geometry dependent hybrid model: GDH   31
gradient   272
gravitational interaction   3
ground state   23
group velocity   226
gyromagnetic ratio   14
g因子   62

H

half value layer: HVL   195
Hamiltonian   54, 266
harmonic oscillatorポテンシャル   21
Helmholtz equation   214
high frequency: HF   235
homogeneity coefficient   196
hyperthermia   236

I

imaginary time 260
impact parameter 140
incident particle 22
incoherent scattering 180
induced activity 208
inelastic collision 138
inelastic scattering 23, 204
inertial confinement fusion 38
inertial system 260
infrared 235
injector 129
inner product 271
intranuclear cascade (INC) モデル 31
ionization 142
ionization loss 146
ion source 129
isobar 4
isochronous cyclotron 127
isotope 4

J

Japanese Evaluated Nuclear Data Library: JENDL 201

K

ket vector 270
kinetic energy released in materials: kerma 221

L

Lambert-Beerの法則 251
Laplacian 272
lattice structure 122
Lawson diagram 38
lethargy 215
linear attenuation coefficient 189
linear energy absorption coefficient 191
linear energy transfer coefficient 190
linear stopping power 151
liquid drop model 19
longitudinal wave 224
Lorentz factor 100
Lorentz force 103
Lorentz transformation 260
LS結合 61
Lyman series 52

M

macroscopic cross section 25, 201
magic number 20
magenetic resonace imaging: MRI 14, 236
magnetic field 224
magnetic moment 12
magnetic quantum number 10, 269
magnetic rigidity 112
mass 51
mass attenuation coefficient 190
mass defect 6
mass deviation 5
mass energy absorption coefficient 191
mass energy transfer coefficient 190
mass number 4
mass stopping power 151
Maxwell distribution 217
Maxwell's equations 234
Maxwellの理論 51
mean excitation potential 147
mean free path 212
medium frequency: MF 235
microscopic cross section 25, 200
microwave 235
moderation 214
momentum compaction factor 131
Monte Carlo N-Particle eXtended: MCNPX 209
most probable speed 217
multi-step compound: MSC 33
multi-step direct: MSD 33
muonic catalyzed fusion 38

N

nabla 272
near infrared 250
neutron 4
neutron current 210
neutron current density vector 210
neutron density 210
neutron diffusion equation 213
neutron flux 202
neutron separation energy 9
normal Zeeman effect 61
nuclear fission 207
nuclear force 7
nuclear fusion reactor 38
nuclear isomer 208
nuclear magneton 13
nuclear reaction 22
nuclear spin 10
nuclear transmutation 208
nucleon 5

O

observable 266
operator 266

277

optical diffusion equation 253
optical model 29
optical model potential 29
optical topography 236
orbital angular momentum 9, 52, 268
orbital electron 172
outer product 271
oxy-hemoglobin 255

P

pairing interaction 18
parity 11
Particle and Heavy Ion Transport code System: PHITS 209
Paschen series 52
patient dose 195
Pauli排他原理 15
permeability 236, 261
permittivity 236, 261
phase shift 29
phase velocity 226
photoelectric effect 172
photoelectron 172
photoneutron 187
photonuclear reaction 187
pick-upモデル 30
pion 15
Planck constant 52
plane wave 225
polarization 238
potential scattering 203
practical range 154
precession 62
pre-equilibrium process 26
principal quantum number 52
principle of phase stability 105
proton 4

proton linac 105
pulse wave 225

Q

quality 192
quantum condition 49
quantum molecular dynamics: QMD 28, 33
quark 14
Q値（Q-value） 6

R

radial distribution function 54
radial sector cyclotron 128
radiation loss 150
radioactive equilibrium 73
radioactivity 71
radio-frequency bucket 133
radiofrequency wave 235
radioisotope: RI 4, 39
Rayleigh scattering 171
reaction channel 27
recoil atom 172
reflection 227
refraction 228
regular section 107
relative permeability 239
relative permittivity 239
relativistic factor 100
residual interaction 30
residual nucleus 22
resonance reaction 27
resonance region 27
RFQ 129
RFQリニアック 129
RF波 235
ring cyclotron 128
rotation 272
Rydberg constant 51
R行列理論 29

S

scalar potential 263
scalar product 271
Schrödinger equation 53, 267
sector focused cyclotron 127
secular equilibrium 74
self-ignition condition 38
semi-empirical mass formula 7
separated function type synchrotron 134
SFサイクロトロン 127
shell correction 149
shell model 20
skin depth 238
skin effect 238
sound wave 224
spallation reaction 23
special theory of relativity 260
specific absorption rate: SAR 245
specific activity 72
speed of light 51
spherical harmonics 54
spherical wave 225
spin angular momentum 10, 55
spin magnetic quantum number 53
spiral sector cyclotron 128
spontaneous fission 35
spontaneously fisionning isomer: SFI 35
standing wave 231
standing wave effect 249
state vector 269
statistical model 33
straggling 153

索　引

strong focusing synchrotron　129
strong interaction　3
symbol of element　4
synchronous particle　105
synchronous phase　105
synchrotron　128
synchrotron radiation　170

T

target nucleus　22
thermal equilibrium　218
thermal neutron　217
thermography　236
Thomson scattering　168
transient equilibrium　73
transition energy　133
transition probability　173
transport cross-section　212
transport equation　210
transport mean-free-path　212
transport theory　210
transverse wave　224
traveling wave structure tube　106

U

ultraviolet　235
unified atomic mass unit: u　5

V

vector analysis　271
vector potential　263
vector product　271
very high frequency: VHF　235
visible light　235

W

wave　224
wave equation　224
wave function　225
waveguide　106
wavelength　51
wave mechanics　53
weak focusing　118
weak focusing synchrotron　119
weak interaction　3
Weizsäcker-Betheの式　7
Woods-Saxonポテンシャル　21

Z

Zeeman effect　60

［和文］

あ

アルカリ金属　58

い

イオン化　63
イオン化エネルギー　53
イオン結合　64
イオン源　129
医学診断　195
閾値エネルギー　188
異常磁気モーメント　13
異常ゼーマン効果　61
位相安定性原理　105
位相速度　226
位相のずれ　29

う

渦電流　238
運動エネルギー　51
運動量圧縮係数　131

え

永続平衡　74

液滴モデル（liquid drop model）　19
エッジフォーカス　114
エネルギー吸収係数　189
エネルギー固有値　53
エネルギー準位　50
エネルギースペクトル　192
エルミート共役　270
円形導波管　106
演算子　266
円盤装荷型加速管　106

お

オージェ効果　85
オージェ電子　64
オーバーレイボーラス　248
音響インピーダンス　228
音速　226
音波　224

か

カーマ　221
ガイガーヌッタルの法則　41
外積　271
回折　229
回転　272
外部加温法　248
壊変定数　39
ガウスの発散定理　213
化学結合　64
化学作用　232
核異性体　208
核温度　18
拡散近似　210
拡散係数　212
拡散理論　210
核子　5
核磁子　13
核スピン　10
核内カスケードモデル　31
核破砕反応　23

核分裂（fission） 6
核分裂収率 37
核分裂障壁 34
核分裂生成物 34, 37, 207
核分裂反応 207
核分裂片 34
核変換 208
核融合 6
核融合反応 37
核融合炉 38
核力 6, 7
可視光 235
加速器中性子源 93
荷電粒子放出反応 206
過渡平衡 73
加熱作用 232
殻モデル 20
干渉性散乱 171
慣性核融合 38
慣性系 260
観測量 266

き

機械的作用 232
希ガス 58
輝線スペクトル 51
基底準位 23
基底状態 52
軌道角運動量 9, 20, 52, 268
軌道電子 172
軌道電子捕獲 80
機能結合型 120
機能結合型シンクロトロン 134
機能分離型シンクロトロン 134
逆コンプトン効果 91
キャビテーション 232
吸光度 251
吸収硬化 218
吸収端 180

吸収断面積 173
吸熱反応 6
球面調和関数 54
球面波 225
キュリー［Ci］ 39
境界条件 214
強集束シンクロトロン 129, 134
共鳴弾性散乱 204
共鳴反応 27
共鳴領域 27
共有結合 64
巨視的断面積 25, 201
虚数時間 260
均質係数 196
近赤外線 250
金属結合 64

く

空間反転 11
偶奇性 11
クーロン散乱 139
クーロン障壁 18
クーロン力 58
クーロン励起 142
クォーク 13, 14
屈折 228
クライン・仁科の式 181
クラシックサイクロトロン 116
群速度 226

け

計算コード 209
形状依存ハイブリッドモデル 31
ゲージ不変性 263
ゲージ粒子 14
結合エネルギー 6, 172
結合空洞型リニアック 123
結合チャンネルモデル 30
ケットベクトル 270

原子 48
原子核 48
原子核の表面のぼやけを表すパラメータ 17
原子核反応 22
原子形状因子 171
原子番号 4, 48
原子論 48
減衰（減弱） 189
減衰（減弱）係数 189
元素記号 4, 58
減速 214

こ

光核反応 187
光学模型 28, 29
光学模型ポテンシャル 29
高周波加速 105
高周波バケット 133
光速 51
高速中性子 220
光電効果 172
光電子 172
勾配 272
交番勾配 118
古典電子半径 170
古典力学 51
固有関数 266
固有値 266
コンプトンエッジ 183
コンプトン効果 180
コンプトン散乱 180

さ

サーモグラフィー 236
最確エネルギー 217
最確速さ 217
歳差運動 62
サブミリ波 235
酸素化 255
酸素化ヘモグロビン 255
残留核 22

索　引

残留相互作用　30

し

紫外線　235
磁気回転比　14
磁気共鳴映像法　14, 236
磁気剛性　112
磁気モーメント　12, 60
磁気量子数　10, 53, 269
自己点火条件　38
指数関数の法則　189
実効エネルギー　196
実用飛程　154
質量　51
質量エネルギー吸収係数
　　191, 192
質量エネルギー転移係数
　　190
質量欠損　6
質量減衰（減弱）係数　190
質量数　4
質量阻止能　151
質量偏差　5
磁場　60, 224, 234
磁場指標　117
自発核分裂　35, 92
自発核分裂する核異性体
　　35
磁場閉じ込め核融合　38
弱集束　118
弱集束シンクロトロン　119,
　　134
周期　58
周期表　58
自由電子　63
重力相互作用　3
縮退　21, 56
主量子数　52, 53
シュレーディンガー方程式
　　53, 54, 267
準位　18
準位密度パラメータ　18

照射型加温法　248
照射線量　195
照射線量減衰（減弱）曲線
　　195
状態ベクトル　269
衝突径数　140
衝突損失　146
消滅放射線　144
シンクロトロン　, 129
進行波型加速管　106
振動数　51
振動数条件　49
深部加温　248

す

水素結合　64
スカラー積　271
スカラーポテンシャル　263
スクリーニング　143
素電荷　51
ストラグリング　153
スネルの法則　228
スパイラルセクターサイクロト
　　ロン　128
スピン　55
スピン角運動量　10, 20, 55
スピン磁気量子数　53
スピン量子数　55

せ

静止質量（エネルギー）　5
正常ゼーマン効果　61
静電加速　103
静電デフレクタ　125
制動X線　82
制動放射　142
ゼーマンエネルギー　61
ゼーマン効果　60
ゼーマン分裂　60
赤外線　235
セクター集束サイクロトロン
　　127

遷移　50
遷移確率　173
線エネルギー吸収係数　191
線エネルギー転移係数　190
全角運動量（核スピン）　20
線減衰（減弱）係数　189
線質　192
線阻止能　151
センチメートル波　235
前平衡過程　26
線量　195

そ

相対論的因子　100
族　58
外挿飛程　154
疎密波　224
素粒子　14

た

第1半価層　196
体積弾性率　226
多段階直接過程　33
多原子分子　64
多段階複合核過程　33
脱酸素化　254
脱酸素化ヘモグロビン　256
縦波　224
弾性散乱　23, 168, 203
弾性衝突　138
短波　235
断面積　24

ち

チェレンコフ放射　144
中性子　4
中性子エネルギーフルエンス
　　221
中性子拡散方程式　213
中性子結合エネルギー　9
中性子数密度　210
中性子束　202

281

中性子の流れ　210
中性子分離エネルギー　9
中性子流密度ベクトル　210
中波　235
超短波　235
調和振動子ポテンシャル　21
直接過程　26

つ
対エネルギー　7
対相互作用　18
強い相互作用　3

て
定在波　231
定在波効果　249
ディラックの相対論的量子論　13
デシメートル波　235
テラヘルツ波　235
電気剛性　111
電気特性　241
電子　48
電子殻　52
電磁相互作用　3
電子対消滅　144
電子対生成　184
電子ニュートリノ　43
電磁波　224, 234
電子配置　56
電磁誘導　238
電磁誘導加速　107
電子リニアック　106
電場　224, 234
電離　63, 142
電離損失　146

と
同位体（アイソトープ）　4
統一原子質量単位　5
同期位相　105

同期粒子　105
動径波動関数　54
統計模型　28
統計模型　33
等時性サイクロトロン　127
同重体（アイソバー）　4
透磁率　236, 261
導体　237
導電率　236
導波管　106
特殊相対性理論　260
特性X線　63, 83
ド・ブロイ波長　53
トムソン散乱　168
トムソンモデル　48
トランジションエネルギー　133
トランジションガンマ係数　132
トンネル効果　40

な
内積　271
内部加温法　248
内部転換　82
長岡モデル　48
ナブラ　272

に
二次中性子　209
二重魔法数核　22
入射器　129
入射粒子　22

ね
熱外中性子　218
熱中性子　217
熱平衡　218

は
バーン　25, 201
配位結合　64

ハイゼルベルグの谷　39, 43
排他原理　56
パイ中間子　15
ハイパーサーミア（温熱療法）　236, 248
ハイブリッドモデル　31
パウリ排他原理　15
波長　51
発散　272
パッシェン系列　52
発熱反応　6
波動　224
波動関数　54, 225
波動方程式　224
波動力学　53
ハミルトニアン　54, 266
パリティ　11
パルス波　225
バルマー系列　52
半価層　195
半経験的質量公式　7
半減期　39, 72
反射　227
バンチャー部　107
反跳エネルギー　215
反跳原子　172
反跳陽子　222
反電子ニュートリノ　43
反応断面積　200
反応チャンネル　27

ひ
光拡散方程式　253
光核反応　94, 209
光中性子　187
光トポグラフィー　236
非干渉性散乱　180
比吸収率　245
微細構造定数　145, 176
微視的断面積　25, 200
非弾性散乱　23, 204
非弾性衝突　138

索 引

比透磁率　239
単原子分子　64
被ばく線量　195
微分演算子　272
非分離共鳴領域　29
比放射能　72
比誘電率　239
評価済み核データ　201
標的核　22
表皮効果　238
表皮深さ　238
ビルドアップ　196
ビルドアップ係数　196

ふ

ファンデルワールス結合　64
ファンデルワールス力　65
フィックの法則　212
フィルタリング　192
フェルミ気体モデル　17
フェルミ粒子　14
不確定性原理　18
賦活化　255
複合核（蒸発）過程　26
複合核モデル　19
不変量　260
ブライト-ウィグナー　205
フラウンホーファー回折　229
フラウンホーファー近似　230
ブラケット記法　269
ブラベクトル　270
プランク定数　9, 52
フリーラジカル　232
フレネル回折　229
分極　238
分散　243
分離共鳴領域　29

へ

閉軌道　130
平均自由行程　212
平均飛程　152
平均励起ポテンシャル　147
平衡軌道　109
平面波　225
ベータトロン　108
ベータトロン振動　119
ベータトロンチューン　119
ベクトル解析　271
ベクトル積　271
ベクトルポテンシャル　263
ベクレル [Bq]　39
ヘモグロビン　254
ヘルムホルツ方程式　214
偏極ベクトル　169
偏向電磁石　114

ほ

ホイヘンスの原理　227
ホイヘンス・フレネルの原理　227
方位量子数　53, 269
放射化生成物　208
放射光　88, 170
放射性壊変　75
放射性同位元素　39
放射性同位体　4
放射損失　150
放射能　71
放射平衡　73
ホウ素中性子捕捉療法　208, 215
ボーア磁子　61
ボーア半径　52, 173
ボーアモデル　50
ボース粒子　14
捕獲　205
捕獲反応　23
ポテンシャル散乱　203

ボルツマン輸送方程式　210
ボルン近似　173

ま

マイクロストリーミング　232
マイクロ波　235
マクスウェル分布　217
マクスウェル方程式　234, 260
マクスウェル＝ボルツマン分布　217
マックスウェルの理論　51
魔法数　20

み

密度効果補正　149
ミューオン触媒核融合　38
ミリメートル波　235

も

モーズリーの法則　85

ゆ

誘電型加温法　248
誘電緩和現象　243
誘電緩和周波数　245
誘電現象　238
誘電効果　249
誘電体　237
誘電率　236
誘導型加温法　248
誘導電流　250
誘導放射能　208
誘電率　261
湯川ポテンシャル　16
輸送断面積　212
輸送方程式　210
輸送理論　210

よ

陽子（proton）　4

283

陽子リニアック　105
横波　224
弱い相互作用　3, 11

ら

ラーモア歳差運動　62
ライマン系列　52
ラザフォード散乱　139
ラザフォードの散乱公式　141
ラザフォードモデル　48
ラジアルセクターサイクロトロン　128
ラティス構造　122
ラプラシアン　272
ランベルト-ベールの法則　251

り

粒子アンペア　102
リュードベリ定数　51
量子条件　49
量子数　53
量子力学　3, 51, 53
量子論　53
量子論的分子動力学法　33
量子論的分子動力学模型　28
臨界プラズマ条件　37
リングサイクロトロン　128

れ

励起　63, 142
励起エネルギー　24, 63
励起子モデル　28, 31
励起状態　63
レイリー散乱　171
レギュラー部　107
レサジー　215
連続の条件　212
連続波　225
連続方程式　213
連続領域　29

ろ

ローソン条件　38
ローソン図　38
ローレンツ因子　100
ローレンツ変換　260
ローレンツ力　103

わ

歪曲波ボルン近似　28, 30

医学物理学教科書シリーズ：放射線物理学

2019年 6月30日　第1版第1刷発行
2021年11月25日　第1版第2刷発行

　　編著者　　榮　武二・遠藤真広
　　監　修　　日本医学物理学会
　　発行者　　笠井　健
　　発行所　　株式会社国際文献社
　　　〒162-0801　東京都新宿区山吹町358-5
　　　Tel：03-6824-9360
　　　Fax：03-5227-8671
　　　URL：https://www.bunken.co.jp/
　　印刷製本　　株式会社国際文献社

©SAKAE Takeji, et al. 2019　　Printed in Japan
　　ISBN978-4-902590-86-9　　C3047
　　乱丁・落丁はお取り替えいたします